SAÚDE, PREVIDÊNCIA E ASSISTÊNCIA SOCIAL

POLÍTICAS PÚBLICAS INTEGRADAS
DESAFIOS E PROPOSTAS ESTRATÉGICAS

Pearson Education
EMPRESA CIDADÃ

ORGANIZADORES
FÁTIMA BAYMA DE OLIVEIRA
ISTVAN KAROLY KASZNAR

SAÚDE, PREVIDÊNCIA E ASSISTÊNCIA SOCIAL

POLÍTICAS PÚBLICAS INTEGRADAS
DESAFIOS E PROPOSTAS ESTRATÉGICAS

PEARSON
Prentice Hall

São Paulo

Brasil Argentina Colômbia Costa Rica Chile Espanha
Guatemala México Peru Porto Rico Venezuela

Gerente editorial: Roger Trimer
Editora sênior: Sabrina Cairo
Consultor editorial: Eraldo Montenegro
Editora de desenvolvimento: Josie Rogero
Assistência de produção editorial: Bibiana Leme
Revisão: Paula B. P. Mendes
Capa: Celso Blanes
Editoração eletrônica: ERJ Composição Editorial e Artes Gráficas Ltda.

Dados Internacionais de Catalogação na Publicação (CIP)
(Câmara Brasileira do Livro, SP, Brasil)

Saúde, previdência e assistência social: políticas públicas integradas: desafios e propostas estratégicas / [organizadores Fátima Bayma de Oliveira, Istvan Karoly Kasznar]. São Paulo: Pearson Prentice Hall, 2007.
Vários autores.

Bibliografia.
ISBN 85-7605-071-4

1. Brasil – Política social 2. Brasil – Política de saúde 3. Previdência social –Brasil
I. Oliveira, Fátima Bayma de. II. Kasznar, Istvan Karoly.

06-5829 CDD-361.610981

Índices para catálogo sistemático:

1. Brasil : Políticas públicas integradas 361.610981
2. Brasil : Política social governamental 361.610981

2006
Direitos exclusivos para a língua portuguesa cedidos à
Pearson Education do Brasil,
uma empresa do grupo Pearson Education
Av. Ermano Marchetti, 1435
CEP 05038-001 — São Paulo – SP
Tel.: (11) 2178-8686 — Fax: (11) 3611-0444
e-mail: vendas@pearsoned.com

Sumário

Apresentação

É com satisfação que apresentamos o quarto livro da série intitulada *Saúde, Previdência e Assistência Social.*

Fruto da realização anual de seminários associados a políticas públicas e privadas, com foco nos aspectos essenciais da atividade humana, esta nova publicação aborda os grandes desafios enfrentados pelo Brasil, na visão de especialistas que colocaram em textos objetivos, de modo livre e informal, aspectos acionadores de soluções em prol do país.

Para realizar o IV Seminário, contamos com o inestimável apoio do presidente da Fundação Getulio Vargas, Carlos Ivan Simonsen Leal, que, pelo quarto encontro consecutivo, cooperou na escolha de temas e apontou aqueles que considerava atraentes e socialmente interessantes. Tivemos também a fundamental cooperação da histórica Ebape (Escola Brasileira de Administração Pública e de Empresas), de cujo quadro fazemos parte.

Durante três dias seguidos, buscamos reunir os mais destacados especialistas para tratar e versar sobre assuntos específicos. Dos encontros orais, emergiu o conjunto de textos que integra e perfaz este livro.

Para a compreensão da tipologia de preocupação e de interesse que permearam a elaboração desta obra, nossos objetivos principais podem ser assim apresentados:

- Pensar a saúde como um tema associado à prevenção e à cura, realizadas por meios dos acadêmicos de medicina, dos administradores hospitalares, dos odontólogos, dos políticos associados ao assunto e dos profissionais afins, convidados para apresentar suas posições e análises sobre os títulos selecionados para o seminário.

- Trabalhar a previdência como um tema complexo, que pode assegurar mais saúde e aposentadorias, pensões e benefícios aos contemplados, mas, ao mesmo tempo, é portadora de profundos problemas financeiros estruturais e déficits que comprometem a capacidade de pagamento, a auto-sustentabilidade no médio e no longo prazo das contas públicas, envolvendo penosas decisões políticas — nem sempre simpáticas e factíveis aos olhos da população.

- Dissociar a política de assistência social da política previdenciária. Isso porque, usualmente, essas atividades e contas se mesclam no setor público federal brasileiro, o que é equivocado, posto que, pelo menos em princípio, membros e beneficiários da Previdência deveriam ser contribuintes, ou tê-lo sido, para auferir benefícios, ao passo que os indivíduos e as comunidades ajudadas pela Assistência Social, não fazem contribuições.

- Integrar as políticas públicas, de tal modo que, no lugar de os temas de saúde, previdência e assistência social serem analisados isoladamente, a visão sistêmica desses assuntos fosse incentivada. Essas temáticas devem ser integradas, pois se entrelaçam. Um dos maiores equívocos a que se pode chegar, em políticas governamentais e privadas, é esquecer os elos, as relações e os impactos em cadeia que cada um desses temas possui entre si e com outras áreas da vida e da atividade social.

- Captar, de um modo amostral, a evolução das empresas e das entidades que lidam com a saúde, a previdência e a assistência social, para ter exemplos que permitam evidenciar como as organizações se adaptam aos novos tempos, às sinalizações e decisões emanadas pelo governo central — e criar, quando as evoluções são positivas, referências ou *benchmarks*.

- Mostrar que na Fundação Getulio Vargas, em particular no Nespas (Núcleo de Estudos de Saúde, Previdência e Assistência Social), por nós dirigido, existem meios de oferecer soluções, documentos e serviços qualificados de políticas públicas e empresariais, destinados à modernização e à estruturação das instituições e organizações. Dessa forma, mostrar que existe um núcleo, o Nespas, que tem todos os meios para cooperar com os sistemas governamental e empresarial brasileiros, no sentido de qualificar, estruturar e dinamizar as mudanças que se fizerem necessárias.

Este livro se divide em dez capítulos principais:

No Capítulo 1, "A participação dos organismos internacionais", o dr. Helmut Schwarzer, utilizando toda sua bagagem vivencial, articula os elementos que permitem uma compreensão abrangente do tema, e o dr. Luiz Alberto dos Santos enriquece a abordagem tomando como referência o pensamento da Agência Brasileira de Cooperação.

No Capítulo 2, "A eficiência da gestão dos estabelecimentos de saúde", por meio de uma abordagem múltipla possibilitada pelo assunto, o dr. Luiz Antonio Santini foca o Sistema Único de Saúde. Já a apreciação do cenário oferecido pelo Iaserj permite ao dr. Gustavo Leal de Meirelles a apresentação de um modelo de aplicação. O dr. Kaizô Iwakami Beltrão e a dra. Sonoe Sugahara ajudam a perceber a complexidade do desafio, analisando-o a partir do ponto de vista da população rural. Casos concretos, como a ABBR e o Hospital das Clínicas, da Universidade de São Paulo — desenvolvidos, respectivamente, pelo dr. Deusdeth Gomes do Nascimento e pelo dr. José Manoel de Camargo Teixeira —, materializam as reflexões teóricas do capítulo.

O Capítulo 3, "Tecnologias de gestão na medicina diagnóstica", mereceu do dr. Hélio Magarinos Torres Filho o exemplo oferecido por um motor produtivo, o laboratório Richet.

"Desafios para a saúde suplementar", o Capítulo 4, teve no texto do dr. Arlindo de Almeida a abordagem de uma inconsistência que precisa ser resolvida. A visão do setor filantrópico caracteriza a preocupação do dr. Antonio Luiz Paranhos Brito, enquanto o dr. Antonio Jorge Kropf reuniu um conjunto de pontos que traduzem significância na apreciação do tema. Finalmente, o dr. Maurício da Silva Lopes busca extrair da prática sua participação, refletindo sobre a regulação de preços em saúde complementar.

O Capítulo 5, "Saúde e esportes", permite, inicialmente, que o dr. Ary Graça Filho retire, de sua trajetória vitoriosa no mundo dos esportes, exemplos que demonstram como obter possíveis benefícios econômicos. Rememorando sua longa caminhada pelo mundo do futebol, o consagrado profissional dr. Lídio Toledo explora a evolução da medicina nesse ambiente. Valorizando as abordagens sobre o tema, um representante do Ministério dos Esportes, dr. André Almeida Cunha Arantes, expõe o pensamento do órgão.

No Capítulo 6, "Sexo e qualidade de vida", o dr. Luiz Fernando Dale argumenta que o sexo, para representar todo o seu significado, exige a existência de uma associação inseparável. Tomando como partida o pensamento de Michel Foucault, o dr. Luiz Fernando Gallego desenvolve sua contribuição sobre o tema, enquanto o dr. Renato Diniz Kovach articula pensadores consagrados para construir um rico texto que tem a sexualidade como foco central. Reunindo e analisando as contribuições de Freud, o dr. Wilson Amendoeira permite uma compreensão extensiva do tema.

O Capítulo 7, "A saúde bucal", tem no texto de abertura do dr. Outair Bastazini a percepção formal do Conselho Regional de Odontologia do Rio de Janeiro. Uma atividade orientada e necessária à comunidade é apreciada no trabalho elaborado pelo dr. Placidino Guerrieri Brigagão. As atividades concretamente realizadas pelo Sesc nacional e pelo Sesi nacional são objeto das descrições do dr. Irlando Tenório Moreira e do dr. Vitor Gomes Pinto, respectivamente. Finalmente, a professora Sônia Groisman explora aspectos diversos das doenças cáries e periodontal, e a dra. Ana Cristina Couto Pimentel expõe a realidade do Sesc-Rio.

No Capítulo 8, "Uma visão totalizante da previdência", a integração de aspectos distintos elaborados por renomados especialistas permite o desenvolvimento da necessária visão. O dr. João Donadon sustenta as conseqüências e alguns desafios, apreciando as necessárias alterações das relações de trabalho. Um posicionamento estratégico, pensando a adesão à previdência complementar, define a contribuição da dra. Marília Vieira Machado de Cunha Castro. A visão se completa pela contribuição dos espaços concretos de realização oferecidos pela Previ, pela Petros e pela Abrapp, nos textos elaborados, respectivamente, pelo dr. Renato Sobral Pires Chaves, pelo dr. Wagner Pinheiro de Oliveira e pelo dr. Fernando Antonio Pimentel de Melo.

O Capítulo 9, "Programas sociais", reúne um conjunto de depoimentos de ações bem-sucedidas em entidades de grande respeito. Assim, os desafios e soluções da prefeitura de São Paulo, de Furnas Centrais Elétricas, do Instituto Ethos, da Petrobras, da Eletrobrás e do Senac podem ser apreciados pelo que escreveram, respectivamente, a dra. Marta Suplicy, a dra. Gleyse Maria Couto Peiter, o dr. Caio Maio Magri, o dr. José Carlos Vidal, o dr. Sérgio Barbosa de Almeida e a dra. Mercilda Bartmann.

No Capítulo 10, "A contribuição da academia", estão organizados quatro textos de poder analítico, próprio da cultura acadêmica, elaborados pelos professores Istvan Karoly Kasznar, Marcelo Néri, Luisa Carvalhaes e Fátima Bayma de Oliveira e pelos participantes de cursos de pós-graduação stricto sensu da FGV Fernanda Filgueiras Sauerbronn e Ricardo Karam, que agregaram ao conteúdo deste livro uma contribuição inestimável.

Cabe-nos destacar a ajuda incansável de Fernanda dos Santos Silva, Jane Lacerda Leopoldino e Marcelo Souza dos Santos para a realização dos serviços de redação de cartas, atendimento telefônico, inscrição, redação e apoio no evento, aos quais agradecemos pela paciência e denodo em tornar real a conjunção de tantas pessoas, em tão pouco tempo.

É também da maior relevância destacar que o IV Seminário e, sobretudo, este livro não poderiam existir sem o apoio generoso, aberto e destacado das importantes organizações que nos patrocinaram, a saber: Amil, BNDES, Bradesco, Divulgar, Finep, Senac nacional e Unimed.

Por fim, agradecemos a todos que contribuíram de uma forma ou de outra para tornar esta obra uma realidade.

O Nespas terá muito prazer em conhecer suas sugestões e propostas para novos seminários. Se houver temas de seu interesse que possam enquadrar-se nos eventos que realizamos ou se pudermos contribuir para ajudá-lo no desenvolvimento de estudos e seminários, teremos muita satisfação em ouvi-lo e atendê-lo.

Desejamos a todos uma interessante e profícua leitura.

Fátima Bayma – Doutora
fbayma@fgv.br

Istvan Karoly Kasznar –Ph.D.
istvan@fgv.br

Prefácio

A consciência da importância da saúde, da previdência e da assistência social como fatores de promoção de bem-estar público, cidadania e dignidade da população faz-me sentir honrado em prefaciar o quarto volume da série *Saúde, Previdência e Assistência Social*, um projeto que merece a atenção de todos os que estão empenhados na construção de um Brasil melhor.

Como vice-presidente da Fundação Getulio Vargas, testemunho a dedicação da professora Fátima Bayma de Oliveira e do professor Istvan Karoly Kasznar, quando se mobilizaram na montagem do seminário que gerou o conteúdo deste livro, desenvolvendo a pesquisa temática, articulando os assuntos, identificando e convidando os especialistas expositores, administrando a execução e gerindo o projeto editorial, ampliando gradativamente uma biblioteca que ratifica a importância da associação estratégica da comunidade científica com o ambiente acadêmico, objeto de apoio do presidente da Instituição: professor Carlos Ivan Simonsen Leal.

Como representante do Estado do Rio de Janeiro junto ao Congresso Nacional, há muito mantenho-me engajado na construção de políticas e ações concretas voltadas à sustentação de uma população socialmente incluída e assistida, o que me permite confirmar a importância deste livro que registra os aspectos mais relevantes e atuais da saúde, da previdência e da assistência social.

Como cidadão brasileiro, guardo enorme admiração por essa iniciativa que valoriza o depoimento de renomados profissionais, acadêmicos e professores de nosso país.

De minha parte, resta o compromisso de lutar na esfera pessoal de atuação, para que persistam as condições que perpetuam a continuidade deste projeto voltado para o aprimoramento de políticas públicas nas áreas de saúde, previdência e assistência social.

Francisco Dornelles
Deputado Federal

CAPÍTULO 1
A participação dos organismos internacionais

Uma reflexão totalizante

Helmut Schwarzer

As políticas públicas devem ser estudadas sob a ótica da interdependência. Não necessariamente a sobreposição, mas a interferência, a complementaridade e as possibilidades de se potencializar impactos de políticas sociais.

A política de previdência social é muito importante. Tem sua própria dimensão fiscal, econômica e social, o que muitas vezes é muito pouco sublinhado.

Consideremos três aspectos da política de previdência internacional, na qual tivemos experiências positivas e, também, aprendizagens a serem absorvidas.

Em primeiro lugar, no campo da previdência social, o que hoje existe é um processo de experiências de reformas no mundo todo. Além da França, tivemos reformas que repercutiram na mídia internacional, na Itália, na Alemanha, nos Estados Unidos (governo Reagan), na Inglaterra (com Margaret Thatcher), não só com conservadores, mas também com governos de esquerda, em países europeus, além do Japão. Na América Latina, houve uma onda de reformas previdenciárias na década de 1990. A primeira reforma desse ciclo recente foi a do Chile, de 1981. Embora poucas pessoas prestem atenção nisso — pois a maioria ressalta os fundos de pensão privados criados em 1981 —, os ajustes efetivos do regime público de repartição, dos regimes públicos de previdência, que são os que efetivamente contribuíram para resultados positivos, foram iniciados em 1979. Esse processo contínuo de reformas em sistemas previdenciários no mundo marca o contexto internacional para nossa atuação. O que precisamos fazer? Aprender com os erros e com os acertos dos demais países.

Não se trata de copiar e colar as experiências bem-sucedidas de outros países, imaginando que esse comportamento resolveria a situação brasileira, porque cada país tem sua sociedade, sua cultura, suas tradições, suas necessidades, sua escala de valores, seus desejos, suas particularidades na estrutura demográfica e nas relações sociais, sua estrutura econômica e sua capacidade de financiamento. Um sistema previdenciário é um instrumento de proteção social, que é formado por um país, que, por sua vez, é desenhado por uma sociedade para proteger a si mesma. Portanto, ele precisa ser desenhado de acordo com as necessidades dessa própria sociedade. Se ela muda, então, esse sistema deve seguir as transformações dessa sociedade, de modo que possa continuar a servir aos propósitos de fornecer proteção social. Esses foram os objetivos das reformas recentemente realizadas no Brasil, por exemplo, no regime de previdência do funcionalismo público em 2003 e na regulamentação ao longo de 2004. Com relação às experiências de reformas, o Brasil, no contexto internacional em que atua, além de aprender com as experiências externas, tem a possibilidade de se colocar, devido à capacidade técnica acumulada, na posição de avaliar e, se conveniente, rejeitar os modelos externos ou adaptá-los à realidade brasileira.

É relevante mencionar que, a par da internacionalização das economias, os fluxos de comércio e de investimento têm crescido significativamente entre os países — o que traz como conseqüência, também, o deslocamento de pessoas, intensificação dos fluxos migratórios em função desse maior entrelaçamento econômico entre países. Os fluxos migratórios não ocorrem apenas em função disso, mas também por outros motivos, menos nobres. A intensificação de fluxos migratórios nos anos recentes tem sofrido influência de guerras, crises, catástrofes, enfim, é a constante busca das pessoas por oportunidades de sobrevivência, melhores oportunidades de vida em outros países. Isso tem feito parte não apenas do cenário dos países industrializados (mexicanos que migram para os Estados Unidos, marroquinos e argelinos que vão para a França ou que procuram saltar o Estreito de Gibraltar em direção à Espanha, turcos que vão para a Alemanha), mas também aqui no Brasil verificamos crescentes fluxos migratórios. Nós, latino-americanos, que não estamos na América Central, voltada aos Estados Unidos, também temos importantes fluxos de população dentro da América do Sul, em busca de melhores condições de vida (por exemplo, os bolivianos e os paraguaios que migram para a Argentina ou para o Brasil). Temos nossos próprios movimentos de refugiados políticos em função das ditaduras, das múltiplas crises ocorridas na história recente da América Latina.

Esse fluxo migratório influi diretamente no sistema previdenciário, pois uma pessoa que reside alguns anos de sua vida em um determinado país — vinculada a um sistema previdenciário e contribuindo durante vários anos —, ao mudar para outro, passa a contribuir para um novo sistema previdenciário. Caso não seja possível a essa pessoa somar os anos de contribuição nos dois países, ela não conseguirá completar os requisitos para obter os benefícios da proteção social. Então a migração, nesse caso, é uma aposta que a pessoa faz, e que às vezes, sem perceber, inclui o risco da desproteção social. Infelizmente, ela apenas notará isso quando estiver se preparando para requisitar sua aposentadoria, solicitar uma pensão ou até mesmo um salário-maternidade ou um auxílio-doença.

Portanto, fluxos migratórios são importantes e demonstram a necessidade de trabalho em redes de sistemas previdenciários nacionais. É preciso estabelecer vínculos com os sistemas previdenciários de outros países — e não apenas, é claro, nossos vizinhos próximos, como Paraguai, Argentina, Uruguai, Chile etc. É preciso estabelecer um mercado de trabalho comum em algum momento e, para isso, são necessárias regras de continuidade da proteção social, e fazê-lo também com outros países, com os quais tivemos fluxos de imigração e emigração significativos nas últimas décadas. Atualmente, há mais de um milhão de brasileiros residentes nos Estados Unidos, quase meio milhão na Europa Ocidental e outro meio milhão no Japão. Quando retornarem ao Brasil, o que essas pessoas farão para se aposentar? O regime previdenciário brasileiro terá um sério problema para resolver, no médio prazo, caso não aja imediatamente em relação a esse tema.

As organizações internacionais têm no campo da previdência social várias atividades e objetivos que nos afetam, de modo positivo ou negativo. Não se trata de fazer juízo de valor, mas apenas de constatar a ordem de funcionamento das coisas. Então, em primeiro lugar, vale ressaltar que a Organização Internacional do Trabalho (OIT), tem tido, desde sua criação, em 1919, um papel relevante na normatização por meio de convenções e recomendações. A propósito, voltaremos a insistir junto ao Congresso Nacional para que o Brasil, finalmente, ratifique a Convenção nº 102, de 1952, que estabelece padrões mínimos de seguridade social. É vexatório o fato de o Brasil não ter ratificado essa convenção até hoje. Em duas oportunidades — quando o ministro da Previdência Social era o senhor Ricardo Berzoini (2003-2004) — tentamos negociar com o Congresso Nacional para que fosse feita essa ratificação. Apesar de todas as críticas recebidas, o Brasil está atendendo a todos os critérios relativos ao sistema de seguridade social — de previdência em especial —, de saúde e de assistência social. É preciso reconhecer que o sistema está bem melhor, mais estruturado do que no passado. Obviamente, sempre aperfeiçoável e sujeito a descarrilamentos, mas, sem dúvida, o Brasil tem hoje condições de ratificar sem nenhum problema a Convenção nº 102 da OIT. A OIT oferece também outras convenções, entre elas, uma em relação a saúde e segurança do trabalho, um tema muito importante internacionalmente, e outra que trata do combate ao trabalho escravo e o trabalho infantil.

Enfim, o papel da OIT é extremamente importante, pois estabelece um marco referencial internacional em termos de valores, segundo os quais nossos sistemas de proteção social devem estar construídos.

Outros dois papéis desempenhados pelas organizações internacionais:

- a construção de conhecimento por trocas de experiência e a aprendizagem comparativa;
- o financiamento de projetos de cooperação internacional.

O Banco Mundial tem atuado nessas áreas, mas não apenas ele. Podemos citar também, por exemplo, as associações de institutos da área previdenciária, como a Associação Internacional de Seguridade Social (Aiss) — organização que reúne os institutos que operam sistemas de previdência nos respectivos países, por exemplo, o Instituto Nacional do Seguro Social (INSS), permitindo o aprendizado mútuo entre os diversos institutos nas mais diversas áreas, como a operacionalização de sistemas, a gestão do sistema previdenciário, a informática, o combate a fraudes, a questão dos bancos de dados, o gerenciamento da rede de atendimento, a busca de outros mecanismos alternativos às agências de previdência social, o compartilhamento de soluções dos diversos países para os problemas operacionais.

Essa troca de experiências tem sido importante na Aiss. A Organização Ibero-americana de Seguridade Social (Oiss) reúne os países de língua latina, a Espanha, a área hispânica, Portugal, a América Latina e, mais recentemente, Guiné-Bissau. Essa organização tem atuado como uma arena dentro da qual os representantes desses países se movimentam para construir consensos e acordos. Esse papel da Oiss tem sido extremamente importante e foi fundamental para a recente construção e vigência do acordo multilateral de previdência do Mercosul.

A Conferência Interamericana de Seguridade Social (Ciss) tem um papel relevante na América Central e na América do Norte, porém é mais atuante aqui na América do Sul.

A Cepal (Comissão Econômica para a América Latina e o Caribe) também tem fornecido importantes subsídios em termos comparativos internacionais. As instituições financeiras multilaterais, Banco Mundial e Banco Interamericano, têm atuado — embora a previdência social brasileira talvez tenha uma fração minúscula do portfólio de investimentos e de empréstimos que esses dois bancos têm para alocar aqui no

Brasil — em relevantes projetos de cooperação com a operacionalização por instituições internacionais, como a Unesco, por exemplo.

Consideremos três importantes exemplos de atuação dos organismos internacionais. O primeiro está relacionado à discussão dos modelos de reformas; discussão esta que teve o papel altamente relevante do Banco Mundial na década de 1990. O segundo exemplo são os projetos de assistência técnica que o Ministério da Previdência Social possui em parceria com o Banco Mundial e com o Banco Interamericano e que têm permitido alguns avanços consideráveis no fortalecimento da gestão de regimes previdenciários, em Estados e municípios, por exemplo. Por fim, o terceiro exemplo trata da Organização Ibero-americana de Seguridade Social, que formulou e colocou em prática o acordo multilateral de previdência social do Mercosul.

Durante os últimos quinze anos, tanto o Banco Mundial quanto a Organização Internacional do Trabalho têm buscado discutir ou apoiar países que planejam fazer ajustes em seus sistemas previdenciários.

O primeiro, em termos de produção de sistematização de conhecimentos ou de propostas, foi o próprio Banco Mundial, com a publicação do livro *Averting the old-age crisis*[1], em 1994, e que, naquele momento, acabou recomendando — não de maneira totalmente explícita — o modelo chileno de reforma previdenciária, surgido na década anterior.

Essa recomendação foi feita sem mencionar o Chile diretamente, mas por meio do modelo multipilares, que rompe com os paradigmas de funcionamento do seguro social tradicional. Em nosso entender, o modelo chileno é equivocado em uma série de pontos, tanto no sentido de que não expande a cobertura do sistema previdenciário como no de que não causa impactos fiscais.

Hoje os chilenos estão calculando o tamanho da assistência social que precisará ser estruturada. A redução de cobertura operada pelo sistema previdenciário chileno, por meio da criação do modelo de fundos de pensão substitutivo da previdência pública, embora sustentável do ponto de vista da lógica interna de acumulação de capital, do ponto de vista social apresenta alguns problemas. E, por outro lado, do ponto de vista fiscal, não resolve a questão, porque os custos de transição no Chile são extremamente elevados: todos os anos, a indenização das contribuições para o sistema previdenciário anterior custa cerca de 4 por cento do PIB. No caso do Brasil, a relação com o Banco Mundial nesse aspecto, pelo menos mais recente, tem sido menos influenciada por essas publicações.

O livro mais recente do Banco Mundial, *Keeping the promise of social security in Latin America*[2], que menciona rapidamente o Brasil, revela que a reforma da previdência no país mostra um caminho alternativo, por meio do qual, com menos trauma social, não é necessário romper o funcionamento de regimes previdenciários tradicionais. Eles têm seus compromissos, contratos intergeracionais e contratos sociais em sua fundamentação e precisam ser preservados para que possam garantir a estabilidade social no médio e no longo prazos. Então, o caso brasileiro, de certa forma, também ajudou nesse processo de discussão de modelo de reforma internacional.

---

[1] WORLD Bank. *Averting the old-age crisis*: policies to protect the old and promote growth. A World Bank policy research report. November 1, 1994.

[2] GILL, Indermit; PACKARD, Truman; YERMO, Juan. Palo Alto, CA: Oxford University Press, 2005.

Não existe uma 'receita de bolo', um modelo pronto; cada país pode precisar de um tipo de sistema previdenciário diferente exatamente pelos motivos já descritos, ou seja, a previdência é um instrumento de política social que está à disposição, que foi criado pela sociedade para proteger essa mesma sociedade. Como todas as sociedades são diferentes, os sistemas previdenciários devem se moldar a cada realidade.

Um outro exemplo brasileiro que se tornou sucesso internacional recentemente é a previdência rural, criticada por alguns grupos que acham que previdência social é assistência social e que, portanto, deveria estar fora das contas da previdência uma vez que não houve contribuição etc.

Esses são os argumentos normalmente levantados para criticar a previdência rural e, de forma subliminar, sugerir um enxugamento desse programa. A previdência rural, hoje, é vista internacionalmente como um dos programas mais eficientes de combate à pobreza e de inclusão social. Apesar de ter o custo elevado — mais de 1 por cento do PIB —, sem dúvida nenhuma, enquadra-se no conceito de Seguridade Social redistributiva e resgata uma parcela superior a 10 por cento da população, considerando os beneficiários no domicílio do segurado.

Tal resgate retira essa população da faixa que está abaixo da linha da pobreza e melhora significativamente a qualidade de vida dessas pessoas. Isso está gerando uma enorme demanda internacional que procura conhecer o modelo de previdência rural brasileira.

A cooperação técnica do Brasil com o Banco Interamericano de Desenvolvimento (BID) e o Banco Mundial tem se mostrado uma parceria de sucesso verificada em uma série de projetos no âmbito dos programas desses dois bancos. Dentre eles, há um programa em parceria com o Banco Mundial, chamado Parsep (Programa de Apoio à Reforma dos Sistemas Estaduais de Previdência), que terminou em 2005. Trata-se de um programa que parece ter nascido como Technical Assistant Lowne, no final da década de 1990, e que atendeu a 27 Estados. O PREVMunicípios (Programa de Apoio à Reforma Previdenciária dos Municípios), também em parceria com o Banco Mundial, atende a 26 municípios e, no âmbito do Proprev (Programa de Apoio à Modernização da Gestão do Sistema de Previdência Social), desenvolvido junto ao BID, existem mais seis grandes municípios.

Todos os municípios e Estados envolvidos nesses programas de assistência técnica têm como resultado um fortalecimento tanto da institucionalidade de seu regime quanto do próprio papel de supervisão e regulação que o Ministério da Previdência Social, por meio da Secretaria de Previdência Social (SPS), tem em relação a Estados e municípios. Papel semelhante ao que a Secretaria de Previdência Complementar (SPC) desempenha em relação à fiscalização e regulação dos fundos de previdência complementar. A SPS faz a fiscalização e a regulação dos regimes de previdência dos Estados e municípios, buscando implementar a capacidade de gestão e transparência, o combate à fraude e uma cultura previdenciária nos regimes próprios de previdência social. O Parsep, por exemplo, concluiu trabalhos em dez Estados, com R$ 5 milhões gastos na assistência técnica a esses Estados. No primeiro ano de funcionamento do projeto foram cancelados R$ 197 milhões relativos a aposentadorias indevidas.

Outro exemplo é o Acordo Multilateral de Previdência do Mercosul, proposto na década de 1990 com o apoio da Organização Ibero-americana de Seguridade Social. O Tratado de Assunção foi assinado em 1995. Desse ano até 1997, foi negociado entre os países o texto do acordo multilateral e sua regulamentação. O acordo foi ratificado por Brasil, Argentina e Uruguai. Após uma ação conjunta desses países, com a participação do Congresso Nacional Brasileiro por meio da Comissão Parlamentar do Mercosul, os parlamentares paraguaios aprovaram o texto, que entrou em vigor em 1º de junho de 2005.

A Organização Ibero-Americana de Seguridade Social atua como uma arena neutra, na qual os governos se movimentam. Ela desempenhou papel fundamental na aprovação do referido acordo pelo Paraguai pelos contatos dos parlamentares, proporcionando uma atuação mais neutra junto ao Governo, ao Senado e à Câmara dos Deputados paraguaios. Isso permitiu a ratificação e forneceu instrumentos para a operacionalização desse acordo multilateral.

O acordo permite contar o tempo de serviços prestados nos vários países. Por exemplo, o cidadão que passar dez anos na Argentina e mais 20 anos no Brasil pode somar o período de contribuição e cada país paga proporcionalmente a sua parte do benefício. É possível também contar tempo de terceiros. Por exemplo, o Uruguai tem um acordo com os Estados Unidos, mas o Brasil ainda não. É possível fazer uma triangulação, de maneira que o segurado fique protegido também no Brasil e usufrua o tempo de contribuição relativo ao período que residiu nos Estados Unidos.

O Brasil é estrategicamente muito importante para as organizações internacionais, não só por criatividade, mas pela própria relevância econômica e social que possui em relação ao resto do mundo. Imagine-se um mapa da América do Sul sem o Brasil, e que em seu lugar houvesse água. É fácil perceber a importância do Brasil nesse conjunto, e isso significa oportunidades para o país.

O Brasil já foi bastante beneficiado na área previdenciária por seu bom relacionamento internacional. Ele se beneficiou, por exemplo, na aprendizagem sobre modelos de reformas.

Creio que o Brasil não tenha cometido os mesmos equívocos que outros países. Talvez tenha cometido outros, mas equívocos reincidentes, não. O país tem diversas parcerias interessantes com os dois bancos — o Interamericano e o Banco Mundial —, e está trabalhando com o apoio de organizações internacionais para ampliar essa rede de acordos com outros países.

Aqui no Brasil — é possível que em função de seu tamanho, do tamanho de seus problemas sociais, de uma sociedade extremamente heterogênea —, tanto do ponto de vista social como do econômico, nós temos o segmento da população da economia que está integrada aos mercados mais competitivos internacionalmente e temos também o segmento da população que não possui sequer carteira de identidade, sequer dinheiro para pagar uma passagem de ônibus para solicitar seu pedido de aposentadoria na agência da previdência no município vizinho.

Esse tipo de situação é freqüente, portanto estamos lidando com um público extremamente heterogêneo. A pobreza exige nossa atenção. Temos tanto o atraso quanto o futuro. Não quero usar o termo de forma pejorativa, mas temos de trabalhar com a herança de nossa história, temos de superar a herança dessa história e buscar uma inclusão social. E não há dúvidas de que essa inclusão social é essencial, mas também precisamos construir a inclusão do Brasil moderno no resto do mundo. De outro modo, com que recursos financiaremos a política de inclusão social, se não com o setor que é economicamente o mais avançado?

Às vezes, sofremos de uma síndrome de país grande, ao pensarmos que nossos problemas internos são extremamente relevantes e que ocupar-se de questões previdenciárias internacionais é um luxo. Há quem considere nosso relacionamento internacional no campo previdenciário algo, digamos, 'de país rico', e na verdade não podemos afirmar que a realidade seja de fato essa. Precisamos aproveitar essas oportunidades; nós, da Previdência, temos de nos posicionar de maneira semelhante à nossa Diplomacia, que está dando o exemplo de uma postura mais ativa internacionalmente em uma série de temas, trazendo grandes resultados para o país. Tenho certeza de que podemos nos beneficiar significativamente nas áreas de políticas sociais, demonstrando uma presença mais ativa do Brasil no cenário internacional.

Breve currículo

Helmut Schwarzer Doutor em Economia pela Freie Universität Berlin e mestre em Desenvolvimento Econômico pela Universidade Federal do Paraná. Secretário de Previdência Social do Ministério da Previdência Social desde janeiro de 2003. Técnico de carreira do Ipea desde 1998.

Refletindo a partir da Agência Brasileira de Cooperação

Luiz Alberto dos Santos

A contribuição dos organismos internacionais para as políticas públicas na área da saúde, da previdência e da assistência social nos remete desde logo à necessidade de compreendermos um pouco como é que se dá essa cooperação dos organismos internacionais, como o governo brasileiro a vê e como pode se apropriar dessa cooperação da melhor forma.

A Agência Brasileira de Cooperação, órgão do Ministério das Relações Exteriores, define a cooperação técnica internacional como "uma intervenção temporária, destinada a promover mudanças qualitativas e/ou estruturais, em um dado contexto socioeconômico, seja para sanar e/ou minimizar problemas específicos identificados naquele âmbito, seja para explorar oportunidades, novos paradigmas de desenvolvimento".

É a partir dessa conceituação que tentaremos entender como se dá, hoje, a relação entre o governo brasileiro e os organismos internacionais. Tentaremos demonstrar que, em um contexto de globalização no qual o Brasil, de fato, tem de interagir com todos os países e instituições internacionais, sua relação com esses países é orientada para que a cooperação se dê dentro dos marcos da legalidade e da racionalidade e de maneira absolutamente coerente com as políticas públicas nacionais.

Para que se chegue a esse ponto, é importante resgatarmos como se deu, ao longo do período anterior, a relação entre a administração pública brasileira e os organismos internacionais, a partir daquilo que era a mecânica de atuação dessas instituições no âmbito da cooperação e do financiamento. Especialmente no período pós-guerra, o forte crescimento econômico brasileiro propiciou que organizações dessa natureza se sentissem motivadas a apoiar o Brasil, tendo em vista as perspectivas que o país oferecia e suas próprias necessidades. Nesse período, o paradigma de atuação desses organismos internacionais era o aporte de recursos, em que os empréstimos eram uma vertente muito importante, além da transferência de conhecimentos e de tecnologias, com ênfase nas organizações e funcionários do setor público.

Nessa fase havia ainda uma interface muito pequena, senão nula, entre organismos internacionais e organizações não-governamentais. Eram relações, portanto, entre governo e organismos multilaterais, com vistas a permitir o crescimento e o desenvolvimento econômico. Mas isso se modificou à medida que começou a agravar-se, a partir dos anos 1990, um quadro, especialmente nos países do Terceiro Mundo, de desequilíbrio fiscal e de endividamento externo. Aquilo que no começo era muito conveniente, até por conta da facilidade com que os fluxos de recursos ocorriam, acabou se tornando, de certa forma, um peso para os países, uma vez que a capacidade de pagamento desses empréstimos começou a ficar comprometida.

O Brasil, a partir da segunda metade dos anos 1980, ingressou em um período de crescimento muito reduzido. Simultaneamente, houve um processo de elevadíssima inflação, quando chegamos a experimentar vários planos econômicos, todos eles malsucedidos, ao mesmo tempo em que enfrentamos a mudança do paradigma das relações entre o Estado e a sociedade, marcada pela redemocratização e o surgimento de novos atores sociais, o crescimento da participação do cidadão na democracia e no processo decisório. Todos esses elementos contribuíram para colocar em xeque a relação entre o Estado e a sociedade, até então marcada pelo autoritarismo, pelo viés tecnocrático que mantinha a sociedade distante do processo decisório.

Esse diagnóstico nos leva ao início de uma nova relação, não apenas entre o Brasil e os demais países, mas também com os organismos internacionais. Então podemos perceber o início de um processo no qual a relação se dá muitas vezes marcada — e a postura dos organismos internacionais reflete isso — por uma lógica de importação de modelos e adoção daquilo que se chamou de 'pensamento único', quando uma cartilha de prescrições dos organismos internacionais começou a ser adotada no Brasil, assim como em outros países, de forma muito pouco criteriosa, muito pouco adaptada às nossas necessidades e à nossa realidade. Um dos fatores desse processo foi exatamente a onda das reformas neoliberais, que produziram efeitos perversos particularmente em países do Terceiro Mundo que adotaram esse receituário sem contar com uma rede de proteção social e uma estrutura socioeconômica capaz de dar sustentabilidade às suas conseqüências.

O Brasil, infelizmente, foi um desses países. Passamos por um período em que o neoliberalismo era implementado, mas era ao mesmo tempo negado. Por exemplo, em artigo publicado em 2 de outubro de 2005, o ex-presidente Fernando Henrique Cardoso rechaça com bastante ênfase o rótulo de neoliberal. No entanto, na história recente do Brasil, o processo de implantação do neoliberalismo em sua máxima extensão só não se completou no governo Collor em função do *impeachment*, em 1992. Mas vários analistas sustentam que o governo Fernando Henrique deu continuidade à implantação desse projeto, que tinha como objetivo a redução do tamanho do Estado, de seus custos e de seus encargos, principalmente porque a crise fiscal do Estado assim impunha.

E de fato foram implementadas, desde o início dos anos 1990, inúmeras medidas com o objetivo de promover no Brasil a redução do gasto público e do tamanho do Estado. Ao mesmo tempo, experimentamos o crescimento do Terceiro Setor, o surgimento de um grande número de organizações não-governamentais que, de certa forma, passaram a ocupar espaços, prestando serviços especialmente no campo da seguridade social, à sociedade, ao cidadão e, pode-se dizer, substituindo então aquilo que era, até ali, praticamente monopólio estatal. A atuação dessas instituições buscou suprir, de alguma maneira, aquilo que foi resultado da redução da atuação do Estado diretamente como provedor de bens e serviços.

No entanto, a ofensiva neoliberal, a reforma do Estado de bem-estar social, as reformas gerenciais no setor público, a redução do papel do Estado na economia, a desregulamentação e a própria privatização, no quadro brasileiro, geraram conseqüências profundas. Ao mesmo tempo, nos defrontamos com uma instabilidade e um crescimento econômicos que ainda não nos permitem olhar para o futuro com total tranqüilidade. Um outro fator importante é que o Brasil enfrenta um processo de transição demográfica, que irá pressionar, particularmente nos próximos 20 anos, e de maneira muito incisiva, a seguridade social e, particularmente, a assistência social, a previdência social. Ao mesmo tempo em que a seguridade social se defronta com uma ampliação da democracia e do controle social, sendo cada vez mais importante e mais demandada a participação dos cidadãos na gestão da seguridade social, há também uma demanda pela universalização das políticas públicas, nesse segmento que tem levado, de fato, a alguns avanços recentes, como o Estatuto do Idoso. Por fim, há uma crescente descentralização fiscal e administrativa, especialmente demandada após o período da vigência da Constituição de 1988, e cada vez mais os Estados e municípios reivindicam participação efetiva na implantação e execução das políticas públicas.

Esses elementos nos colocam diante de desafios para a consolidação de nosso sistema de seguridade social, como o fluxo de recursos que irá garantir a superação desses problemas. Hoje temos discussões acaloradas, no âmbito do Congresso Nacional, sobre a regulamentação da Emenda Constitucional 29, no sentido de assegurar os recursos da saúde, do fundo de combate à pobreza, a própria regulamentação da Emenda Constitucional 41 da reforma da previdência, uma reforma da lei orgânica da assistência social, enfim, questões que estão hoje realmente na ordem do dia, na medida em que há sérios gargalos em todos esses aspectos, em todas essas políticas da seguridade social relacionadas ao fluxo de recursos que irá garantir sua sustentabilidade no longo prazo, além, obviamente, da garantia da universalidade, um valor que a Constituição de 1988 assegura, e da ampliação do controle social, da participação cada vez maior da sociedade e também das organizações da sociedade civil, a necessidade essencial da melhoria da gestão. Aliás, esse é hoje um dos temas mais relevantes no âmbito da previdência social: não se busca resolver, nesse momento, as questões de financiamento por meio de aumento de alíquotas, ou de revisão de contribuição, ou redução de beneficiários, mas sim pela melhoria de sua gestão. O novo recenseamento no âmbito da previdência social, iniciado em outubro de 2005, tem o propósito de combater as fraudes, evitar os ralos que ainda hoje drenam recursos importantíssimos e, evidentemente, assegurar a necessidade de efetividade no campo das políticas públicas da seguridade social.

O desemprego ainda é um problema crônico no Brasil, apesar dos números mais recentes indicarem um crescimento do número de empregos formais. No entanto, há elementos muito críticos ainda hoje presentes em nossa política social, como a própria questão da crise da previdência social, que sempre volta à discussão à medida que temos um elevadíssimo índice de informalidade na economia, o que gera pressões sobre os benefícios previdenciários e assistenciais e novas pressões por reformas que reduzam suas obrigações.

Paradoxalmente, a perda da credibilidade da classe média no Estado contribui para a implementação das reformas neoliberais vinculadas à redução do papel do Estado. Na medida em que se consolida a idéia de que o Estado está falindo, cada vez menos pessoas acreditam que este lhe garantirá os direitos legalmente assegurados. No âmbito da seguridade social, hoje, praticamente nenhum trabalhador que tenha renda para pagar abre mão de ter um plano de saúde e, cada vez mais, à medida que tem capacidade de poupança, recorre aos planos de previdência privada. O crescimento da procura por planos de previdência privada por servidores públicos, apesar de a maioria ainda ter a perspectiva da aposentadoria integral, revela uma descrença muito grande de que o Estado, no longo prazo, possa vir a honrar os direitos desses trabalhadores.

As questões relacionadas a essa situação, no âmbito da crise brasileira, nos levam à constatação da inviabilidade de um modelo de desenvolvimento baseado apenas no crescimento econômico, particularmente quando esse crescimento não levou a uma melhoria da distribuição da renda no país. Ainda que tenha sido um país de grande crescimento ao longo de décadas, o Brasil chegou ao começo do século XXI como uma das piores nações em termos de distribuição de renda, onde 32 por cento de sua população tem renda inferior a dois dólares por dia, em que o coeficiente de Gini atinge 0.6, um dos mais elevados do mundo, e 10 por cento da população convive com menos de um dólar por dia, ou seja, em situação de pobreza extrema. Trata-se, portanto, de cidadãos que dependem muito daquilo que o Estado possa lhes proporcionar, como forma de redução da desigualdade.

Em 2 de outubro de 2005, o colunista Clóvis Rossi, do jornal *Folha de S.Paulo*, citou um exemplo de como esse processo de exclusão tem gerado tensões bastante curiosas. Ele tomou como exemplo o caso ocorrido no Enclave de Ceuta, um enclave espanhol no Marrocos, que é separado do país por uma cerca. No episódio, centenas de pessoas tentaram ultrapassar essa barreira — cinco delas morreram e dezenas ficaram feridas. Esse é um exemplo da segregação, hoje não mais uma segregação política como a que se colocava na época do muro de Berlim, mas uma segregação econômica, como maneira de evitar que os excluídos e os pobres ataquem as cidadelas dos países ricos, daqueles que têm atratividade, que têm elementos para assegurar uma melhor condição de vida para os seres humanos que, nos seus países de origem, não têm essa perspectiva.

Esse é o quadro, a crise que se coloca e leva a uma nova orientação, também, por parte dos organismos internacionais que, por sua vez, reflete-se nas relações que mantêm com países como o Brasil. Hoje, exatamente para que se busque superar esses problemas da exclusão social e do subdesenvolvimento, não podemos ignorar, em função dos fluxos migratórios, que países pobres são um problema também para os países ricos, não são mais apenas a galinha dos ovos de ouro que eles exploram com suas 'políticas' colonialistas, e sim países que também os pressionam, porque há um fluxo, há uma pressão constante, especialmente entre África e Europa, entre América Latina e América do Norte. No Brasil, não podemos ignorar, por exemplo, os fluxos migratórios irregulares de bolivianos que buscam empregos em São Paulo e Mato Grosso. Todos esses fatos causam pressões, e os países, portanto, precisam superar essa fase. Mas também devemos reconhecer que a cooperação técnica nacional tem colaborado nesse sentido.

Os organismos internacionais vêm buscando auxiliar o desenvolvimento como um processo endógeno dos países. Para isso, os modelos não podem e não devem ser puramente reproduzidos, mas implantados a partir das melhores práticas adaptadas à realidade de cada país, e hoje é esse, portanto, o papel da cooperação técnica: estimular a capacidade de cada país de gerir seu próprio desenvolvimento, de encontrar seu caminho olhando para aquilo que o mundo faz, olhando para aquilo que os outros países fazem, mas adaptando e reconhecendo suas próprias dificuldades.

A experiência brasileira com os organismos internacionais tem se dado de maneira um pouco ambígua. Se considerarmos os últimos dez anos, particularmente, perceberemos que há alguns aspectos negativos na relação brasileira com esses organismos. Em parte, essa experiência negativa pode ser atribuída à forma como se deu a tentativa de redução do tamanho do Estado. A reforma do aparelho do Estado, iniciada em 1995 e materializada em várias leis, particularmente na Emenda Constitucional nº 19/98, suprimiu competências essenciais para a boa governança e trouxe dificuldades em relação a certos valores, relativos à profissionalização da administração pública. A preocupação com o ajuste fiscal levou, ao contrário da consolidação de uma estrutura de governo e de administração pública burocrática, no sentido weberiano, a uma busca cada vez maior de alternativas fora do regime jurídico administrativo, fora das maneiras normais de satisfação de necessidades do Estado.

Nesse contexto, os contratos e os acordos com organismos internacionais acabaram se tornando uma válvula de escape bastante problemática, pois permitiram a contratação não apenas de pessoas, mas de empresas prestadoras de serviços. Isso ocasionou a utilização indevida desses organismos internacionais — bem como de seus projetos, programas e ações —, como forma de buscar flexibilidades de gestão e de contratação não encontradas no âmbito do regime jurídico administrativo e de contornar restrições derivadas do ajuste fiscal, à medida que, por exemplo, por não ser possível a realização de concurso público (em função da necessidade de controle de gasto público), se buscaram outras alternativas para a contratação de pessoal. Agências e organismos internacionais, alguns deles vinculados ao sistema das Nações Unidas, passaram a competir entre si na oferta de facilidades, inclusive extrapolando seus mandatos e criando sérias dificuldades para as instâncias de coordenação do Governo Federal, na medida em que fatos consumados tornavam virtualmente impossível desfazer essas distorções e desvios de finalidades.

Esse vácuo de capacidade enfrentado pela administração pública em diversas áreas e setores acabou sendo preenchido pela atuação de 'consultores', que eram na realidade servidores públicos disfarçados, exercendo funções técnicas administrativas, de secretariado e muitas outras congêneres, em órgãos ministeriais, autarquias, fundações. Esse processo, lamentavelmente, teve desdobramentos péssimos nos campos gerencial, institucional e legal, gerando até mesmo ação civil pública promovida pelo Ministério Público contra organismos internacionais e órgãos de governo. Várias iniciativas foram adotadas com vistas a declarar a ilegalidade e a improbidade dessas ações. Em 2003, devido à conclusão de uma ação civil pública promovida pelo Ministério Público do Trabalho, o Governo Federal teve de efetuar a substituição, em larga escala, de pessoas contratadas pelos organismos internacionais e que não exerciam funções efetivamente dessa natureza. Mais de seis mil pessoas estavam, naquela ocasião, contratadas irregularmente, inclusive 1.800 funcionários do Ministério da Saúde, 670 do MEC e mil do Ministério do Meio Ambiente. Embora mais de 20 órgãos tenham se valido do expediente, apenas três concentravam quase 70 por cento do pessoal contratado, sendo que um deles é um órgão importantíssimo na área da seguridade social, mas que sofreu um profundo processo de sucateamento, que acabou tornando-o presa fácil dessa solução.

Quanto aos aspectos positivos, ressaltamos o reforço da vinculação indissociável entre os conceitos de desenvolvimento econômico social, a partir da nova orientação adotada pelos organismos internacionais, que facilitou de certa maneira o caminho para que o Brasil encontrasse respostas para alguns problemas. Da mesma forma, foi positiva a introdução de condicionalidades sociais na cooperação econômica, como o caso de acordos com o Banco Mundial e o Banco Interamericano de Desenvolvimento. Após a crise russa, não bastava mais apenas o Brasil receber o dinheiro; o país deveria assumir certos compromissos, certas condicionalidades sociais.

Um apoio importantíssimo à rede de proteção social implementada a partir dos anos 1990, mais recentemente, deu-se a partir de deliberações ocorridas no âmbito da

Organização das Nações Unidas (ONU), com a necessidade de atendimento dos Objetivos de Desenvolvimento do Milênio. São 18 metas divididas entre oito objetivos, incluindo ações em todas as áreas, não apenas nas de combate à pobreza, de saúde e educação, mas também de desenvolvimento sustentável, meio ambiente, inclusão digital e várias ações importantíssimas, que, por força exatamente da participação de organismos internacionais, têm tido no Brasil, em especial, uma visibilidade que certamente não teriam se fossem consideradas de maneira isolada.

Há muitos grandes projetos de investimentos no Brasil, recentes, de larga envergadura e relacionados ao nosso objeto principal. Destacando-se os de maior relevância para a seguridade social, temos o ReforSUS (Reforço à Reorganização do Sistema Único de Saúde), com recursos da ordem de US$ 577 milhões, iniciado em 1977, com vários componentes, dentre eles recuperação física, tecnológica, gerencial, investimentos em equipamentos, nas unidades, obras de reformas de ampliação e conclusão de estabelecimentos de saúde, e projetos voltados à gestão do sistema. Temos também o Proprev, no âmbito do Ministério da Previdência Social, no valor de US$ 188 milhões, iniciado em 2001 e que propicia a modernização desse setor por meio da capacitação e contribuição de consultorias, equipamentos, instalações físicas, sistemas de informação e comunicação — todos fatores extremamente importantes. Consideremos, também, o apoio do Banco Mundial ao Programa Bolsa Família, da ordem de US$ 572 milhões, iniciado em 2004 e que visa a propiciar e garantir recursos para que sejam pagos benefícios e seja fortalecido o cadastro único, um fator fundamental para qualificar a atuação do Estado nesse segmento, o aprimoramento para a estrutura institucional do Programa Bolsa Família, e o desenvolvimento de um sistema de monitoramento e avaliação. E, finalmente, o Prodev (Programa de Implementação da Sustentabilidade Externa do Plano de Ação de Médio Prazo para a Eficácia no Desenvolvimento), do BID, um programa na verdade microscópico quando comparado com outros, mas que tem um escopo importante: US$ 1 milhão, doados a fundo perdido pelo Banco Interamericano de Desenvolvimento com o objetivo de propiciar o fortalecimento de atividades como planejamento, avaliação, concepção, execução e monitoramento de projetos, modernização de atividades orçamentárias e processos financeiros, sistemas de aquisição, supervisão de auditoria e controle, sistema de informação, estatísticas para a gestão por resultados. Quando se leva em consideração a dificuldade que existe ainda hoje no Brasil de trabalhar com a avaliação de resultados, monitoramento e avaliação, esse programa cresce em importância à medida que uma instituição como o BID coloca à disposição de vários países, entre eles o Brasil, cerca de US$ 400 milhões, com o objetivo de disseminar essas metodologias.

O objetivo dos organismos internacionais, evidentemente, é cooperar técnica e financeiramente na elaboração de uma agenda pró-ativa, capaz de atender às necessidades da eficiência, da eficácia e da efetividade, neste caso, no campo da seguridade social, respeitando seus princípios e diretrizes, que representam uma conquista histórica de toda a sociedade. Por isso, essa cooperação precisa atender exatamente àquilo que são de fato as necessidades do Brasil. Não podemos trabalhar mais com a hipótese de modelos importados e transplantados sem a necessária adequação, sem a necessária adaptação e sem que se tenha internamente a construção de capacidade, que é o principal aspecto a ser considerado quando se fala de cooperação internacional.

Há um fator relevante, ainda, que é a condição de que o Brasil não é mais um país considerado pobre e, portanto, capaz de receber a cooperação internacional com a mesma facilidade de antigamente. Hoje, o país é visto por grande parte dos organismos internacionais como uma nação que não é rica nem pobre, mas de renda média alta, o que nos exclui, em certa medida, do raio de ação de certas linhas de cooperação, linhas de crédito e doações. Enfim, o Brasil é hoje um país que está até mesmo perdendo algumas regalias que tinha em relação a agências de cooperação técnica internacional, como a Agência Japonesa de Cooperação Internacional (Jica), considerada uma das mais importantes no Brasil. E exatamente porque não é mais um país tão pobre, o Brasil não é considerado merecedor da cooperação direta dessas instituições, na medida em que até então vinha recebendo. No entanto, o Brasil ainda recebe cerca de US$ 100 milhões anuais a título de cooperação técnica de fontes internacionais, e quase 22 por cento são destinados ao uso das áreas sociais do Governo. São recursos que precisam ser gerenciados e aplicados de forma efetiva.

Finalmente, vale registrar a posição da Agência Brasileira de Cooperação, sobre a função da cooperação técnica: "Um projeto de cooperação técnica não tem a função de substituir a administração pública na execução de programas governamentais. Quando se trata de um projeto executado por um órgão governamental, a contribuição exigida da cooperação técnica internacional é a de promover o desenvolvimento da capacidade da referida instituição na intenção de torná-la apta a implementar com maior eficiência e eficácia um programa público". É dentro dessa perspectiva que devemos entender e acolher a cooperação dos organismos internacionais.

Breve currículo

Luiz Alberto dos Santos Bacharel em Direito (UFRGS) e Comunicação Social (PUC-RS), mestre em Administração (UnB), especialista em políticas públicas e gestão governamental (Enap). Doutorando em Ciências Sociais (Ceppac/Unb). Consultor legislativo do Senado Federal e subchefe de Análise e Acompanhamento de Políticas Governamentais da Casa Civil da Presidência da República.

CAPÍTULO 2
A eficiência da gestão dos estabelecimentos de saúde

Em busca de uma maior eficiência na gestão dos estabelecimentos de saúde

Luiz Antonio Santini Rodrigues da Silva

Por um período já bastante prolongado, observamos uma crise no sistema de saúde do Rio de Janeiro, que torna visível, na verdade, uma crise sistêmica do próprio Sistema Único de Saúde (SUS). Vivemos um momento crítico na gestão da saúde do país e precisamos nos debruçar sobre as experiências vividas até aqui para discutir soluções e avançar na direção das mudanças necessárias.

Tive o privilégio de participar da elaboração e da implantação desse processo ao longo das décadas de 1970 e 1980, o que me coloca, de uma maneira muito profunda, ligado a sua história e a seu presente — e desejo que também a seu futuro. Considero o SUS uma das experiências mais generosas e mais comprometidas com as premissas e valores da saúde, como o direito à universalidade e ao acesso a serviços pela população. São valores dos quais o sistema de saúde não deve e não pode abrir mão.

Reafirmo meu compromisso com esse sistema e com seu desenvolvimento, apesar de reconhecer a necessidade de reforma. O sistema avançou em muitos aspectos e em outros precisa ser revisto. Eu diria que o processo faz com que haja a necessidade de mudanças, de reformas, e que alguns elementos específicos precisam ser tratados. Na linha de busca de maior eficiência na gestão dos estabelecimentos de saúde, eu queria contextualizar essa questão no âmbito de uma discussão de sistema, tentando, inicialmente, identificar alguns problemas que são de natureza geral.

Os pontos que caracterizam a situação atual do sistema de saúde são a necessidade crescente de recursos financeiros e físicos na prestação de cuidados da saúde, assim como a necessidade de recursos para pesquisa, conhecimento e tecnologia para enfrentamento dos problemas de saúde, também crescentes. As expectativas em relação à medicina são cada dia maiores. A partir do momento que o paciente tem conhecimento dos avanços e novas opções de tratamento, recorre à Justiça. Liminarmente, temos sido obrigados a reconhecer ou receber essas intimações, nem sempre procedentes, para a realização de tratamentos nem sempre adequados.

Hoje, especialmente aqueles que lidam com procedimentos de alta complexidade e alto custo são cada vez mais instados a aplicar recursos, medicamentos e tecnologias por determinações judiciais. Além disso, há expectativas criadas pela mídia e pela divulgação científica em relação às possibilidades da medicina. Os usuários manifestam cada vez mais insatisfação com os serviços recebidos, enquanto os profissionais de saúde mostram-se descontentes e frustrados com as atuais condições da prática profissional.

Os custos dos medicamentos e equipamentos crescem exponencialmente. É a chamada inflação médica, acima da inflação média na economia. Em contrapartida, temos dificuldade crescente no financiamento dos cuidados da saúde. É grande a preocupação dos administradores e políticos em encontrar soluções para a aplicação mais eficiente dos recursos e para a melhoria da qualidade da assistência. Discutimos a gestão, mas devemos avaliar também os modelos de gestão adotados até agora e seus resultados.

Podemos caracterizar o que se chama hoje mundialmente de crise da saúde por quatro componentes. O primeiro é a questão demográfica, ou seja, o envelhecimento populacional. O segundo componente é a transição epidemiológica, a mudança das características do tipo de doença que atinge a população (as doenças do tipo crônico e degenerativo se tornaram mais freqüentes em relação às doenças infecciosas; no Brasil, temos um convívio com as duas situações, o que agrava ainda mais o quadro).

A terceira questão refere-se à tecnologia. Em pouco tempo, incorporaram-se inúmeros equipamentos, medicamentos e recursos técnicos. Ao contrário de outras áreas, em que a mudança tecnológica em geral é substitutiva, na área da saúde é adicional. Temos uma ampliação da oferta de tecnologia ou de necessidade tecnológica, sem ou com pouco grau de substituição, especialmente quando se trata, por exemplo, de medicamentos de alto custo na área de câncer. Com apenas uma droga o Instituto Nacional do Câncer gasta 12 por cento de todos os recursos gastos com medicamentos.

O quarto componente a se considerar é a questão do financiamento. A forte demanda criada a partir da divulgação de novas drogas e equipamentos faz com que haja uma utilização crescente e incontrolável da nova tecnologia. Muitos centros adotam medicamentos antes mesmo da conclusão da fase três dos estudos — ou seja, dos estudos de aplicação populacional. Os gastos se tornam absolutamente despropositados em relação aos recursos disponíveis. Finalmente, devemos considerar a mudança da gestão e do modelo de gestão. Qualidade, eficiência, eficácia, custo e satisfação do sistema não são bem avaliados.

No sistema de saúde enfrentamos situações de conflito nas quais predomina o que podemos chamar de modelo hospitalocêntrico *versus* organização sistêmica. Lidamos no dia-a-dia com os antagonismos entre autonomia médica e protocolos técnicos; qualidade com excelência profissional individual e avaliação institucional formal da assistência prestada, de impacto e resultados; e medicina tecnológica centrada em procedimentos ou atenção centrada na clínica e no paciente. Ainda como contrapontos, temos o trabalho multiprofissional, em equipe, e a necessidade de hierarquia intra e intercorporações. Os gestores vivem as contradições de optar pela ênfase nas atividades de assistência ou nas de docência e pesquisa, entre trabalhar com a abordagem técnica da doença ou dar ênfase à abordagem humanizada do paciente.

Quatro questões centrais devem ser objeto de estudos: é possível prestar serviços de saúde como atividade empresarial lucrativa, em unidades hospitalares isoladas, com qualidade e eficiência? É possível a manutenção do atual regime de gestão hospitalar pública brasileiro, administração direta sem orçamento próprio, sem planejamento de metas e compromissos com resultados? A manutenção da atual política de pessoal dos hospitais públicos, com baixos salários, sem incentivo de desenvolvimento técnico e científico, é viável? Por fim, é possível imaginar uma unidade de saúde, um hospital, como uma repartição pública igual a outra qualquer?

Tais questões precisam ser investigadas, sabendo-se que mexem seguramente com diversos conceitos ou, pelo menos, pré-conceitos, consolidados no pensamento de algumas áreas intelectuais no setor cooperativo. É uma discussão crítica importante que precisamos enfrentar.

Breve currículo

Luiz Antonio Santini Rodrigues da Silva Diretor-geral do Instituto Nacional de Câncer — Inca. Médico, mestre em cirurgia torácica pela Universidade Federal Fluminense (UFF) e doutor pela Escola Nacional de Saúde Pública da Fundação Oswaldo Cruz (Fiocruz).

A visão do Iaserj

Gustavo Leal de Meirelles

Qualquer política de saúde pública que se queira eficiente deve considerar que, nessa área, o simples aumento da oferta gerará um inevitável crescimento dos usuários. Não se trata somente do natural despertar de uma demanda reprimida, mas sobretudo de tentativas de uso indevido da saúde — em que se misturam a ignorância, a hipocondria e os interesses camuflados. Esse tripé, quando subestimado, é capaz de derrotar as idéias mais bem-intencionadas e os melhores planos em favor do bem-estar da população, produzindo apenas uma permanente legião de insatisfeitos e desassistidos.

Racionalização não deve ser confundida com inibição do uso da saúde. Em nosso cotidiano, nos deparamos a todo instante com ofertas racionalizadas que não limitam o consumo de seus usuários, apenas coíbem abusos e excessos. Nos shoppings, por exemplo, os banheiros são estrategicamente construídos longe das portas de entrada — para não serem alvos permanentes de transeuntes da calçada, e para motivar os reais necessitados a passarem por mais lojas no caminho de ida e volta. Outro exemplo: para não promover a vizinha Cidade Maravilhosa, espalhando seu famoso nome pelas ruas, a prefeitura de Niterói ajuda os motoristas que porventura desejem ir ao Rio de Janeiro com placas indicativas onde se lê apenas a palavra 'ponte'. Finalmente, nos prédios empresariais, as salas dos diretores costumam estar no antifluxo de seus clientes — que serão levados a eles dependendo da análise caso a caso feita pelos demais funcionários. Racionalizar a oferta de saúde significa combater a ignorância, desestimular a hipocondria e identificar interesses camuflados. De nada adianta levantar uma construção e escrever 'ambulatório' se a maioria das pessoas para quem aquele atendimento se destina não sabe o significado dessa palavra, confundem com 'laboratório' e não dão importância a consultas seriadas para a obtenção de um diagnóstico preciso, preferindo superlotar o pronto-socorro em busca de uma solução mais rápida (na verdade, paliativa). Mais do que isso, no Iaserj (Instituto de Assistência dos Servidores do Estado do Rio de Janeiro) estamos acrescentando novas nomenclaturas para cada uma das especialidades — ao lado de 'urologia' escrevemos 'aparelho urinário', 'otorrinolaringologia' é acompanhada de 'ouvidos, nariz e garganta', 'cirurgia geral' por 'tórax e abdome' e assim por diante. Ao lado disso, por meio da distribuição de folgas e de registros na folha funcional, os funcionários foram estimulados a doar ao Instituto televisores e vídeos usados, em qualquer estado; assim, de 20 aparelhos recebidos, nossos técnicos lograram montar quatro — instalados nas salas de espera e onde programas amadores, estrelados pelos próprios profissionais de saúde, esclarecem procedimentos relacionados a confusões e dúvidas mais comuns observadas no dia-a-dia da Unidade. Pretendemos, com isso, que os homens parem de relacionar vasectomia com perda da virilidade, que as mulheres parem de fazer seus filhos engolirem pílulas anticoncepcionais (para engordarem) e de fazer testes de gravidez em urinas de maridos (como de fato já ocorreu). Por fim, escrever em letra legível passou a ser um dos critérios da direção para distribuir folgas entre os médicos, nos dias próximos a feriados. Odontólogos, farmacêuticos, equipe de enfermagem, nutricionistas, o pessoal administrativo e assistentes sociais mais eficientes também recebem esse benefício. Objetivamos ainda que todos possuam crachás com nome e função aparentes — e que também os atendidos em qualquer setor tenham uma identificação presa a seus trajes, ou ao pulso; além de garantir a segurança de pacientes porventura inconscientes, o ato de tratar as pessoas pelo nome humaniza a relação e impulsiona o sentido solidário e fraterno que deve imperar em qualquer estabelecimento de saúde.

Já o combate à hipocondria tem como principal inimigo a forma jocosa como esse assunto é tratado. Até alguns médicos fazem pouco dessa perigosa doença — responsável por conduzir vidas inteiras em neuroses obsessivas, produzir depressões sem causa aparente e causar óbitos pela natural tendência dos familiares ao descrédito. Maltratados, portanto, os hipocondríacos buscam cada vez mais assistência e vivem em torno das unidades de saúde, acumulando problemas para si e para os outros. Em meio a essa jornada, seus sintomas físicos já foram exacerbados pelo consumo indiscriminado de remédios e sua fixação psíquica, exaltada por dezenas de resultados de exames incompletos ou mal-interpretados. Será preciso um serviço social que identifique esses 'peregrinos', acoplado a um setor de saúde mental eficiente que os atenda e atenue suas angustiantes trajetórias, redirecionando-os para a vida fora dos hospitais — esta que aguarda a todos com suas inesgotáveis oportunidades de felicidade.

Quanto aos interesses camuflados na saúde, estes têm sido objeto de especial atenção nos países desenvolvidos, estando incluídos até nas contra-indicações de algumas cirurgias — como as de hérnia de disco, em nome da qual se avolumam causas trabalhistas e judiciais. A racionalização de atestados e laudos médicos tornou-se uma exigência do mundo moderno para conter essa massa crescente de pessoas que enxergam na oferta de saúde um meio faccioso de se beneficiar em outras áreas. Perícia levada a sério e afastada do ambiente hospitalar garante prioridade aos que de fato precisam da ajuda médica, para os quais é destinado o melhor de nossa vocação.

Ocorre que essa ajuda tem um custo, que precisa ser mensurado. Otimizar despesas em saúde permite que se atenda mais pessoas, enquanto fazer ciência sem considerar valores — como querem alguns puristas — engasga o sistema às vezes justo na hora de tratar os mais necessitados. Se a enfermidade de alguém requer um milhão de reais para o seu tratamento, será preciso que não se tenha desperdiçado sequer um centavo no tratamento de diversos outros casos mais simples para se poder abonar aquela complexa situação. Nesse ponto entra a auditoria médica que, livre de preconceitos, trabalhará sempre em favor da saúde de todos — e contra as vantagens descabidas de apenas alguns. Se a maioria dos médicos conhecesse os custos dos equipamentos e medicamentos como conhecem o valor das contas de suas próprias casas, certamente ajudariam a racionalizar despesas hospitalares sem prejuízo da qualidade dos atendimentos. Enquanto esse raciocínio não se dissemina entre nós, a enfermagem vem se destacando nessa área — sendo, por isso, cortejada para assumir funções de direção em unidades de saúde.

Já existem ótimos(as) auditores(as) enfermeiros(as) capazes de conjugar conhecimento técnico quanto a aparelhos de ponta (como os do CTI — Centro de Tratamento Intensivo) e custos hospitalares, tornando-se, portanto, muito importantes nas tarefas de regulação. Os que vociferam contra esse necessário rigor na contabilidade hospitalar são os mesmos que não deixam passar sequer um refrigerante a mais, quando chega a conta do restaurante à mesa — fazendo, assim, uma verdadeira auditoria na 'notinha' antes de o dinheiro sair de seu bolso.

Oferecer saúde a quem sabe dela se utilizar traz abrangência, e, em um país pobre em recursos destinados à área de saúde, as soluções passam pela criatividade, pela fiscalização do pouco de que se dispõe e pela união dos que labutam por uma causa comum. O corte de bisturi passado sem anestesia em nossos hospitais nas últimas quatro décadas — e que produziu unidades federais, estaduais e municipais descentralizadas — precisa ser costurado com a integração, por meio de centrais reguladoras. A mais urgente diz respeito às vagas disponíveis em CTI, um setor que todos os hospitais terciários possuem e cujos leitos estão sempre assimetricamente ocupados. Resultado: ociosidade em alguns e filas de necessitados em outros; e nada que os integre além de familiares desesperados de enfermos em coma nos pronto-socorros públicos, correndo de unidade em unidade atrás da sorte, do conhecimento ou da benevolência de alguém abnegado que lhes ceda uma preciosa vaga.

Uma Citi (Central Integrada de Tratamento Intensivo) com atendentes de telefones e fax, amparados por médicos reguladores e servidos por ambulâncias UTI-móveis, garantiria que todos aqueles em risco de morte pudessem ter igualdade de chances de viver. Mecanismos simplificados de premiação por produtividade modulariam a oferta de vagas de cada unidade, e, além disso, pedidos por fax embasados em protocolos técnicos e com pouca identificação dos pacientes ajudariam a preservar essa paridade entre os necessitados. Além da Citi, um planejamento familiar objetivo e acessível também aos mais pobres traria maior qualidade de vida aos filhos deles, permitindo mais cuidado com sua saúde. Um ambulatório mais eficiente em algumas áreas específicas — como a angiologia, a endocrinologia e a cardiologia — reduziria sobremodo o número de nossos seqüelados por 'derrames' e amputações. E a oferta de cestas básicas às famílias que apresentassem as carteiras de vacinação e de consultas odontológicas de seus filhos em dia traria nova face e outra perspectiva a essa nova geração que se aproxima.

Essas são medidas de baixo custo e alto resultado que procuramos implementar, seja no Iaserj ou em outras esferas onde atuamos. A maneira estanque como trabalha cada uma das áreas do governo, porém, impede outros progressos. Se a saúde der as mãos à educação, por exemplo, a correta divulgação do conhecimento em nossa área para os mais desvalidos salvará indiretamente incontáveis vidas a cada ano, e desafogará os grandes hospitais. Se nos unirmos à secretaria de obras, a construção de anteparos nas lajes das comunidades carentes impedirá a queda e a morte de centenas de crianças por ano. A saúde ligada à segurança permitirá que identifiquemos viciados e confirmemos casos de embriaguez no trânsito por meio de exames toxicológicos instalados nos grandes pronto-socorros, e também que informemos aos policiais evidências técnicas de espancamento infantil. Nossa sintonia com a vigilância sanitária poderia identificar pessoas que ingeriram produtos contaminados comercializados em um mesmo estabelecimento, e a presença de médicos monitorando todas as carceragens diagnosticaria com mais rapidez focos de epidemia passíveis de se alastrarem dentro e fora dos presídios, entre seus familiares visitantes.

A saúde pública precisa, portanto, atuar em várias frentes. Ao contrário da saúde privada, ela não conhece seu potencial. Não deve se oferecer indiscriminadamente, mas valorizar-se para que seus pacientes sejam valorizados. Não abusar da propaganda para não formar novos hipocondríacos. E reconhecer seus adversários ocultos — aqueles que estão sempre à espreita para transformarem enfermidade em dinheiro.

Afinal, saúde não tem preço — mas doença tem.

Breve currículo

Gustavo Leal de Meirelles Formado em Medicina pela UFRJ (Universidade Federal do Rio de Janeiro), tem pós-graduação em Neurologia pelo HCE-RJ (Hospital Central do Exército), residência médica em Neurocirurgia pelo Iaserj, *fellow* em Neurocirurgia pela Universidade de Berlim e pós-graduação em Auditoria Médica pelo Ciefas-SP (Comitê de Integração de Entidades Fechadas de Assistência à Saúde).

É membro da Sociedade de Neurocirurgia do Rio de Janeiro e da Sociedade Brasileira de Epilepsia. Concursado do Ministério da Saúde e da Prefeitura do Rio de Janeiro, é diretor de divisão do Iaserj e neurocirurgião do Hospital Miguel Couto. Também é perito, assistente-técnico jurídico, auditor-médico e consultor de saúde das empresas Unimed, Cassi, Unafisco Saúde, Semic, Petrobras e Brascan do Brasil.

A população rural e o papel da seguridade social na renda e na estrutura familiar

Kaizô Iwakami Beltrão
Sonoe Sugahara

INTRODUÇÃO

A legislação concernente aos direitos previdenciários da população rural teve uma longa e arrastada evolução, com marchas e contramarchas. Em dezembro de 1988 havia cerca de 3,9 milhões de benefícios rurais em manutenção e, em dezembro de 2003, esse número havia crescido para 7 milhões. A expansão da cobertura previdenciária à população rural representou um vigoroso avanço em termos de universalização do sistema, redução das desigualdades, atenuação dos níveis de pobreza absoluta no Brasil, e foi decorrente da maior generosidade das condições de elegibilidade, assim como da duplicação do valor dos benefícios previdenciários e assistenciais com a Constituição de 1988. Paralelamente, ressalta-se que o mercado de trabalho dessa população também sofreu mudanças notáveis, sobretudo no que diz respeito à formalização das relações trabalhistas e ao aumento da participação feminina.

Este estudo se propõe a fazer uma análise comparativa da situação da população rural brasileira com respeito à previdência social e ao mercado de trabalho ao longo do período de 1988 a 2003, ou seja, no momento anterior à implementação dos novos dispositivos constitucionais e quando esses já estavam plenamente implantados. A intenção é contribuir para o debate que envolve questões relacionadas à equidade entre os sexos e à diminuição da pobreza, considerando para ambos o mercado de trabalho e o leque de benefícios previdenciários.

EVOLUÇÃO DA POPULAÇÃO RURAL: ATIVOS E BENEFICIÁRIOS

A população brasileira que era principalmente rural na década de 1940 é, hoje, em sua maioria, urbana. O grau de urbanização seguiu uma trajetória logística com valores próximos a 30 por cento em 1940, chegando a cerca de 80 por cento em 2000. A população rural, apesar da alta taxa de emigração para as áreas urbanas, conseguiu manter, até 1970, uma taxa de crescimento positiva; a partir daí, apresentou quedas em valores absolutos em torno de 0,84 por cento ao ano.

Figura 2.1 População rural e em atividades agrícolas (milhões) – Brasil 1988-2003

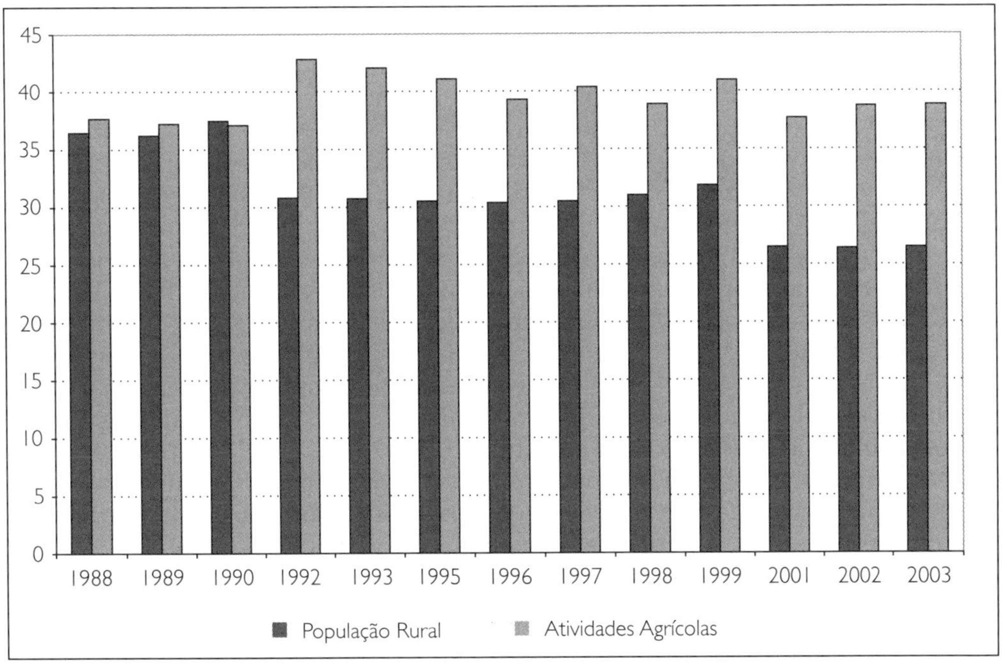

Fonte: IBGE, PNAD 1988/2003.

Mesmo considerando a menor importância relativa do contingente rural *vis-à-vis* o contingente urbano, cumpre lembrar que, dadas as dimensões continentais do país, estamos tratando de uma população de 31,8 milhões de pessoas (dentre os 170 milhões de brasileiros em setembro de 2000).

O IBGE (Instituto Brasileiro de Geografia e Estatística) considera que, de acordo com a localização do domicílio, a situação pode ser classificada em urbana e rural segundo as leis municipais em vigor. Na categoria urbana são classificadas áreas urbanizadas e não urbanizadas correspondendo às cidades, vilas (distritos) ou áreas urbanas isoladas. A categoria rural abrange todas as áreas localizadas fora desses limites, incluindo os aglomerados rurais de extensão urbana, os povoados e os núcleos. Essa definição superestima a população urbana e, conseqüentemente, subestima a população rural. Para superar esse inconveniente, utilizou-se neste estudo, como definição de população rural, a população envolvida em atividades agrícolas. Ou seja, foram consideradas rurais todas as famílias nas quais a maioria dos membros estivesse envolvida em atividades agrícolas, assim como todas as famílias nas quais não fosse verificado nenhum membro envolvido em atividades agrícolas, mas que estivessem morando em áreas definidas como rurais pela legislação municipal.

A Figura 2.1 apresenta esses dois grupos: a população rural e a população envolvida em atividades agrícolas, ressaltando-se que esta última é sempre maior que a primeira. Parte do aumento da distância entre os dois grupos, observada nitidamente pela figura, a partir de 1992, pode ser atribuída à mudança no conceito de população ativa. A partir desse ano, o conceito tornou-se muito mais abrangente, incluindo na população ativa os trabalhadores que cultivam para o auto-consumo e aqueles que trabalham em regime de economia familiar sem remuneração explícita. Além disso, houve uma diminuição do número de horas trabalhadas consideradas como limite inferior para a definição de população ativa.

A Figura 2.2 mostra a evolução do contingente da população rural total, economicamente ativa (PEA) e de beneficiários (previdenciários e assistenciais) para o período de 1970/2003. Apesar da grande queda verificada no total da população rural (9,2 milhões entre 1970 e 2003), a PEA permaneceu praticamente constante (queda de 0,8 milhão no mesmo período — uma diminuição de 0,17 por cento ao ano). Concomitantemente, evidencia-se um vigoroso crescimento inicial do contingente de recebedores de benefícios previdenciários, *vis-à-vis* a força de trabalho ativa. Fica também claro o 'salto' no contingente de beneficiários da previdência rural, fruto da redução das idades de elegibilidade determinada pela Constituição de 1988, com uma defasagem de quatro anos para a promulgação das leis regulamentando as mudanças.

As figuras 2.3 a 2.6 apresentam as distribuições da população rural por idade, sexo e condição de benefício/atividade para os anos de 1988 (ano da promulgação da nova Constituição) e 2003 (ano mais recente da PNAD disponível), respectivamente. Optou-se por dividir a população em nove grupos: trabalhadores formais; trabalhadores informais; indivíduos ativos sem renda; desempregados; aposentados ainda em atividade; aposentados não trabalhando; pensionistas; indivíduos acumulando benefícios de pensão e de aposentadoria; e sem renda. As figuras 2.3 e 2.5 apresentam a pirâmide populacional em sua forma usual, em valores absolutos. Já as figuras 2.4 e 2.6 apresentam a mesma população, mas com as nove categorias somando 100 por cento para cada combinação de sexo e idade.

Figura 2.2 População rural (milhões) – Total, PEA e beneficiários – Brasil – 1970-2003

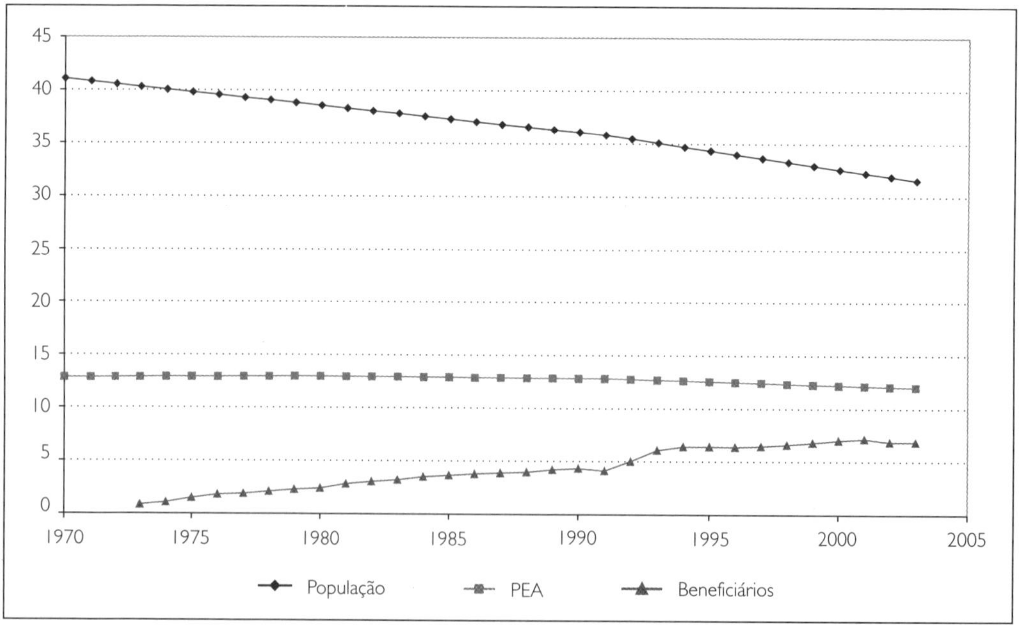

Fonte: IBGE, Censos 1970, 1980, 1991e 2000. PNAD, vários anos.

A primeira constatação, até certo ponto surpreendente, é a alta incidência do acúmulo de benefícios de aposentadoria e trabalho pelos homens rurais, mesmo em idades avançadas, tanto em 1988 (Figura 2.4) quanto em 2003 (Figura 2.5). Por exemplo, em 1988, cerca de 43,6 por cento dos homens na faixa etária próxima aos 70 anos de idade continuavam em atividade, embora recebessem benefício. Apesar da melhoria do valor do benefício, que duplicou em termos de número de salários mínimos, o mesmo padrão se repete em 2003. Esse fato pode ser um constructo social, dado o valor positivo alocado a pessoas idosas 'vigorosas' que, apesar da idade, declaram continuar trabalhando.

A distribuição etária da população feminina de trabalhadoras rurais é bimodal, tanto para as que trabalham informalmente quanto para as que não são remuneradas pelo seu trabalho, para os dois anos analisados (1988 e 2003), sendo esta mais evidente em 2003. No último ano, esse padrão foi também verificado para o trabalho formal. Este fato é típico em sociedades nas quais as mulheres se afastam do emprego durante o período de gestação e retornam quando os filhos estão em idade escolar. A distribuição total da força de trabalho feminina é bastante similar à da força de trabalho masculina, só que em escala menor. Nos dois anos considerados, a força de trabalho masculina no mercado informal apresentou curva unimodal, mas a população masculina no mercado formal de trabalho em 1988 apresentou distribuição bimodal.

Figura 2.3 População rural – Distribuição – 1988

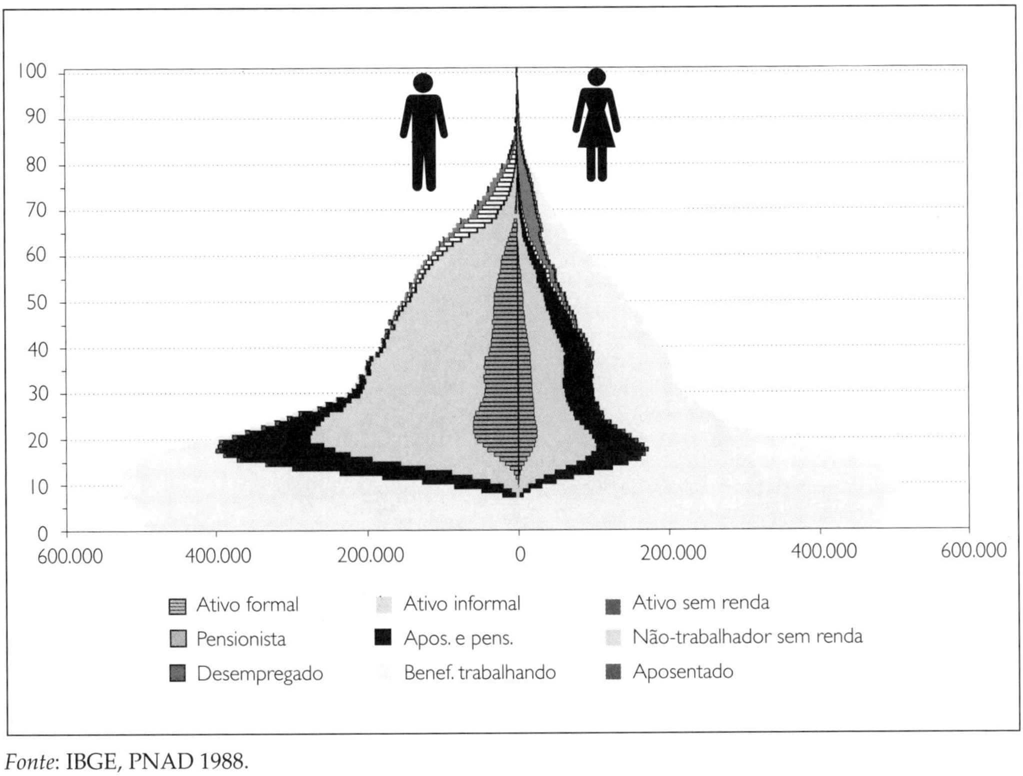

Fonte: IBGE, PNAD 1988.

Figura 2.4 População rural – Distribuição – 1988

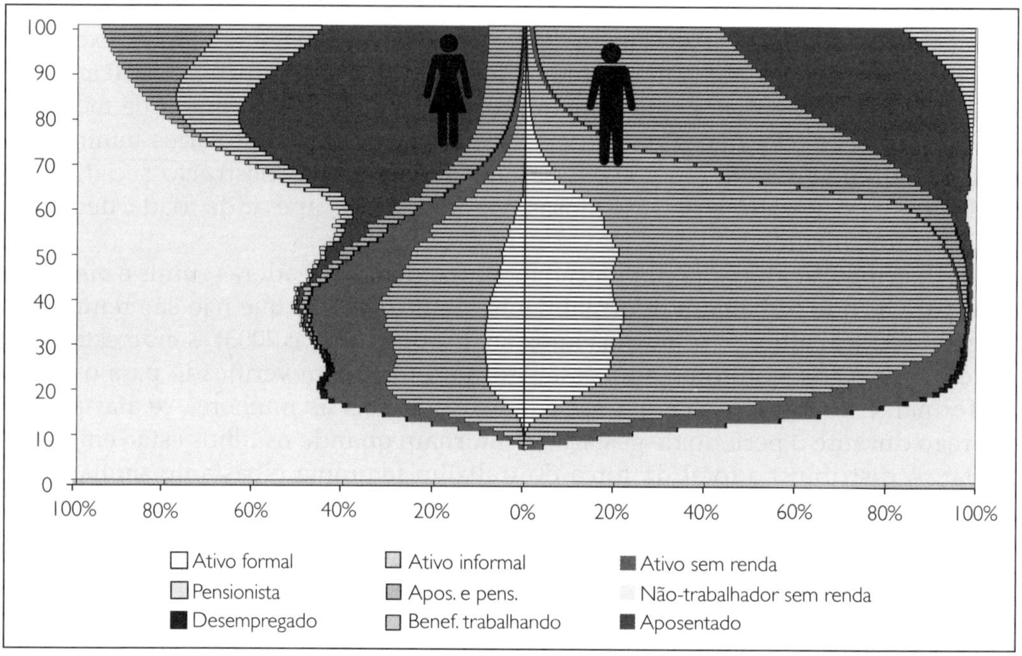

Fonte: IBGE, PNAD 1988.

Figura 2.5 População rural – Distribuição – 2003

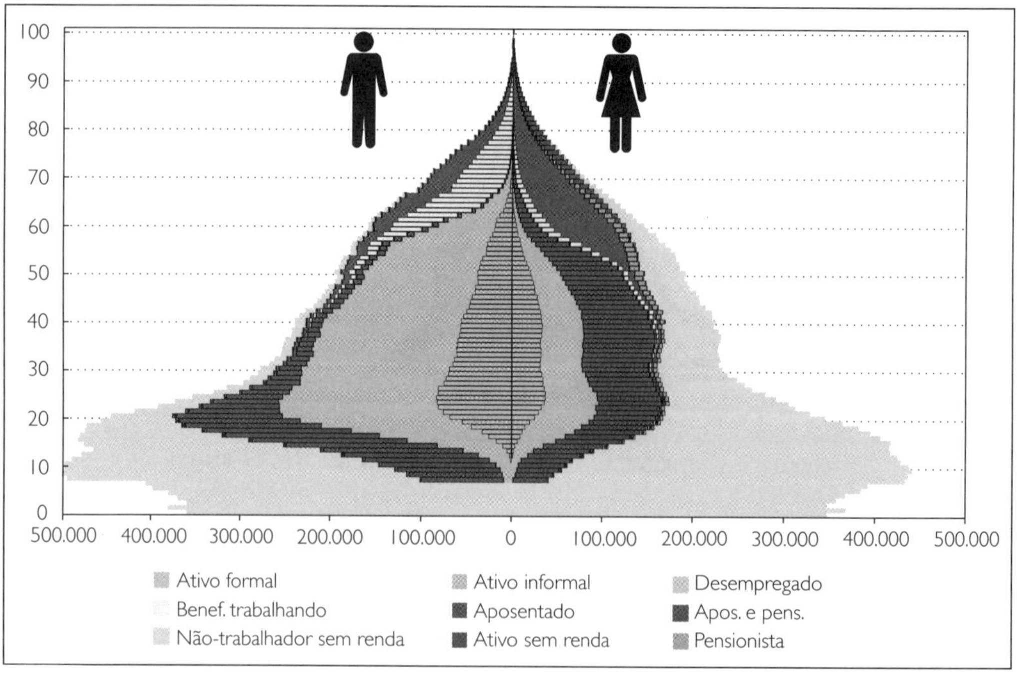

Fonte: IBGE, PNAD 2003.

Figura 2.6 População rural – Distribuição – 1988

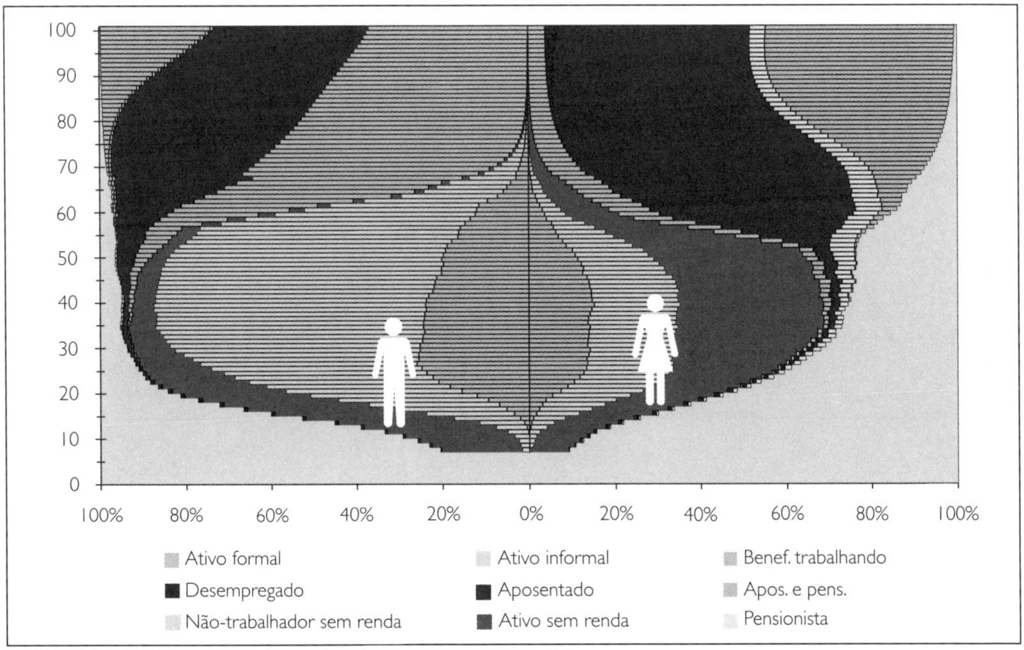

Fonte: IBGE, PNAD 2003.

Existe, no Brasil, um problema de mensuração da atividade feminina — principalmente no campo, mas comum também na cidade. Isso ocorre porque o trabalho feminino não é valorado da mesma maneira que o masculino, não sendo corretamente reportado quando da entrevista. Soma-se a isso o fato de que, usualmente, o trabalho feminino está restrito ao entorno da casa, incluindo o cultivo da terra para a subsistência, que não é comumente associado à atividade econômica produtiva. Nas figuras, principalmente na de 2003, a atividade não remunerada é muito mais concentrada entre as mulheres do que entre os homens.

Na seqüência, para mostrar a evolução das taxas consideradas neste estudo (taxas de atividade, por exemplo) serão apresentadas informações sobre as médias do período (1988/2003) e a taxa de variação média anual para o mesmo período. As médias descrevem os níveis e estruturas das taxas consideradas e as taxas de variação, a dinâmica temporal.

A Figura 2.7 apresenta as taxas médias de atividade por idade e sexo para o período analisado. Ressalta-se que para essas taxas de atividade foram considerados os trabalhadores formais, os informais, os trabalhadores que também recebem benefícios e os trabalhadores não remunerados. Como esperado, as taxas de atividades dos homens superam as das mulheres para todas as idades. As curvas são semelhantes: uma considerável inclinação nas idades iniciais, um platô abarcando as idades intermediárias e um lento declínio nas idades mais avançadas, sendo que essa queda ocorre mais cedo para as mulheres. Contudo, a Figura 2.8 aponta uma mudança que vem ocorrendo no mercado de trabalho rural: as mulheres, para todas as idades — ainda que as maiores taxas ocorram entre os 20 e 60 anos de idade —, apresentam taxas de variação positivas durante o período analisado, implicando aumento das taxas de atividade desse grupo, enquanto os homens apresentam queda nas taxas de atividades para todas as idades.

Figura 2.7 Taxa de atividade – Brasil rural – Média do período 1988-2003

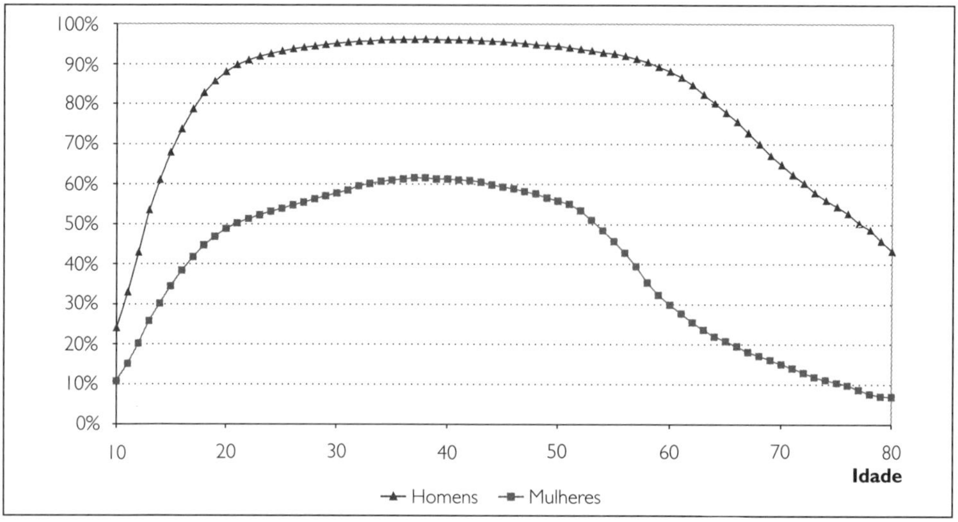

Fonte: IBGE, PNAD 1988/2003.

Figura 2.8 Taxa de atividade – Brasil rural – Média do período 1988-2003

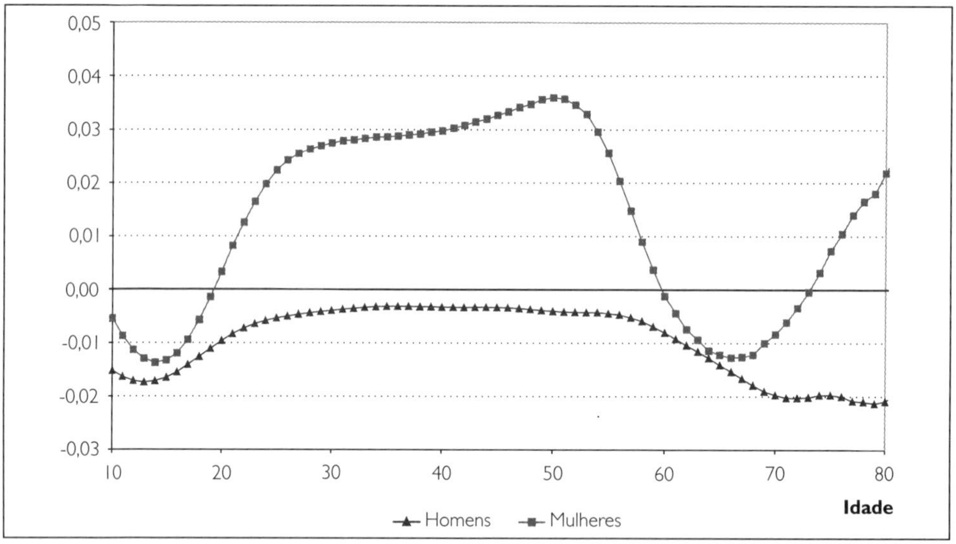

Fonte: IBGE, PNAD 1988/2003.

A idade de recebimento dos benefícios é inferior para as mulheres, como mostra a Figura 2.9, referente às taxas médias de recebimento de benefícios para o período. Essas taxas começam a crescer rapidamente como função da idade a partir dos 50 anos para as mulheres e a partir dos 55 anos para os homens. A inclinação das curvas se mostra menor para a das mulheres do que para a dos homens. Aos 65 anos, as taxas de cobertura dos homens e das mulheres se cruzam e, entre 65 e 80 anos, os homens apresentam maiores taxas de cobertura. A partir dos 80 anos, essas taxas, para ambos os sexos, se aproximam dos 95 por cento.

Figura 2.9 Probabilidade de recebimento de benefícios – Brasil rural – Média do período 1988-2003

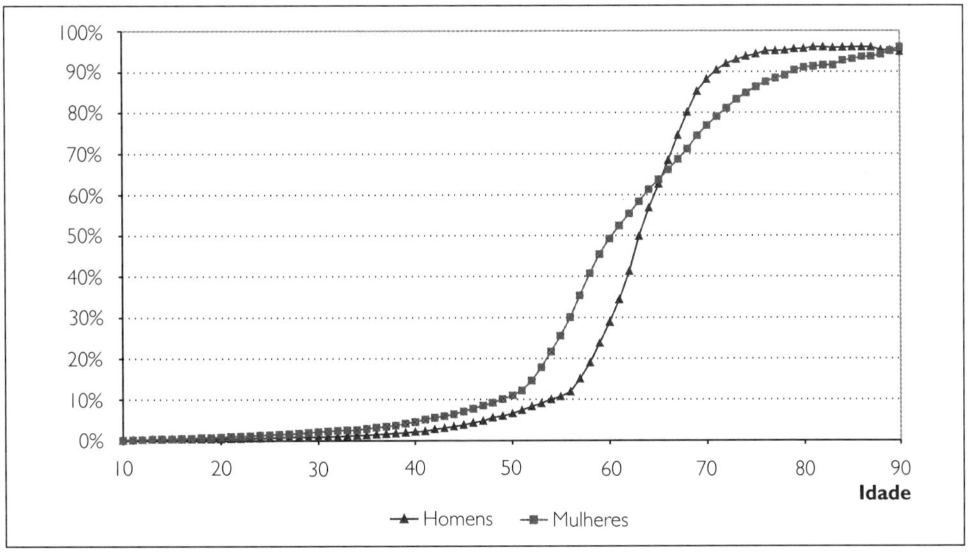

Fonte: IBGE, PNAD 1988/2003.

A Figura 2.10 apresenta as taxas de crescimento da probabilidade de recebimento de benefícios, que é positiva para todas as idades no período considerado. Contudo, a taxa de crescimento é mais alta para idades mais baixas, apresentando máximos locais aos 59 e aos 61 anos de idade para mulheres e homens, respectiva-

Figura 2.10 Taxa de variação da probabilidade de recebimento de benefícios – Brasil rural – Média do período 1988-2003

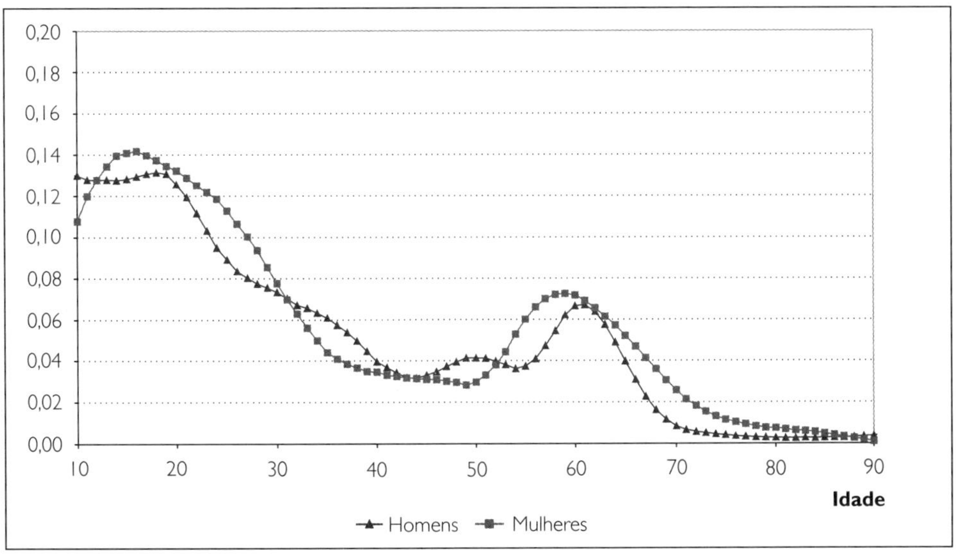

Fonte: IBGE, PNAD 1988/2003.

mente. Os picos estão relacionados à redução da idade de elegibilidade implementada em julho de 1991. Os valores mais elevados para os adultos jovens decorrem, provavelmente, do aumento da concessão de benefícios por invalidez entre a população rural, o que sugere uma melhora na cobertura desse grupo. Ainda que seja difícil isolar os efeitos dos novos dispositivos constitucionais na previdência rural e na assistência, a fim de comprovar que sejam eles a única causa para essas mudanças, é muito provável que esses novos dispositivos constitucionais sejam o fator principal. Reduzindo a idade de elegibilidade para a aposentadoria, tais dispositivos parecem ter provocado um crescimento na proporção dos beneficiários.

A menor inclinação na curva das mulheres na Figura 2.10, combinada com o pico mais amplo em torno de 60 anos, sugere uma distribuição etária mais difusa e uma mudança mais drástica no padrão de acesso aos benefícios por parte das mulheres.

Para melhor explicitar a evolução temporal da cobertura, as figuras 2.11 e 2.12 apresentam os valores das probabilidades de recebimento de benefícios para os homens e as mulheres, respectivamente. As figuras mostram claramente o impacto da regulamentação das mudanças constitucionais sobre a idade de acesso às aposentadorias. Os anos sob análise podem ser agrupados em três períodos: antes da regulamentação, durante a transição e depois da transição. As diferenças maiores entre homens e mulheres têm a ver com dois aspectos: a defasagem na idade de elegibilidade maior para as mulheres, bem como o período de transição mais longo (dois anos para as mulheres contra somente um ano para os homens). É razoável que o processo de difusão da informação entre as mulheres tenha sido mais lento por envolver, além da defasagem na idade mínima, o acesso *per se* antes restrito ao chefe da família.

Comparando-se as informações de mercado de trabalho e benefícios previdenciários (ver figuras 2.7 e 2.9), nota-se que a força de trabalho rural é extremamente masculinizada, no entanto, o mesmo não ocorre em relação aos benefícios.

Figura 2.11 Probabilidade de recebimento de benefícios – Brasil rural – Média do período 1988-2003 – Homens

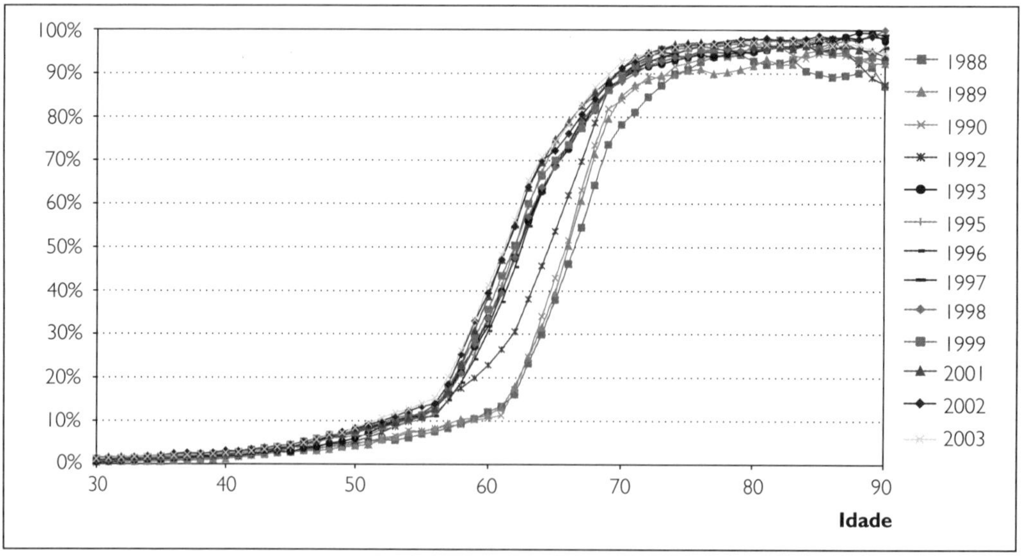

Fonte: IBGE, PNAD 1988/2003.

Figura 2.12 Probabilidade de recebimento de benefícios – Brasil rural – Média do período 1988-2003 – Mulheres

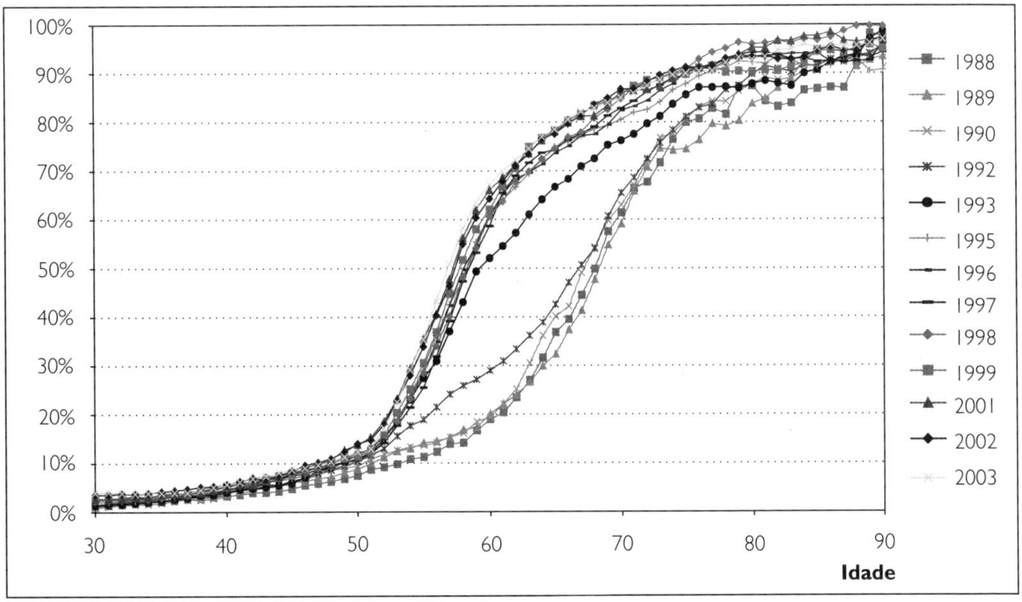

Fonte: IBGE, PNAD 1988/2003.

Essas constatações levam a algumas conclusões interessantes sobre a inter-relação entre o trabalho e o sistema de previdência rural no Brasil. Observe-se que, a princípio, poderia se supor que a distribuição dos benefícios entre homens e mulheres espelhasse, com uma defasagem temporal, a da PEA. Como foi demonstrado, isso não ocorre: há uma enorme predominância masculina no mercado de trabalho, enquanto, em relação aos benefícios, há uma participação muito maior das mulheres. Isso significa que as mulheres das áreas rurais, embora não se declarem trabalhadoras (quando em idades ativas), conseguem de alguma maneira obter os benefícios previdenciários.

Participação dos idosos e de sua renda nas famílias ordenadas por renda familiar *per capita*

A Figura 2.13 apresenta a participação média dos idosos e de sua renda nas famílias envolvidas em atividades agrícolas ordenadas por vintis de renda familiar *per capita* para o período de 1988 a 2003. Observam-se sempre menos idosos em 50 por cento das famílias mais pobres do que na população como um todo, evidenciando que é, preferencialmente, nas famílias mais afluentes que se encontra o idoso. Isso pode indicar que os idosos possuem os recursos ou que as famílias mais ricas mantêm os idosos por perto, já que a maior participação dos idosos é verificada nos percentis mais altos.

A Tabela 2.1 do Anexo I mostra a participação dos idosos nas famílias ordenadas por percentis de renda familiar *per capita* para os anos considerados e a média para o período, assim como a média para cada ano (última coluna). A participação média de idosos nas famílias cresceu de 9,8 por cento em 1988 para 14,6 por cento em 2003, em conseqüência do envelhecimento populacional no período. Essa informação desagregada por renda familiar *per capita* mostra uma mudança considerável. Nas famílias de baixa renda (até o 20º percentil da renda *per capita*) verifica-se que a participação média dos idosos caiu de 4,0 por cento em 1988 para 3,1 por cento em 2003. Já para as famílias com rendas mais altas (a partir do 80º percentil de renda *per capita*), observa-se um crescimento da participação dos idosos de 15,08 por cento para 29,8 por cento no mesmo período.

A Tabela 2.2 do Anexo I apresenta os dados relativos à participação da renda de aposentadorias e pensões dos idosos na renda familiar *per capita*, também ordenada por *percentis* de renda para os anos considerados. A média para cada um dos percentis de renda familiar *per capita* para o período aparece do lado direito da tabela e a participação média dos idosos nas famílias para cada ano encontra-se no final da tabela.

Na Figura 2.14 pode-se observar a taxa de variação da participação do idoso, tanto em termos de presença física, quanto em termos de participação na renda familiar para o período de 1988 a 2003. O aumento da participação dos idosos a partir do 45º percentil, assim como o oposto para as famílias abaixo desse ponto, é notável.

Assim como aumentou a presença dos idosos no período, houve também uma maior participação da renda do idoso na renda familiar, de 5,6 por cento em 1988 para 22,1 por cento em 2003. Esse aumento pode ser atribuído a dois componentes: a) aumento da população de idosos (aposentados e pensionistas) no país como um todo e nas famílias rurais em particular; b) aumento da renda média dos idosos. O crescimento do segundo componente é resultante do aumento no valor dos benefícios,

Figura 2.13 Participação da população idosa e de sua renda por vintil de renda familiar *per capita* – Brasil rural – Média do período 1988-2003

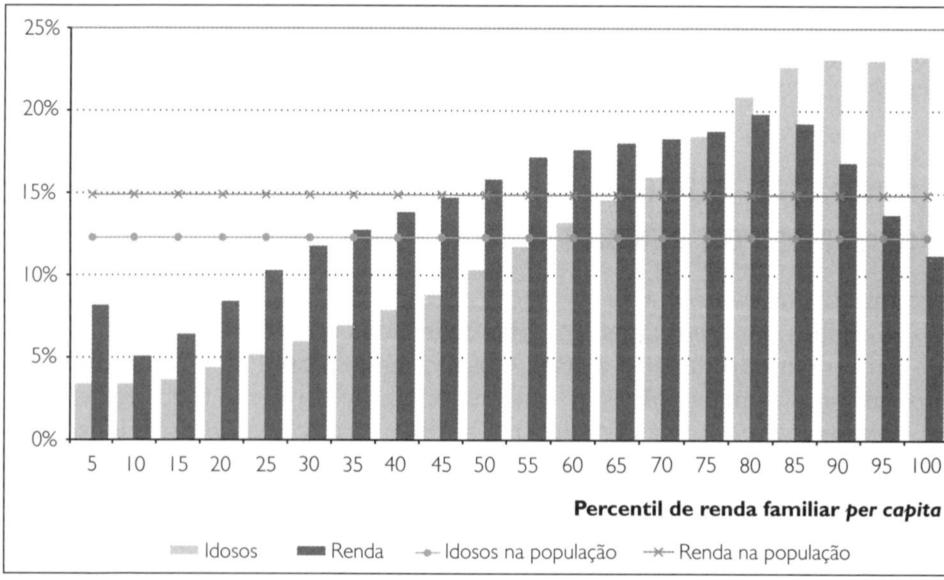

Fonte: IBGE, PNAD 1988/2003.

como mostra a Figura 2.14. Ele apresenta taxas de variação positivas para todos os grupos de renda familiar *per capita*, com exceção dos dois grupos inferiores (que, embora não estatisticamente significantes, são consistentes com a tendência geral), que mostram uma diminuição da participação da renda dos idosos na renda familiar. Em outras palavras, mesmo desconsiderando-se o componente de envelhecimento populacional, o acréscimo da participação dos idosos na renda familiar rural brasileira pode ser creditado à Constituição de 1988, que dobrou o valor do benefício em salários mínimos e ampliou a população elegível.

Em resumo, observa-se que os idosos rurais se concentram cada vez mais nas famílias de rendas mais elevadas. Verifica-se que, embora tenha crescido a participação média dos idosos nas famílias rurais (envolvidas em atividades agrícolas) no período de 1988/2003, esse crescimento foi bastante desigual, quando consideradas as faixas de renda *per capita*, corroborando o fato de terem sido eles os responsáveis pela melhoria das famílias às quais pertenciam.

A taxa de variação da participação dos idosos nas famílias é maior para as famílias com rendas mais altas e negativa para os grupos de menor renda *per capita* familiar. Em termos de participação econômica, assim como foi verificado em termos de presença física, a taxa de variação aumenta de acordo com a renda familiar *per capita*, diminuindo nos grupos extremos: há uma menor variação na contribuição da renda do idoso para a renda familiar nos percentis extremos (nas famílias mais pobres e nas mais ricas).

Nas famílias mais pobres (percentis de renda *per capita* abaixo de 20 por cento) verifica-se que a contribuição média dos idosos na renda familiar era de cerca de 6,69 por cento da renda total no período considerado (em 1988 essa média era de 5,4 por cento e descreve uma trajetória côncava chegando a 7,3 por cento em 2003). Já para as famílias mais ricas (percentis de renda a partir de 80%) verifica-se uma participação média

Figura 2.14 Taxa de variação na participação da população idosa e de sua renda por vintis de renda familiar *per capita* – Brasil rural – Média do período 1988-2003

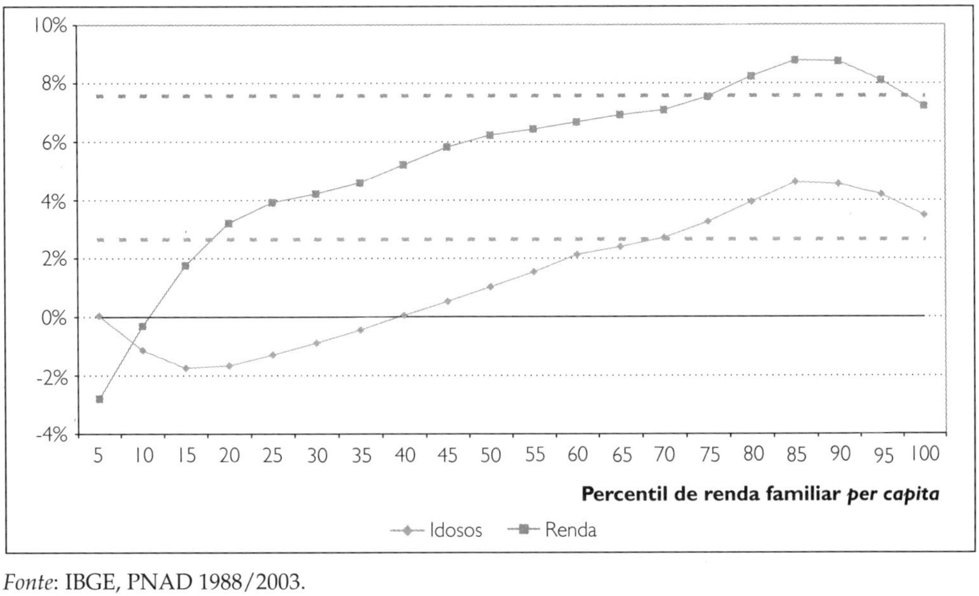

Fonte: IBGE, PNAD 1988/2003.

para o período em torno de 14,09 por cento (em 1988 essa média era de 5,08 por cento e cresceu para 25,24 por cento em 2003). Este crescimento é considerável e ocorre em quase todos os percentis, como mostra a Tabela 2.3 do Anexo I. Resumindo, a presença de idosos na família está associada a uma melhora financeira, e a participação média da renda do idoso na renda familiar aumenta mesmo entre os grupos mais abonados.

Na verdade, a renda familiar *per capita* (como fração do salário mínimo vigente no mês da pesquisa — agosto de cada ano) dos indivíduos envolvidos em atividades agrícolas no período é quase estável. Uma queda na renda ocorre para os outros membros da família, mas não para os idosos que contrarrestaram a perda ocorrida. Destaca-se que a diminuição da renda familiar rural *per capita*, em termos de números de salários mínimos, ocorre simultaneamente ao aumento do valor real do salário mínimo desde 1992.

EFEITO DA RENDA DOS IDOSOS NA RENDA FAMILIAR *PER CAPITA*

As figuras 2.15 e 2.16 combinam as informações já analisadas na última seção. O foco de análise dessa vez é considerar os idosos ao mesmo tempo como membros participantes nas despesas das famílias e como contribuintes para o orçamento familiar (provedor). O exercício aqui realizado consiste em excluir os idosos da família (e a renda correspondente) e analisar a renda *per capita* antes e depois da exclusão. A Figura 2.15 apresenta a mudança na renda familiar com e sem os idosos para cada vintil de renda e a mudança média da população como um todo, ambos para o período de 1988 a 2003. Observa-se que nesse período os grupos abaixo do percentil 75 (exceto para o primeiro percentil de 5 por cento) teriam uma redução média de cerca de 3 por cento em sua renda *per capita* com a exclusão dos idosos. Para as famílias localizadas nos percentis acima de 75, a exclusão dos idosos acarretaria aumento da renda familiar.

A Figura 2.16 mostra que o período de estudo pode ser desagregado em três: um primeiro, anterior à promulgação da Lei em 1991, um segundo, entre essa data e o final do século, e um terceiro, já neste século. Ainda que os últimos anos do século passado já prenunciassem as mudanças, apenas neste século elas se tornaram mais óbvias. Existe uma clara descontinuidade da informação de 2001 com a anterior, descontinuidade essa confirmada pelos dados de 2002 e 2003. O primeiro hiato pode ser atribuído às mudanças introduzidas pela Lei 8213. O segundo hiato pode ser atribuído à piora da situação da população economicamente ativa e da melhora relativa dos beneficiários do sistema. Existe também uma contribuição da reclassificação nos anos censitários da base operacional e da definição do que são urbano e rural (ainda que trabalhar com a população envolvida em atividades agrícolas minimize esta situação).

A partir de 1992, o impacto e o número de famílias afetadas negativamente seria notável: todas as famílias, com exceção das situadas abaixo do 5º percentil e acima do 80º percentil, teriam uma redução da renda familiar com a exclusão dos idosos; em 1999 e em 2003, o percentil superior seria 85 (ver Figura 2.16 e Tabela 2.4 no Anexo I). Nessa tabela são apresentadas, por percentil de renda familiar *per capita*, as variações na renda familiar *per capita* com a exclusão da participação da renda dos idosos na renda das famílias ordenadas por de renda para os anos analisados e a variação média para cada percentil de renda (última coluna), assim como a participação média dos idosos nas famílias em cada ano considerado (última linha).

Figura 2.15 Mudança de renda familiar *per capita* com a exclusão dos idosos – Brasil rural – Média por período 1988-2003

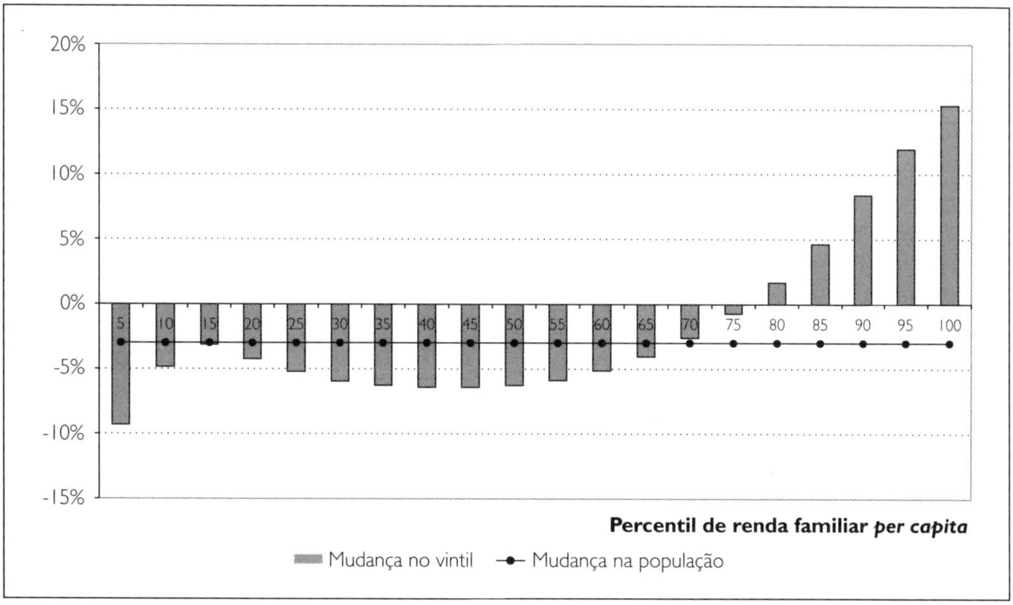

Fonte: IBGE, PNAD 1988/2003.

Figura 2.16 Mudança de renda familiar *per capita* com a exclusão dos idosos – Brasil rural – Média por período 1988-2003

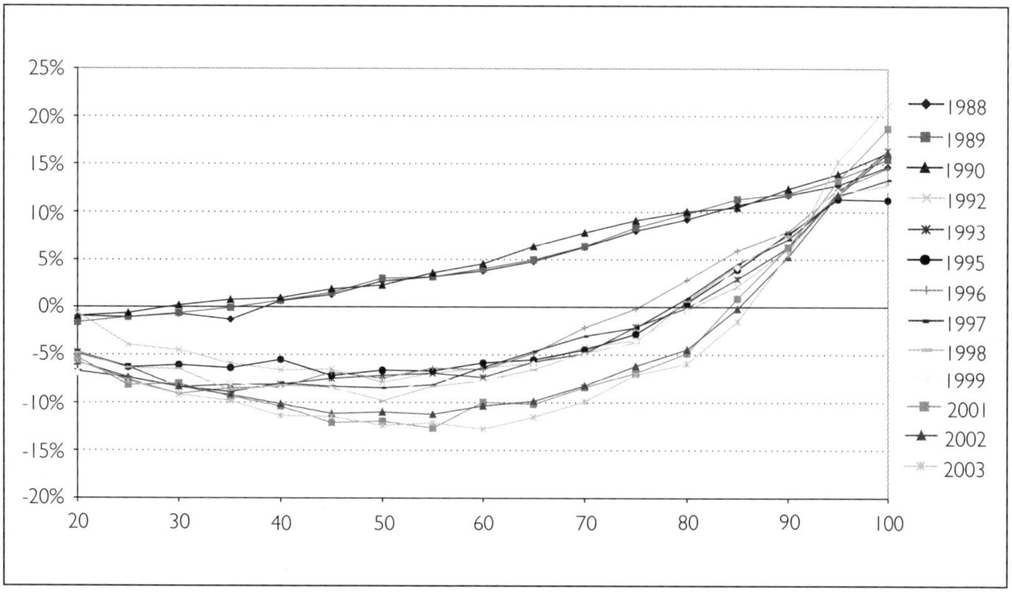

Fonte: IBGE, PNAD 1988/2003.

Mais uma vez, os dados comprovam a crescente importância dos idosos nas áreas rurais, fruto não só do processo de envelhecimento demográfico, mas também das condições mais generosas de elegibilidade e do aumento no valor dos benefícios.

A Figura 2.17 apresenta a renda média para cada vintil de renda familiar para a população como um todo, famílias sem os idosos e a renda média dos idosos para o período de 1988–2003 em relação ao número de salários mínimos. Abaixo do 75º percentil, os idosos estariam melhores sozinhos (em termos de renda). A curva da renda média dos idosos sozinhos é bem mais plana, mostrando que os fluxos financeiros caminham em ambas as direções, dependendo do grupo de renda. Nas famílias de baixa renda, os idosos ajudam no orçamento, enquanto se beneficiam quando estão em famílias de alta renda. Obviamente, existem vários outros fatores a serem considerados, dentre os quais os laços familiares são os mais complexos. As diferentes gerações podem se ajudar reciprocamente de diversas maneiras, sendo a monetária apenas mais uma. A ajuda e o cuidado mútuo, assim como o cuidar dos netos e dos incapacitados, são outras possibilidades. Não obstante, a renda média dos idosos para todos os percentis e a renda familiar são muito próximas ao benefício previdenciário dos trabalhadores rurais, sugerindo que a previdência é a maior fonte de renda dessa população.

A Figura 2.18 mostra que a situação alterou-se drasticamente entre 1998 e 2003. Em todas as famílias, a taxa de variação da renda dos idosos foi muito maior que a da renda familiar — com diferenças menores para os grupos de renda mais baixa. Apesar do crescimento na renda dos idosos nesse período, observa-se o inverso para o restante da família, ou seja, uma diminuição da renda dos demais membros da família (todas as taxas de variação são negativas).

Figura 2.17 Renda média familiar *per capita* por vintil de renda em número de salários mínimos – Brasil rural – Média do período 1988-2003

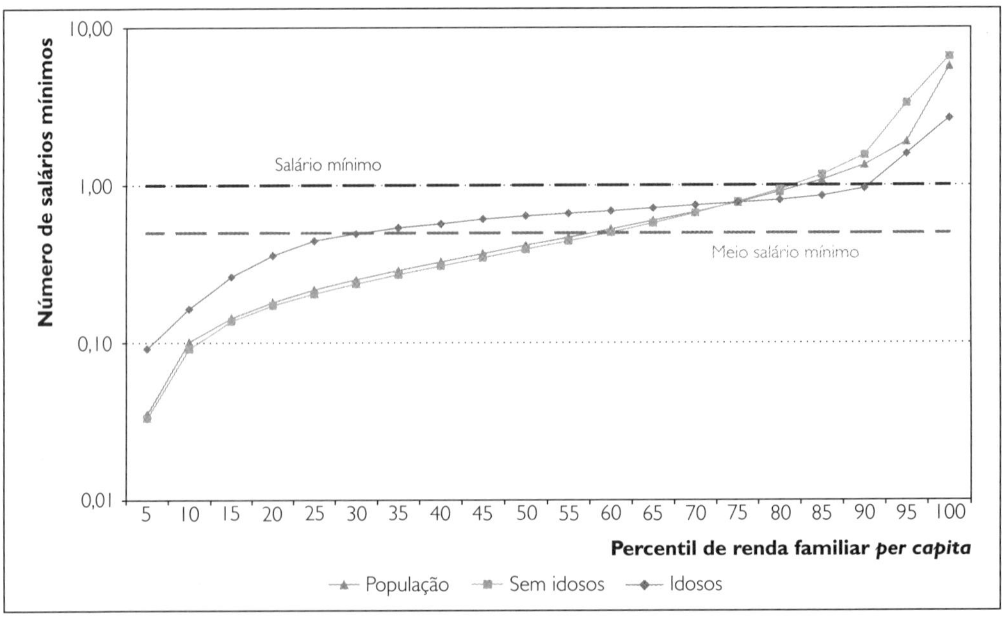

Fonte: IBGE, PNAD 1988/2003.

Figura 2.18 Taxa de variação da renda média familiar *per capita* em número de salários mínimos – Brasil rural – Média do período 1988-2003

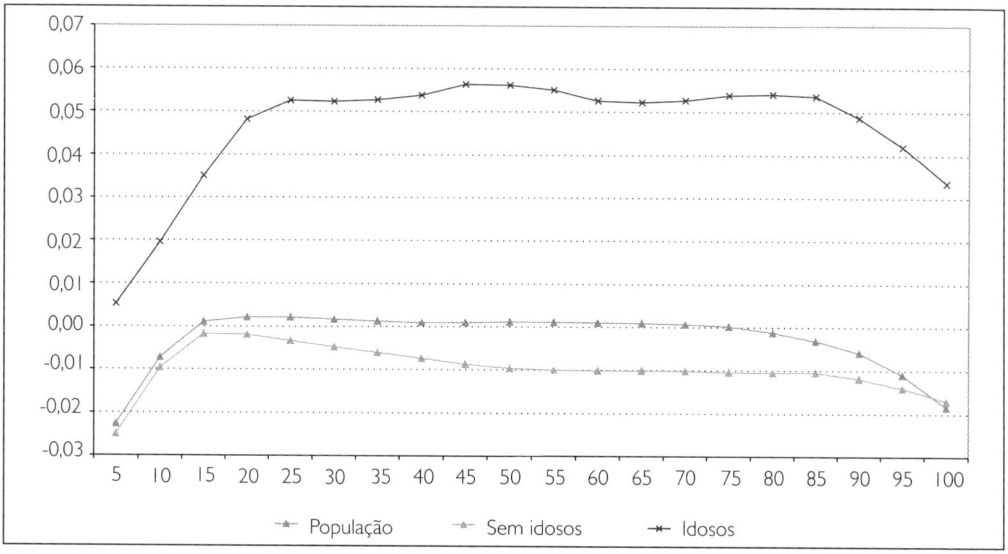

Fonte: IBGE, PNAD 1988/2003.

Seria possível, entretanto, argumentar que esse fenômeno é decorrente de uma mudança no perfil da família rural brasileira no que tange à proporção de idosos. Esse argumento, no entanto, não é verdadeiro, como pode ser observado na Figura 2.19, que mostra a distribuição cumulativa das famílias por tamanho: as famílias diminuíram em tamanho, passando de 6,23 para 5,12 membros em média, ou seja, uma diminuição de 17,9 por cento no período. A diminuição no valor mediano foi mais ou menos a mesma, de 5,4 para 4,2. Adicionalmente, a Figura 2.20, referente à proporção dos idosos na família por tamanho de família, aponta para um crescimento do número de idosos vivendo sozinhos e em casal (fruto provavelmente da queda da mortalidade entre os idosos). Paralelamente a isso, verifica-se um crescimento proporcionalmente maior na participação de idosos em famílias com mais de sete membros. Esse dado corrobora a impressão de que o aumento na renda dos idosos induz a que os filhos permaneçam em casa para usufruírem dessa renda. A economia rural brasileira não é totalmente monetizada, sendo pouco comum o trabalho não remunerado, o que dirá rendimento superior a um salário mínimo. Parte do pagamento é feito em produtos, e a maioria dos pequenos fazendeiros é na verdade constituída de meeiros/parceiros. Os idosos, com seus benefícios de um salário mínimo, detêm a maior parte da renda monetária nessas regiões.

Existem evidências de que em algumas cidades do Nordeste (e mesmo no Sudeste e no Sul) a renda auferida por benefícios supere em muito o Fundo de Participação de Municípios.

Pode-se rejeitar a hipótese de que a maior importância econômica dos idosos nas famílias rurais seja causada por uma mudança demográfica, e não pelos novos dispositivos constitucionais.

Figura 2.19 Distribuição cumulativa de tamanho de família – Brasil rural – 1988-2003

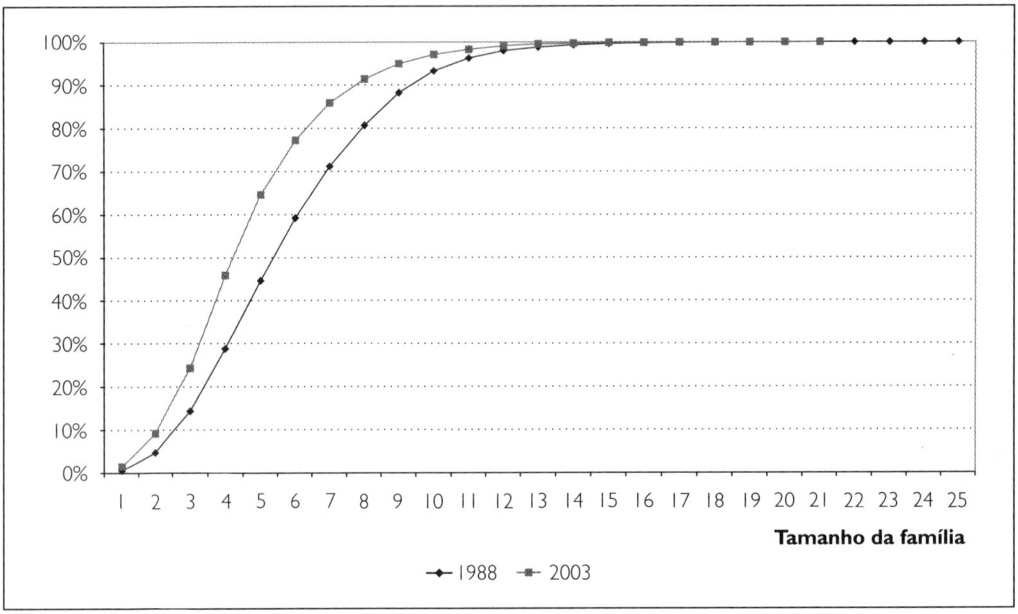

Fonte: IBGE, PNAD 1988/2003.

Figura 2.20 Percentagem de idosos por tamanho de família – Brasil rural – 1988-2003

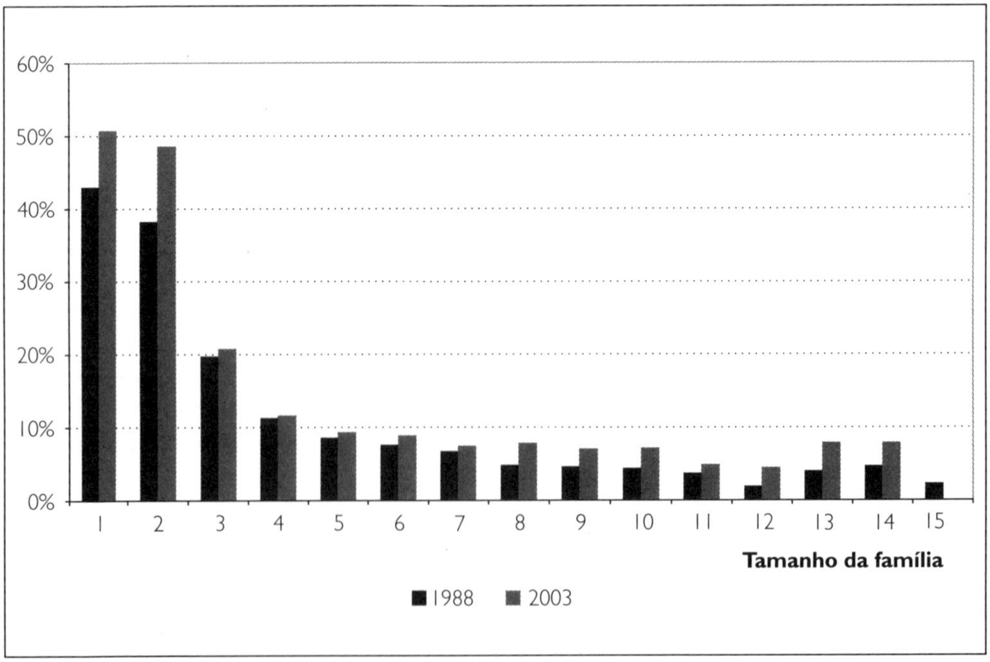

Fonte: IBGE, PNAD 1988/2003.

Figura 2.21 Índice de Gini – Brasil rural – 1988-2003

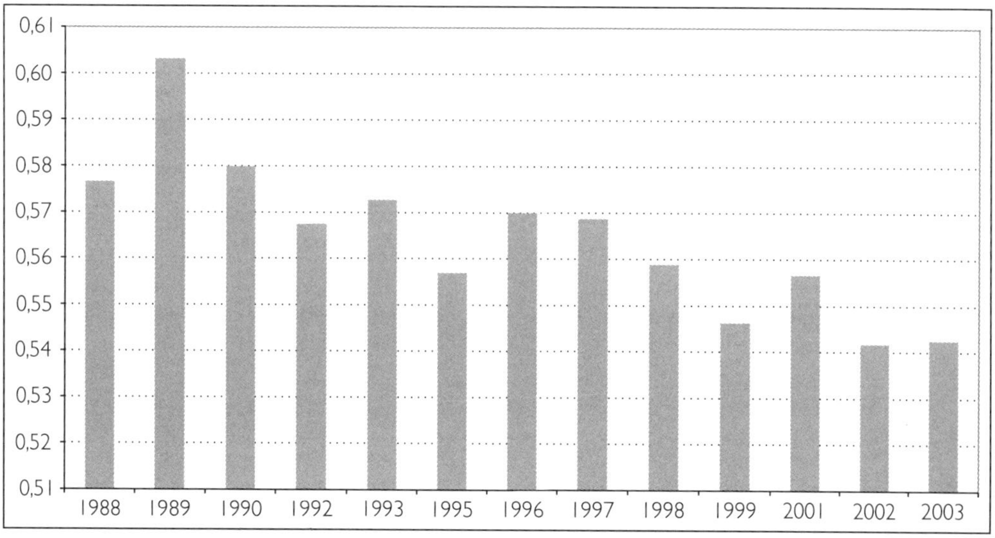

Fonte: IBGE, PNAD 1988/2003.

A Figura 2.21 apresenta o índice de Gini para a população rural brasileira no período estudado. Verifica-se que a distribuição melhora no período, embora com oscilações.

COMENTÁRIOS FINAIS E CONCLUSÕES

Considerando-se a renda média e sua taxa de variação no período estudado, observa-se que apenas os grupos compreendidos entre os percentis 15 e 75 tiveram sua renda familiar *per capita* média mantida entre 1988 e 2003. Ressalta-se que houve decréscimos nos grupos extremos de renda. Como são justamente nas famílias de renda mais alta que, progressivamente, se concentram os idosos e, ainda, é nelas que mais cresce a participação do idoso na renda familiar, fica bastante claro que as mudanças constitucionais foram determinantes desse fenômeno. Além disso, é evidente nos dados o aumento da cobertura previdenciária à população rural, principalmente entre as mulheres.

Mostrou-se que o período de estudo pode ser desagregado em quatro: um primeiro, anterior à promulgação da Lei em julho de 1991; um segundo período de transição (1992 para os homens e 1992 e 1993 para as mulheres); um terceiro período pós-transicional, até o final do século; e um quarto, já neste século. Ainda que os últimos anos do século passado já prenunciassem as mudanças, apenas neste século elas se tornaram mais óbvias. Existe uma clara descontinuidade da informação de 2001 com a anterior, descontinuidade essa confirmada pelos dados de 2002 e 2003. O primeiro hiato e o conseqüente período de transição podem ser atribuídos às mudanças introduzidas pela Lei 8123. O segundo hiato pode ser atribuído à piora da situação da população economicamente ativa e da melhora relativa dos beneficiários do sistema.

Ainda que benefícios previdenciários tenham a função específica de servir com "seguro contra perda de capacidade laborativa", é inegável o papel social que a previdência rural tem desempenhado na elevação da renda no campo e, nesse sentido, colaborado para a erradicação da pobreza. A Constituição de 1988 e as leis complementares que se seguiram foram fundamentais para delinear essa nova realidade.

Anexo I

Tabela 2.1 Participação dos idosos na família por vintis de renda familiar *per capita* em números – Brasil rural

Vintis	1988	1989	1990	1992	1993	1995	1996	1997	1998	1999	2001	2002	2003	Média
5	2,9%	2,6%	2,9%	5,4%	3,4%	3,2%	3,9%	2,9%	3,8%	3,0%	3,4%	3,2%	3,0%	3,4%
10	3,6%	3,2%	3,7%	4,5%	3,1%	3,1%	3,4%	3,2%	3,4%	3,1%	3,2%	3,1%	2,8%	3,3%
15	4,5%	3,9%	4,5%	3,9%	3,2%	3,1%	3,6%	3,8%	3,5%	3,4%	3,4%	3,2%	3,0%	3,6%
20	5,0%	4,6%	5,3%	4,4%	3,9%	3,8%	4,5%	5,0%	4,3%	4,4%	3,8%	3,7%	3,6%	4,3%
25	5,8%	5,3%	6,1%	4,9%	4,6%	4,4%	5,4%	5,6%	5,4%	5,1%	4,5%	4,8%	4,6%	5,1%
30	6,5%	6,0%	7,2%	5,5%	5,4%	5,7%	6,8%	6,2%	5,8%	5,6%	4,9%	5,8%	5,6%	5,9%
35	7,5%	6,8%	7,9%	6,2%	6,2%	6,5%	7,3%	7,8%	7,3%	6,8%	6,0%	7,1%	6,2%	6,9%
40	7,7%	8,1%	8,2%	6,8%	7,2%	7,6%	8,1%	8,6%	8,1%	8,0%	7,7%	7,7%	8,0%	7,8%
45	8,4%	9,2%	8,6%	7,6%	8,0%	8,7%	8,3%	9,8%	9,7%	9,3%	8,8%	8,6%	9,1%	8,8%
50	9,0%	10,0%	9,5%	9,3%	9,0%	10,8%	10,9%	11,7%	12,0%	11,8%	9,5%	9,6%	10,5%	10,3%
55	10,5%	10,2%	10,6%	10,2%	10,1%	12,1%	11,8%	13,6%	12,6%	12,4%	12,1%	13,0%	12,5%	11,7%
60	11,2%	10,3%	11,4%	12,3%	12,6%	13,2%	13,9%	14,7%	13,9%	15,1%	13,4%	15,0%	14,3%	13,2%
65	12,4%	11,2%	12,2%	14,1%	14,0%	14,2%	14,1%	14,7%	15,2%	14,7%	17,0%	18,1%	17,4%	14,6%
70	12,8%	12,2%	13,5%	15,6%	16,4%	15,8%	15,7%	15,4%	17,1%	17,4%	17,3%	18,8%	19,2%	15,9%
75	13,5%	13,8%	14,0%	17,4%	16,9%	19,8%	19,0%	20,3%	21,9%	20,9%	20,1%	20,4%	21,3%	18,4%
80	13,8%	14,1%	14,5%	17,5%	20,8%	21,6%	20,5%	22,3%	23,3%	24,1%	25,5%	25,6%	27,0%	20,8%
85	14,6%	14,3%	14,2%	21,1%	21,7%	23,8%	22,4%	24,3%	25,4%	26,5%	28,3%	27,9%	29,4%	22,6%
90	14,7%	14,3%	15,3%	22,1%	22,8%	23,0%	21,4%	22,2%	24,2%	25,9%	30,8%	30,6%	32,8%	23,1%
95	15,5%	15,2%	16,6%	23,6%	21,6%	23,2%	22,3%	22,7%	25,1%	25,8%	29,0%	28,3%	30,4%	23,0%
100	16,7%	16,4%	18,2%	23,8%	21,5%	22,7%	23,0%	22,7%	26,4%	25,3%	28,8%	27,4%	29,3%	23,2%
Total	9,8%	9,6%	10,2%	11,7%	11,7%	12,3%	12,3%	12,7%	13,3%	13,4%	13,9%	14,2%	14,6%	12,3%

Fonte: IBGE, PNAD 1988/2003.

Tabela 2.2 Participação da renda de aposentadoria e pensão na renda familiar por vintis de renda familiar *per capita*

Vintis	1988	1989	1990	1992	1993	1995	1996	1997	1998	1999	2001	2002	2003	Média
5	3,7%	2,3%	4,1%	22,2%	0,0%	39,3%	1,7%	0,9%	12,6%	2,1%	1,1%	0,4%	8,1%	7,6%
10	5,6%	4,4%	5,2%	3,6%	2,0%	2,5%	6,1%	4,4%	6,9%	5,5%	3,4%	3,3%	5,2%	4,5%
15	6,2%	5,0%	5,8%	3,4%	4,6%	6,4%	8,8%	7,8%	7,7%	7,7%	6,1%	6,5%	6,7%	6,4%
20	6,0%	5,9%	6,4%	5,3%	8,1%	8,6%	10,3%	11,2%	9,0%	10,7%	9,0%	9,2%	9,1%	8,4%
25	6,5%	6,7%	6,6%	7,9%	11,0%	10,2%	11,9%	13,0%	10,8%	13,2%	12,0%	11,7%	11,7%	10,2%
30	7,5%	6,4%	7,0%	10,4%	12,9%	11,6%	15,3%	13,7%	12,7%	13,2%	13,3%	13,8%	14,5%	11,7%
35	8,4%	6,7%	7,4%	11,4%	14,2%	12,3%	16,0%	15,8%	14,4%	13,5%	13,9%	15,4%	15,7%	12,7%
40	7,9%	7,6%	7,2%	12,9%	14,5%	12,8%	14,8%	16,5%	16,6%	16,1%	17,4%	17,2%	17,8%	13,8%
45	6,6%	7,9%	7,0%	14,1%	14,8%	14,7%	15,2%	16,5%	17,0%	17,5%	20,3%	18,8%	20,3%	14,7%
50	6,7%	7,4%	7,2%	15,5%	15,6%	17,2%	16,8%	19,3%	19,7%	19,0%	20,3%	19,7%	21,1%	15,8%
55	7,5%	7,1%	7,6%	17,4%	16,3%	17,9%	18,2%	21,2%	21,8%	20,3%	22,4%	22,0%	23,1%	17,1%
60	7,9%	7,0%	7,3%	17,4%	18,6%	18,1%	18,8%	19,9%	19,1%	20,4%	23,8%	24,8%	25,5%	17,6%
65	8,2%	6,5%	6,7%	18,8%	19,9%	19,1%	18,9%	18,7%	20,5%	20,9%	23,5%	25,6%	26,8%	18,0%
70	7,6%	6,6%	6,6%	20,1%	19,5%	19,6%	17,3%	18,0%	22,3%	20,8%	25,5%	26,0%	27,5%	18,3%
75	6,4%	6,8%	6,4%	19,5%	19,4%	21,4%	18,2%	20,9%	23,2%	23,4%	25,5%	25,3%	27,0%	18,7%
80	5,8%	5,7%	5,8%	18,6%	20,0%	22,4%	19,7%	23,5%	24,7%	25,5%	27,7%	27,6%	29,9%	19,8%
85	5,6%	4,5%	5,3%	18,5%	20,4%	20,3%	17,3%	20,3%	21,6%	23,1%	29,9%	30,0%	32,6%	19,2%
90	4,8%	4,0%	4,8%	18,3%	17,9%	17,6%	15,2%	16,9%	18,5%	20,0%	25,7%	26,4%	28,6%	16,8%
95	4,6%	3,8%	4,9%	14,7%	12,7%	14,5%	13,1%	13,9%	16,7%	17,0%	20,1%	20,5%	20,7%	13,6%
100	4,6%	3,7%	5,1%	11,8%	8,7%	12,4%	11,2%	11,5%	15,0%	14,7%	16,0%	15,9%	14,4%	11,2%
Total	5,6%	4,8%	5,7%	15,4%	14,7%	16,1%	14,7%	15,9%	17,9%	18,2%	21,2%	21,3%	22,1%	14,9%

Fonte: IBGE, PNAD 1988/2003.

Tabela 2.3 Renda familiar *per capita* em número de salários mínimos por vintis de renda familiar *per capita*

Vintis	1988	1989	1990	1992	1993	1995	1996	1997	1998	1999	2001	2002	2003	Média
5	0,05	0,06	0,06	0,01	0,02	0,03	0,02	0,04	0,03	0,04	0,03	0,04	0,04	0,04
10	0,10	0,12	0,14	0,05	0,07	0,11	0,10	0,11	0,11	0,11	0,09	0,11	0,10	0,10
15	0,14	0,16	0,18	0,08	0,10	0,16	0,15	0,16	0,15	0,16	0,13	0,15	0,14	0,14
20	0,17	0,20	0,22	0,11	0,14	0,20	0,19	0,19	0,19	0,20	0,17	0,19	0,17	0,18
25	0,20	0,24	0,26	0,14	0,17	0,24	0,23	0,24	0,22	0,23	0,20	0,22	0,21	0,22
30	0,23	0,27	0,30	0,17	0,20	0,27	0,27	0,27	0,26	0,27	0,24	0,25	0,24	0,25
35	0,27	0,32	0,33	0,20	0,24	0,32	0,31	0,31	0,30	0,31	0,27	0,29	0,28	0,29
40	0,30	0,36	0,38	0,24	0,27	0,36	0,36	0,35	0,34	0,35	0,30	0,32	0,31	0,33

Continua...

...Continuação

Vintis	1988	1989	1990	1992	1993	1995	1996	1997	1998	1999	2001	2002	2003	Média
45	0,33	0,40	0,42	0,27	0,31	0,41	0,40	0,40	0,38	0,39	0,34	0,36	0,35	0,37
50	0,38	0,45	0,47	0,30	0,35	0,46	0,46	0,45	0,44	0,44	0,39	0,41	0,40	0,42
55	0,42	0,51	0,53	0,35	0,40	0,51	0,52	0,51	0,49	0,49	0,44	0,46	0,45	0,47
60	0,47	0,58	0,60	0,40	0,46	0,57	0,59	0,57	0,55	0,55	0,50	0,51	0,50	0,53
65	0,53	0,66	0,67	0,46	0,52	0,65	0,67	0,64	0,62	0,63	0,56	0,58	0,57	0,60
70	0,60	0,74	0,76	0,52	0,60	0,74	0,76	0,73	0,71	0,71	0,64	0,66	0,65	0,68
75	0,69	0,86	0,88	0,60	0,69	0,84	0,88	0,84	0,81	0,81	0,73	0,75	0,74	0,78
80	0,81	1,02	1,03	0,70	0,80	0,97	1,01	0,98	0,95	0,95	0,86	0,88	0,86	0,91
85	0,98	1,24	1,24	0,83	0,97	1,15	1,20	1,14	1,10	1,09	1,01	1,03	1,01	1,08
90	1,25	1,58	1,57	1,02	1,19	1,44	1,49	1,46	1,38	1,35	1,24	1,26	1,23	1,34
95	1,80	2,32	2,26	1,36	1,67	1,97	2,08	2,10	1,92	1,90	1,69	1,73	1,69	1,88
100	5,68	8,02	7,40	3,79	4,67	5,77	6,22	6,21	5,75	5,41	4,98	4,93	4,74	5,66
Total	0,77	1,01	0,99	0,58	0,69	0,86	0,89	0,86	0,82	0,81	0,74	0,76	0,73	0,81

Fonte: IBGE, PNAD 1988/2003.

Tabela 2.4 Variação na renda familiar *per capita* com a exclusão dos idosos por vintis de renda familiar *per capita*

Vintis	1988	1989	1990	1992	1993	1995	1996	1997	1998	1999	2001	2002	2003	Média
5	0,6	1,7	-0,7	-37,0	4,1	-79,3	4,6	2,4	-15,5	2,3	2,3	3,0	-9,6	-9,3
10	-1,9	-1,1	-1,4	0,7	0,5	-9,5	-3,2	-2,0	-4,6	-2,7	-0,5	-0,9	-3,3	-4,9
15	-1,8	-1,1	-1,6	-0,1	-1,5	-3,5	-5,5	-4,0	-4,4	-4,6	-3,1	-3,3	-3,9	-3,1
20	-0,9	-1,6	-0,9	-0,6	-4,7	-4,8	-5,8	-6,7	-4,8	-6,9	-5,3	-5,8	-5,7	-4,2
25	-1,1	-1,1	-0,7	-4,0	-6,3	-6,3	-7,6	-7,4	-6,4	-8,1	-8,2	-7,4	-7,7	-5,2
30	-0,7	-0,6	0,2	-4,5	-8,4	-6,1	-9,1	-8,3	-6,5	-7,8	-8,0	-8,3	-9,2	-6,0
35	-1,3	-0,1	0,8	-5,9	-8,1	-6,4	-8,5	-8,9	-8,7	-7,9	-9,4	-9,2	-9,9	-6,3
40	0,6	0,7	1,0	-6,6	-8,1	-5,5	-8,4	-8,0	-8,2	-8,6	-10,4	-10,2	-11,4	-6,4
45	1,3	1,5	1,9	-6,5	-7,5	-7,2	-6,8	-8,3	-8,4	-8,6	-12,1	-11,2	-11,5	-6,4
50	2,7	3,0	2,3	-7,9	-7,2	-6,6	-7,5	-8,4	-9,8	-9,3	-12,0	-11,0	-12,4	-6,3
55	3,2	3,2	3,6	-6,9	-6,9	-6,7	-6,4	-8,1	-8,3	-7,5	-12,7	-11,3	-12,2	-5,9
60	3,8	4,0	4,6	-6,4	-7,4	-5,8	-6,5	-6,3	-7,7	-7,9	-10,0	-10,4	-12,8	-5,1
65	4,8	5,0	6,4	-5,9	-5,8	-5,5	-4,8	-4,6	-6,5	-5,9	-10,2	-9,9	-11,5	-4,1
70	6,3	6,4	7,8	-4,2	-4,9	-4,5	-2,1	-3,0	-4,8	-5,1	-8,4	-8,3	-9,9	-2,6
75	8,0	8,4	9,1	-3,5	-2,1	-2,8	-0,2	-2,2	-3,7	-3,5	-6,9	-6,2	-7,1	-0,8
80	9,2	9,8	10,0	-0,3	-0,1	0,4	2,9	0,9	0,6	-0,4	-4,8	-4,5	-5,9	1,7
85	10,7	11,3	10,5	2,1	2,9	3,9	5,9	4,5	4,3	4,1	0,9	-0,2	-1,5	4,6

Continua...

...Continuação

Vintis	1988	1989	1990	1992	1993	1995	1996	1997	1998	1999	2001	2002	2003	Média
90	11,7	11,9	12,4	6,1	6,2	7,7	7,9	7,1	7,5	8,4	6,3	5,3	5,5	8,4
95	12,8	13,4	13,9	11,8	12,0	11,3	12,4	11,7	11,7	12,1	13,2	11,8	15,2	12,0
100	14,7	15,5	16,2	12,8	16,4	11,2	14,5	13,3	16,1	12,5	18,7	16,2	21,1	15,3
Total	4,6	5,3	5,1	-4,2	-3,4	-4,3	-2,7	-3,6	-5,3	-5,6	-8,4	-8,3	-8,8	-3,1

Fonte: IBGE, PNAD 1988/2003.

ANEXO II

Tabela 2.5 Evolução da legislação de previdência social com ênfase na população rural

Ano	Lei	Objetivo
1923	Eloy Chaves (Decreto 4.682)	Cria um sistema de aposentadorias e pensões para os trabalhadores ferroviários.
1945	Lei Orgânica de Serviços Sociais (Decreto 7526)	Cria o Instituto de Serviços Sociais do Brasil (ISSB).
1955	Lei 2613	Cria o Serviço Social Rural (SSR).
1962	Lei delegada nº 11	Integração do SSR à Superintendência de Política Agrária (Supra).
1963	Lei 4214 - Estatuto do trabalhador rural	Cria o Funrural (Fundo de Assistência e Previdência do Trabalhador Rural).
1967	Decreto-lei 276	Reformula o estatuto do trabalhador rural.
1969	Decreto-lei 564	Cria o Plano Básico da Previdência Social.
1969	Decreto-lei 704	Estende o Plano Básico a outras atividades rurais.
1971	Lei Complementar 11	Extingue o plano básico e o substitui pelo Pró-Rural (Programa de Assistência ao Trabalhador Rural).
1972	Decreto 71498	Os benefícios do Pró-Rural são estendidos aos pescadores.
1974	Lei 6179	As regras de elegibilidade aos benefícios da Previdência Social são ampliadas para abranger os idosos com mais de 70 anos e para os incapacitados permanentemente para o trabalho (invalidez) e que não possuem outra fonte de renda.
1974	Lei 6195	As regras de elegibilidade aos benefícios da Previdência Social são ampliadas para incluir cobertura de invalidez para os trabalhadores rurais.
1975	Decreto 75208	Os benefícios do Pró-Rural são estendidos aos contas-própria que trabalham com prospecção mineral.
1975	Lei 6260	Os empregadores rurais são incluídos entre os beneficiários do Funrural e se tornam elegíveis para os benefícios: aposentadorias por idade e invalidez, pensões, despesas funeral, assistência médica e social e readaptação profissional.

Continua...

...Continuação

Ano	Lei	Objetivo
1977	Lei 6439	Cria o Sinpas (Sistema Nacional de Previdência e Assistência Social): as clientelas rural e urbana são unificadas sob o mesmo sistema.
1988	Nova Constituição	Coloca novos parâmetros para a população rural: além da universalização (na prática) dos benefícios para toda a população rural, homens e mulheres passam a ter acessos iguais.
1991	Lei 8213	Modificações introduzidas pela Constituição são totalmente regulamentadas. Aumenta a carência contributiva de cinco para 15 anos, meio ano a cada ano a partir de 1992, alcançando o novo valor em 2011 (valores já atualizados pela Lei 9032 de 1995).

Breve currículo

Kaizô Iwakami Beltrão Ph.D. pela Princeton University, pesquisador da Ence/IBGE, professor do programa de mestrado da Ence/IBGE.
Sonoe Sugahara Doutora pelo IE/UFRJ, ex-professora da UFRJ, pesquisadora da Science.

A ABBR como estudo de caso

Deusdeth Gomes do Nascimento

Histórico

A ABBR (Associação Brasileira Beneficente de Reabilitação), localiza-se à Rua Jardim Botânico, nº 660, na cidade do Rio de Janeiro, e foi registrada no Conselho Nacional de Serviço Social sob o nº 8399 em 2/7/1956. Associada à Reabilitation International, recebeu o prêmio de Direitos Humanos criado pelo Decreto de 8/11/1995 na categoria das organizações não-governamentais — 1º lugar no ano de 1999, premiação esta instituída pelo Governo Federal por meio do Ministério da Justiça.

A ABBR é considerada entidade de utilidade pública, municipal, estadual e federal pela Lei nº 892, de 14 de novembro de 1957 e pelo Decreto-lei nº 43.890 de 10 de junho de 1958, respectivamente, e reconhecida, por toda a sua ação pioneira nas atividades de Reabilitação, como Centro de Referência Nacional e instituição de notório saber.

Em 5 de agosto de 1954, o arquiteto Fernando Lemos e o empresário Percy C. Murray congregaram um grupo da elite social do Estado em torno do nobre ideal de proporcionar aos deficientes físicos um atendimento médico diferente, pois englobaria todas as modalidades de assistência médico-social, até a conquista de sua independência e a consecução de emprego remunerado.

Era o início de uma nova era na medicina de reabilitação.

E o primeiro passo dado foi a criação pioneira, no Brasil, da escola de formação profissional de fisioterapeutas e terapeutas ocupacionais, nos moldes do currículo da Escola de Reabilitação da Universidade de Colúmbia, em Nova York.

O Centro de Reabilitação da ABBR foi inaugurado pelo presidente Juscelino Kubistchek, em 17 de setembro de 1957.

A Escola de Reabilitação e o Centro de Reabilitação da ABBR nasceram sob a inspiração da filantropia, com o concurso diuturno e gratuito de uma plêiade de médicos, que, ao longo de décadas, militaram, tanto no ensino — gerando os novos profissionais — quanto no atendimento médico de pacientes, carentes de reabilitação.

Situação atual do atendimento em reabilitação

Atualmente, a gestão da integração de PPDF (Paciente Portador de Deficiência Física) tem sido discutida nos mais variados foros, como se pode observar por meio de: a) instalação e atuação da Corde (Cordenadoria Nacional para Integração da

Pessoa Portadora de Deficiência), no âmbito do Ministério da Justiça; b) ação integrada do Sistema de Saúde e Educação do poder público nos três níveis: federal, estadual e municipal; c) fortalecimento e expansão das entidades representativas de PPDF; d) consolidação da fisiatria como especialidade médica, e da fisioterapia, da terapia ocupacional, da fonoaudiologia e da musicoterapia como profissões ligadas à reabilitação.

Visão

Uma instituição saudável e eficiente mantendo-se na condição de pioneira do Brasil na reabilitação.

Missão

"Nosso desejo é que as pessoas, mesmo que impossibilitadas de exercerem algumas de suas potencialidades, possam ter a alegria de viver e contribuir para a sociedade."

Valores

Colocar nossos serviços disponíveis a todos que deles precisem, quer tenham recursos ou não, independentemente de concepção política-filosófica, raça ou religião. A ABBR não discrimina. A ABBR:

- atua com profissionalismo e transparência;
- respeita os direitos humanos, honrando o prêmio recebido em dezembro de 1999;
- valoriza seus colaboradores e contribuintes — mantenedores;
- valoriza todos os diplomas recebidos.

Organograma

A ABBR estrutura-se de acordo com a Figura 2.22.

Figura 2.22 Organograma da ABBR

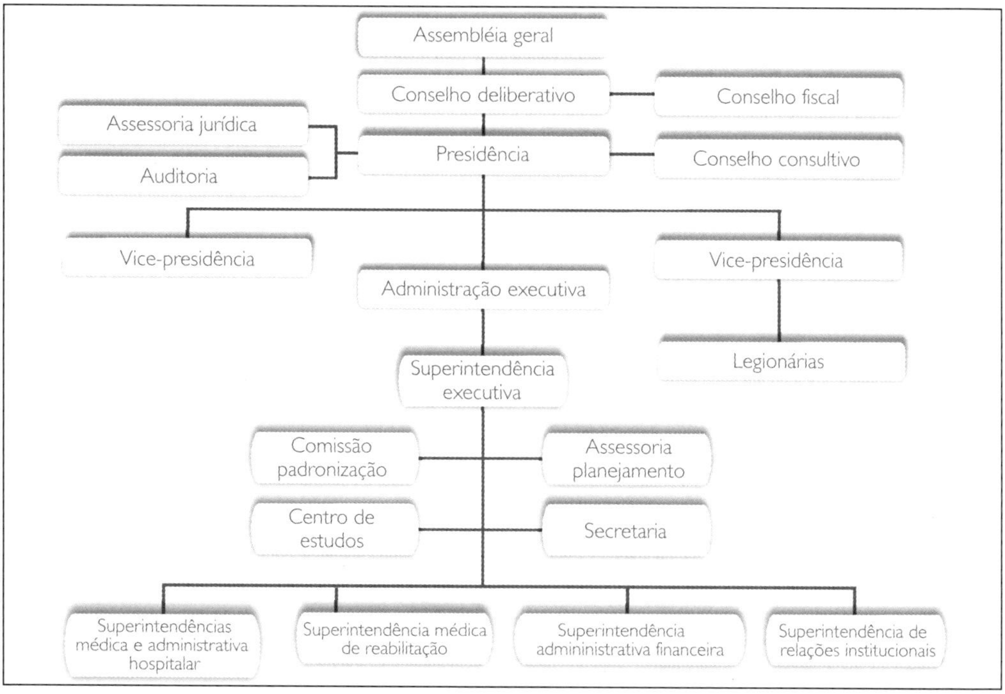

Caracterização da instituição

A estrutura física e a linha de atuação da ABBR são demonstradas na Figura 2.23.

Figura 2.23 Estrutura física e linha de atuação da ABBR

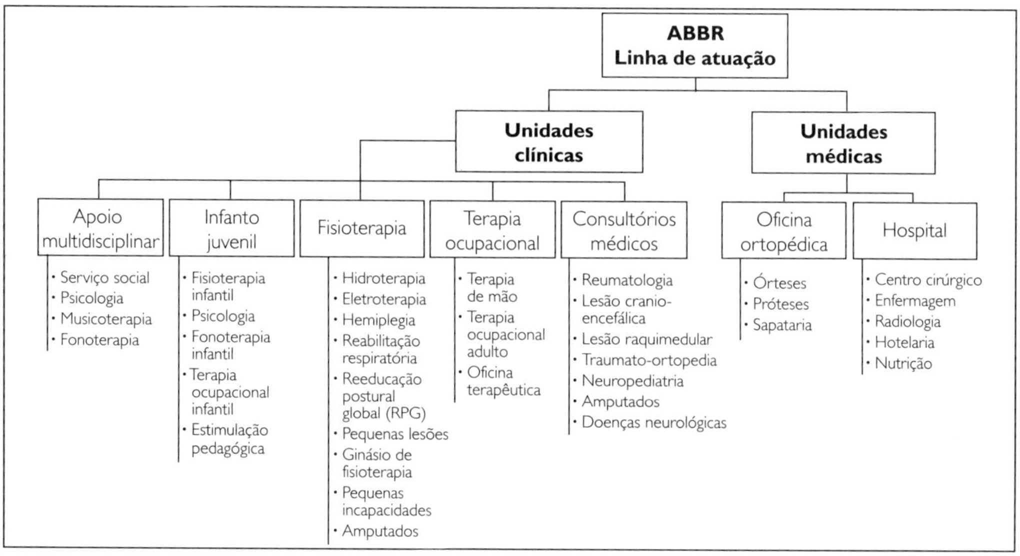

Hospital

- Centro cirúrgico/Recuperação pós-operatória
- Radiologia
- Internação — Gestão de leitos hospitalares
- Centro de terapia semi-intensiva
- Unidade de enfermagem cirúrgica
- Unidade central — Esterilização de materiais
- Unidade de enfermagem de internação
- Unidade de enfermagem — Cuidados intensivos
- Unidade de patologia (exames) — Terceirizado
- Unidade de farmácia
- Unidade de nutrição dietética
- Unidade de hemoterapia — Terceirizado.

Número de cirurgias realizadas em 2004: 1.994

Oficina ortopédica

Estrutura organizacional da instituição responsável pela confecção, fabricação e comercialização de próteses e órteses para deficientes físicos — internos e externos da ABBR — prescritas por médicos do Corpo Clínico ou externos.

Para tal, desenvolve as atividades estruturadas em:

- Fabricação (órteses e próteses)
- Biomecânica
- Loja/Exposição

Produção de órteses, próteses, calçados etc. em 2004: 9.695 unidades

Centro de reabilitação

O Centro de Reabilitação dispõe de amplos recursos de tratamento e de uma equipe multiprofissional constituída de profissionais de nível superior e reconhecido valor.

O corpo médico especializado trata de diferentes patologias: traumatismo cranio-encefálico; acidentes vasculares encefálicos, traumas raquimedulares, amputações; mielomeningocele, paralisia cerebral e outras desordens de desenvolvimento, malformações congênitas, alterações reumatológicas, outras patologias neurológicas, como Parkinson, esclerose lateral amiotrófica etc.

Centro de reabilitação — Procedimento/2004
Número de procedimentos realizados em 2004 — 867.392, assim distribuídos:

Fisioterapia: 787.685
Terapia ocupacional: 51.673
Musicoterapia: 11.255
Psicologia: 10.777
Fonoterapia: 6.002

O Tratamento de Fisioterapia compreendeu os seguintes setores: Hidroterapia, Eletroterapia, Hemiplegia, Respiratória, RPG, Pequenas Lesões, Ginásio de Fisioterapia, Pequenas Incapacidades e Amputados.

Centro de Reabilitação — Consultas / 2004
Número de consultas, por especialidades médicas, prestadas à população — 34.190, assim distribuídas:

Fisiatria: 12.394
Neuro-pediatria: 7.428
Reumatologia: 3.995
Doenças neurológicas em geral: 2.593
Acidente vascular cerebral: 2.045
Raquimedular: 1.808
Amputados: 1.703
Traumato-ortopedia: 1.245
Urologia: 949
Pneumologia: 30

Oficina ortopédica/2004
Quantidade de produtos fornecidos aos portadores de deficiência — 9.695, assim distribuídos:

Órteses: 3.609
Calçados ortopédicos: 2.396
Próteses: 1.080
Cadeiras de rodas: 996
Muletas: 715
Cadeiras higiênicas: 407
Outros: 256
Andadores: 236

Hospital/2004
Cirurgias ortopédicas de mandíbula e nariz realizadas — 1.994, assim distribuídas:

Membros inferiores: 1.073
Coluna vertebral: 350
Membros superiores: 281
Outras: 238
Plástica: 45
Cabeça: 07

Causas do endividamento

Recursos financeiros

A ABBR é sustentada por *duas receitas distintas* para seu funcionamento: a prestação de serviços aos convênios com o SUS (Sistema Único de Saúde) e com privados, além dos atendimentos particulares. As doações recebidas também contribuem para o custeio das atividades.

Por ser uma entidade sem fins lucrativos, o Centro de Reabilitação da ABBR destina 60 por cento do atendimento ao convênio com o SUS.

O SUS representa atualmente 78 por cento dos atendimentos da ABBR.

As receitas dos serviços prestados aos convênios com o SUS e privados são destinadas ao pagamento dos salários, às compras de medicamentos e insumos, além de outras despesas.

Tabela 2.6 Atendimentos da ABBR em 2004

Serviços prestados à população	Quantidade/Ano
Nº de consultas médicas	25.363
Nº de atendimentos do Centro de Reabilitação	676.392
Nº de avaliações no Centro de Reabilitação	46.627
Nº de pacientes internados – Enfermarias SUS (média/mês)	em retorno
Produção da Oficina Ortopédica (órteses, próteses, calçados)	6.848

Gratuidade de serviços prestados pela ABBR

A diferença entre o custo dos serviços e o valor reembolsado pelo SUS denominamos como gratuidade.

Neste valor atribuído como gratuidade não está incluída a margem de superávit que deveria haver para a manutenção das atividades. A ABBR tem um custo mínimo pela complexidade do atendimento aos tratamentos de reabilitação.

Os valores retribuídos pela tabela do convênio com o SUS ficam aquém dos reais custos dos serviços prestados, originando déficits setoriais.

Em busca de uma maior eficiência — planejamento para reestruturação

Diagnóstico

Proposição para o saneamento e reestruturação

1º módulo do projeto:

- Reestruturação do endividamento

2º módulo do projeto:

- Diagnóstico para implementação
- O ambiente
- Aspectos estruturais
- Aspectos operacionais
- As atividades deficitárias
- A não-otimização
- Os investimentos
- Os recursos humanos
- A comunicação
- Os objetivos mensuráveis

Execução do projeto

Evolução da estratégia

- A Reforma do Estatuto ABBR em 12/8/99 foi o primeiro passo para a mudança organizacional.
- No decorrer do ano 2000, estabeleceu-se o planejamento. Priorizou-se o controle e o cumprimento das metas estabelecidas para o saneamento financeiro, a reestruturação organizacional técnica e administrativa.
- Introdução de uma gestão profissional — transparência nas ações, planejamento para as metas ABBR.
- Nos anos 2001 e 2002 iniciou-se o estudo do cenário encontrado e surgiu a preocupação com a estratégia, a análise das mudanças no ambiente interno para alcançar o ambiente externo. A implementação da estratégia foi alinhada com os 'parcos' recursos financeiros para as mudanças.
- A visão sistêmica do alinhamento da nova filosofia organizacional foi interrompida em 2003.
- Contudo, mesmo à frente da falta de recursos financeiros, foram aproveitados os resultados qualitativos alcançados e houve uma significativa melhora do desempenho da instituição, comparando-se com o 'caos' administrativo e financeiro encontrado em setembro de 1999.

Diretrizes

- Foram estabelecidas as diretrizes: visão, missão e valores.

Ambientes

- Ambiente externo: verificou-se os possíveis cenários para os próximos cinco a dez anos. Com base no passado, nas mudanças conjunturais econô-

micas e na legislação, observou-se a perspectiva e as opções para o futuro da instituição.
- Ambiente interno: estudou-se suas forças, fraquezas, capacidades e competências.

Formulação da estratégia

- Por meio da matriz SWOT (*strenghts, weaknesses, oportunities* e *threats* — forças, fraquezas, oportunidades e ameaças) foi estabelecida a *estratégia.*
- Relacionaram-se as oportunidades e ameaças detectadas nas análises dos ambientes externo e interno.
- Definiu-se o quadro de vulnerabilidade às ameaças que predominam no ambiente externo combinadas com fraquezas internas.
- A ação estratégica recomendou analisar criteriosamente a missão da instituição e sua sobrevivência.

Objetivos

- Identificaram-se os resultados a serem alcançados para superar o desafio.
- Verificou-se que o objetivo só será possível no longo prazo e está vinculado ao fator financeiro.
- Os resultados qualitativos foram iniciados e estão sendo morosamente alcançados com as medidas de desempenho.
- O plano de ação estabelecido, com práticas a partir do ano de 2003, orientou a todos os responsáveis por áreas quanto às suas responsabilidades nas decisões e resultados. Os resultados por meio da produtividade passaram a ser referência.

Scorecard

- A filosofia do *scorecard* foi adotada para viabilizar o processo gerencial crítico.
- Estabeleceu-se a comunicação com os responsáveis por áreas.
- Planejaram-se e estabeleceram-se metas.
- Melhorou-se o *feedback.*
- Enfatizou-se a busca de objetivo financeiro (perspectiva) — não alcançado.
- Planejaram-se e alinharam-se iniciativas para alcançar os clientes.

Breve currículo

Deusdeth Gomes do Nascimento Ortopedista, cirurgião de coluna vertebral, presidente do Conselho Deliberativo da ABBR (Associação Brasileira Beneficente de Reabilitação).

A contribuição do Hospital das Clínicas da Faculdade de Medicina da Universidade de São Paulo

José Manoel de Camargo Teixeira

Para entendermos o papel e as funções dos estabelecimentos de saúde, devemos considerá-los inseridos em uma rede estruturada, organizada e coordenada de serviços de saúde, ou seja, devemos analisá-los dentro de um sistema de saúde no qual exista hierarquização e regionalização das ações com definições claras dos serviços primários, secundários e terciários e dos mecanismos de referência e contra-referência.

Para compreendermos melhor a realidade de uma rede de serviços, podemos utilizar o método de análise sistêmica procurando estudar de maneira integrada todos os subsistemas que participam dos processos utilizados na prestação de cuidados aos pacientes, as diretrizes, programas, objetivos e metas que orientam esse sistema, as variáveis endógenas (dependentes) e exógenas (independentes) e sua influência na dinâmica dos processos, as entradas, saídas e os mecanismos de controle e *feedback* que regulam o desempenho do sistema por meio das informações.

A busca da eficiência e da eficácia é um desafio constante de todas as organizações. O 'fazer bem' e o 'fazer certo', a relação entre uso dos recursos e resultados, entre objetivos e resultados e seus mecanismos de controle e avaliação, são pontos básicos e fundamentos comuns a todos os modelos de gestão.

O atendimento pelos serviços médicos da demanda e das necessidades de saúde da população está sujeito a decisões políticas, que devem ter por base estudos técnicos concretos e de qualidade, e à alocação de recursos orçamentários e financeiros, os quais, infelizmente, na maioria das vezes, são inferiores aos custos dos serviços programados.

Para melhor programar os serviços de saúde que precisam ser oferecidos à comunidade, podemos lançar mão de ferramentas de modelagem, construindo um modelo assistencial que defina as funções, atividades e forma pelas quais os serviços serão oferecidos e prestados às pessoas, possibilitando o conhecimento da maneira como esses serviços serão alocados e agregados para sua operação; um modelo operacional que determine a quantidade e a qualidade dos serviços prestados e permita quantificar os recursos e dimensionar as despesas operacionais levando à elaboração de um modelo financeiro que defina as fontes de financiamentos e a destinação e o uso desses recursos.

As ações de saúde utilizam recursos que têm custos. Mesmo no hospital público, onde geralmente existe o conceito errôneo de que tudo é de graça, também há custos. É necessário, portanto, estabelecer a relação entre os procedimentos técnico-operacionais e os econômico-financeiros.

Na verdade, temos uma moeda com suas duas faces indissociáveis, o atendimento e o recurso necessário para realizá-lo. A partir desses conceitos, podemos elaborar um esquema de planejamento, programação e orçamentação, por meio do qual mais uma vez vamos utilizar os preceitos de eficácia e eficiência, buscando diagnosticar a situação de saúde da população e os benefícios e resultados das ações empreendidas, ou seja, a eficácia dessas ações e a relação entre recursos e resultados, ou seja, sua eficiência.

Assim, temos os aspectos técnico-operacional e econômico-financeiro de nosso modelo. Ainda em relação à modelagem, temos desenvolvido e aplicado a estabelecimentos de saúde um modelo operacional que pode também ser aplicado a sistemas de saúde. Nesse modelo, a partir da demanda da comunidade por serviços de saúde, estabelecemos as relações quantitativas entre cada unidade operacional do modelo, possibilitando determinar melhor a quantidade e o tipo de serviço que vai ser prestado nessa unidade de atendimento. Dessa forma, trocamos o empírico por uma metodologia mais objetiva e mais quantitativa para programar e avaliar o processo de atendimento.

A partir desses conceitos gerais apresentados até aqui, abordaremos agora o Hospital das Clínicas e demonstraremos como estamos aplicando novos conceitos para buscar maior eficiência, maior eficácia e maior efetividade nesse hospital.

O HC é uma autarquia estadual criada em 1943 e inaugurada em 19 de abril de 1944. Como autarquia, tem autonomia administrativa e financeira. Está vinculado administrativamente à Secretaria de Estado da Saúde e cientificamente à Faculdade de Medicina da Universidade de São Paulo, portanto, também está voltado para atividades de ensino, pesquisa e assistência à saúde. Conta atualmente com o apoio de duas fundações: a Fundação Zerbini e a Fundação Faculdade de Medicina. Possui ainda uma fundação parceira: a Fundação Pró-Sangue Hemocentro de São Paulo, que funciona integrada ao Hospital das Clínicas.

Com aproximadamente 400 mil metros quadrados de área construída, o HC é composto pelo Instituto do Coração, Instituto Central, Ortopedia, Prédio da Administração, Psiquiatria, Instituto da Criança e Instituto de Radiologia. Também possui algumas unidades fora de seu campus central: o Hospital Auxiliar de Suzano, localizado em Suzano, próximo a São Paulo; o Hospital Auxiliar de Cotoxó, no bairro de Perdizes; a Divisão de Medicina de Reabilitação de Vila Mariana; a Casa da AIDS, localizada no centro de São Paulo; e um hospital de 220 leitos, o Hospital Estadual Sapopemba, na zona leste, sob a gerência do Hospital das Clínicas desde 2003. Em 2006 deverá ser agregado ao HC outro instituto bastante complexo, com mais de 700 leitos, também localizado no campus Pinheiros, na Avenida Doutor Arnaldo.

Hoje, o HC é composto por mais de 14 estabelecimentos de saúde, que totalizam aproximadamente 2 mil leitos. Sua área de atuação, dentro do processo de regionalização que está sendo implantado na cidade de São Paulo, é a região sudoeste da cidade e o segmento oeste da região metropolitana, principalmente para atendimento de emergências.

Alguns dados gerais sobre o HC: dois leitos operacionais, 14 mil servidores, orçamento de 2004 na fonte Tesouro do Estado: R$ 590 milhões; na fonte de receitas próprias: R$ 360 milhões — totalizando R$ 950 milhões.

Alguns dados da assistência prestada pelo HC no ano de 2004: 1 milhão e 42 mil atendimentos ambulatoriais, 330 mil atendimentos de emergência, 77 mil internações, 41 mil operações, 9 milhões de refeições, 1,1 milhão de mamadeiras, quase 1 milhão de metros cúbicos de água consumidos e 3 milhões de metros cúbicos de gás natural.

Como gerenciar esses recursos e processos buscando maior eficiência e maior eficácia? Esse tem sido o grande desafio. A resposta é um novo modelo de gestão baseado nos princípios do PNQ — Prêmio Nacional da Qualidade —, adaptado para a área da saúde: o Prêmio Nacional de Gestão de Serviços de Saúde — PNGS.

Esse modelo de gestão tem como um de seus focos fundamentais a liderança e o comprometimento com a organização, especialmente na definição das estratégias e dos planos organizacionais. Outros pontos importantes do modelo: ouvir a sociedade e os clientes, a gestão de pessoas, de processos, a gestão financeira, os resultados alcançados e integrar todos esses fatores à informação e ao conhecimento. Esses atributos é que vão direcionar a instituição rumo a seus objetivos, diretrizes e planos. Como já vimos anteriormente neste capítulo, esse modelo de gestão inicia-se pela *liderança*. Por meio do sistema de liderança, da cultura da excelência, que conduz à análise crítica de resultados com base em estratégias e planos, por meio do planejamento estratégico plurianual com revisão anual, do desdobramento de estratégias em planos de ação e da medição dos resultados, damos a largada para a melhoria da gestão institucional.

Cliente/sociedade: é importante saber como a sociedade vê a instituição, qual é a imagem institucional. É fundamental ter o conhecimento do mercado e de como é o relacionamento da organização com seus clientes.

Informação e conhecimento: compreender o sistema de informação da organização, a gestão das informações comparativas e o desenvolvimento do capital intelectual. O conhecimento gerado pela organização e o aprendizado organizacional têm de ser gerenciados e aperfeiçoados continuamente, e, mais do que isso, disseminados para toda a organização.

Gestão de pessoas: engloba o sistema de trabalho, a educação, o treinamento e desenvolvimento, o bem-estar e a satisfação das pessoas.

Gestão de processos: cada vez mais importante. É preciso conhecer todos os processos realizados na organização, mapeá-los e descrevê-los, conhecer seus pontos críticos, os gargalos relativos aos serviços fins e de apoio, os fornecedores e os parceiros.

Gestão financeira: informes econômico-financeiros, o orçamento e os custos.

Gestão de resultados: avaliação sob o prisma do cliente, do financiador, do fornecedor e da sociedade; ou seja, o que a sociedade espera da instituição e o que ela tem de retorno em relação aos recursos aplicados na organização.

Esses são os princípios do modelo de gestão que temos aplicado no HC e que tem como fundamento básico a excelência da gestão. Excelência da gestão através do quê? Primeiro, da valorização das pessoas. O hospital é composto por pessoas que tratam de pessoas. Se as pessoas que tratam não se sentirem bem, dificilmente conseguiremos a excelência como resultado final. Comprometimento da alta direção, visão de futuro e de longo alcance, gestão centrada nos clientes, responsabilidade social, gestão baseada em processos e informação, foco em resultados, ações pró-ativas, respostas rápidas e aprendizado contínuo. Esses são outros pontos fundamentais do modelo de gestão que está sendo aplicado no HC por meio de um planejamento estratégico desenvolvido há três anos e que vem sendo reavaliado ano a ano. Ele é complementado por uma metodologia que utiliza avaliação externa, avaliação interna, análise de ameaças e oportunidades, de forças e fraquezas, levando à definição de missão, visão, diretrizes amplas, diretrizes específicas e planos de ação para toda a organização.

O planejamento estratégico institucional definiu 17 diretrizes amplas para o Sistema FMUSP/HC, possibilitando que todas as unidades do complexo elaborassem diretrizes específicas, planos de ação, avaliação dos resultados e análise crítica de desempenho de maneira continuada.

A missão e a visão do sistema FMUSP/HC é ser um centro hospitalar de excelência, reconhecido internacional e nacionalmente em suas atividades de ensino, pesquisa e atenção à saúde. Entre os principais valores da organização se destacam o pioneirismo, o compromisso institucional e o humanismo.

Das 17 diretrizes amplas definidas na última revisão do planejamento estratégico, no final de 2004, podemos destacar a maior inserção do hospital no Sistema Único de Saúde, a gestão descentralizada com maior autonomia para todas as unidades, o processo decisório baseado em informação e resultados, políticas de recursos humanos que contemplam a valorização das pessoas orientada para o desenvolvimento profissional e pessoal na busca do aprendizado individual e da excelência institucional.

Uma pergunta que sempre fazemos é: para ser eficiente e eficaz qual é o modelo que o hospital público deve adotar? Para facilitar o financiamento e a operação do hospital, o HC optou, desde 1978, pelo modelo de parceria com fundações de apoio. Hoje, estamos estudando alternativas para aperfeiçoar este modelo procedendo à transformação jurídico-administrativa do hospital, visando à maior autonomia administrativa e mantendo seu vínculo com a Faculdade de Medicina. Procuramos uma nova forma jurídico-administrativa mais avançada para a instituição e, entre as opções, uma das mais prováveis é a Autarquia de Regime Especial. A estrutura organizacional das diversas unidades do hospital tem como base um conselho diretor e uma diretoria executiva.

Por sua vez, a alta administração da Autarquia é formada por um conselho deliberativo, uma superintendência e uma diretoria clínica. Há três anos, implantamos uma estrutura gerencial descentralizada na qual todas as unidades que compõem o hospital trabalham com autonomia técnico-administrativa e orçamentária. Para coordenar esse processo descentralizado, estamos implantando uma estrutura organizacional matricial.

Nessa estrutura descentralizada, a superintendência supervisiona núcleos centrais especializados que possuem em cada instituto centros técnicos que, junto com os núcleos, compõem comitês especializados, denominados comitês técnicos. Como exemplo, podemos citar o núcleo especializado em tecnologia da informação — Neti. Esse núcleo coordena todas as ações de informática e tecnologia de informação de todo o Sistema FMUSP/HC. Em cada instituto, ele possui um centro de informática, e todo esse conjunto de centros e núcleo compõe o Comitê Técnico de Informática, que define a política e a operação das ações de todo o complexo. Hierarquicamente superior aos comitês, há um colegiado, responsável por toda a dinâmica gerencial da instituição e formado pela Superintendência, pelos diretores executivos dos institutos, pelos diretores dos hospitais auxiliares e unidades descentralizadas e pelos coordenadores dos núcleos.

Gestão de pessoas: a maior parte de nossos servidores está na área técnica, sendo que na área médica encontra-se 14 por cento da força de trabalho. Dos 14 mil colaboradores, 11 mil são servidores da autarquia e 3 mil são contratados pelas fundações. As fundações colaboram muito na área de recursos humanos, complementando o salário dos servidores da autarquia e contratando outros para completar seu quadro de pessoal.

Os principais indicadores de RH são o número total de servidores por categoria e por unidade, o índice de rotatividade e o índice de absenteísmo.

Além de se mostrarem estáveis nos últimos anos, esses indicadores evidenciam que as séries históricas são fundamentais para que se faça um acompanhamento continuado do que acontece nas organizações.

Gestão de processos: pode ser verificada em diversos fluxogramas, como o de gestão de fornecedores. Diversos processos do hospital, inclusive os assistenciais, ambulatoriais e da emergência, foram mapeados. Podemos observar mais um exemplo de fluxo de processos: o de compra pelo pregão. Hoje as compras só são realizadas por meio eletrônico, pela bolsa eletrônica ou pelo pregão presencial. Outro exemplo de fluxograma é o de contratação de serviços. Para cada fase do fluxograma, definimos diferentes indicadores com o objetivo de acompanhar cada passo do processo.

Gestão financeira: mostra, ano a ano, o orçamento integrado do hospital composto pelos recursos orçamentários e as receitas próprias arrecadadas pelas fundações de apoio. Em 2004, o HC recebeu R$ 544 milhões de recursos orçamentários, dentre os quais R$ 229 milhões para pessoal, além de R$ 330 milhões como receita própria arrecadada pela Fundação Faculdade de Medicina e pela Fundação Zerbini, totalizando R$ 874 milhões.

Em 2003, o HC atrasava, em média, 80 dias os pagamentos de fornecedores, chegando, em alguns casos, a 152 dias. A partir de 2004 esse atraso começou a ser reduzido progressivamente, até chegar a zero naquele mesmo ano. Também em 2004, o HC possuía estoque de 127 dias para os diferentes itens de materiais e medicamentos consumidos no hospital. Outro dado gerencial importante na gestão financeira é o orçamento descentralizado das diversas unidades. Cada unidade do hospital tem um orçamento próprio e realiza esse orçamento, ou seja, tem o poder de decisão e a responsabilidade de aplicar seus recursos orçamentários sem necessidade de pedir autorização para cada procedimento. Durante o ano de 2004, o HC realizou 972 pregões com uma economia de R$ 42 milhões em relação ao preço estimado.

Gestão de resultados: são indicadores de assistência que mostram número de saídas, taxa de ocupação (ver gráfico sobre taxa de ocupação na Figura 2.24), média de permanência, índice de mortalidade, número de consultas ambulatoriais e de consultas de pronto-socorro por instituto (ver dados sobre atendimentos em pronto-socorros na Figura 2.25), e também os resultados dos programas de pesquisa e de ensino (ver dados a respeito de pesquisa e ensino nas figuras 2.26 a 2.28).

Mesmo em um hospital público, podemos inovar o modelo de gestão, deixar a crise de lado e inventar soluções que busquem a eficácia, a eficiência e a efetividade. Temos também utilizado no hospital um modelo heterodoxo de financiamento, de parceria com fundações de apoio — modelo esse que, para hospitais universitários e hospitais especializados e complexos, tem se mostrado bastante adequado e possibilitado o desenvolvimento e o crescimento dessas instituições.

No entanto, ainda permanece como desafio a adequação dos mecanismos de controle dessas parcerias, pois aqueles que estão em vigência atualmente têm se mostrado frágeis e insuficientes.

Figura 2.24 Distribuição mensal da taxa de ocupação hospitalar e tendência linear – hospitais de agudos

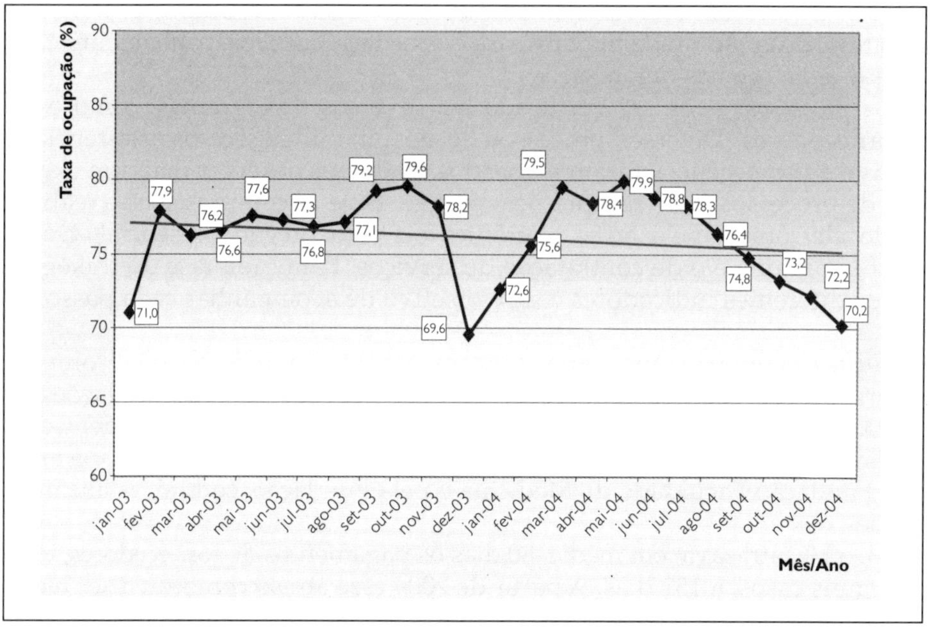

Figura 2.25 Distribuição mensal da produção do pronto-socorro (atendimentos e internações via pronto-socorro)

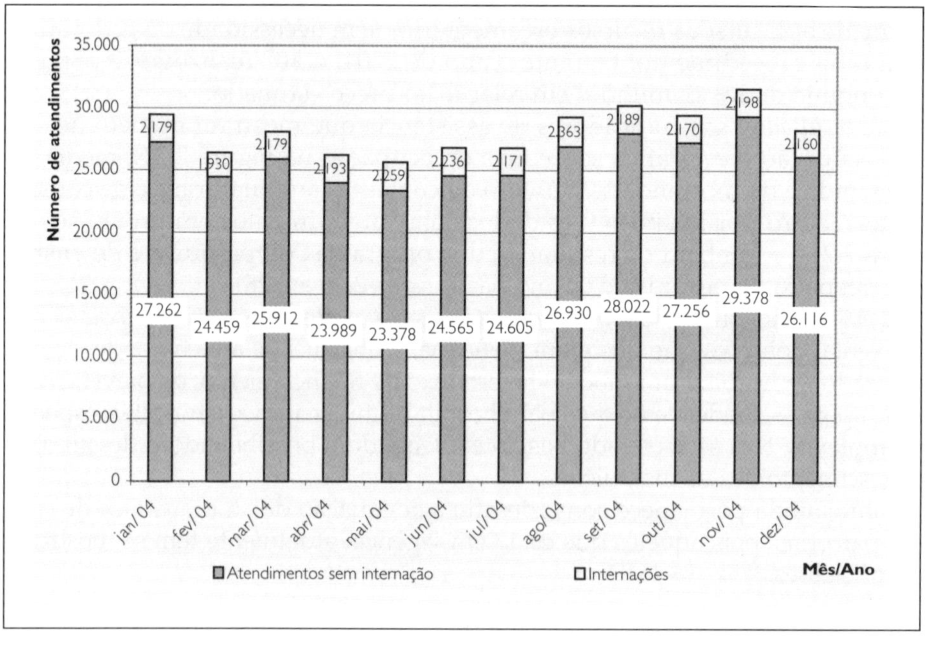

Tabela 2.7 Protocolos de pesquisa

CAPpesq	2003	2004
Sessões realizadas	20	21
Protocolos recebidos	1.076	1.120
Total de pareceres emitidos em função da análise de projetos de pesquisa	2.118	2.262
Aprovados	885	918
Devolvidos	65	47
Suspensos/cancelados	2	8
Reprovados	5	2
Em análise	119	145

Fonte: CAPPESQ out/2005.

Tabela 2.8 Produção científica

Natureza do trabalho	1993	1994	1995	1996	1997	1998	1999	2000	2001	2002	2003	Total
Trabalhos publicados em revistas												
Indexadas nas bases *ISI*	72	115	130	161	162	222	250	271	268	338	361	2350
Não indexadas nas bases *ISI*	159	295	358	370	200	301	330	372	407	436	386	3614
Resumos	834	1029	1001	1208	1318	1356	1605	1545	1598	1446	2148	15088
Capítulos de livro	123	126	124	92	106	113	169	145	124	146	152	1420
Livros	10	10	20	12	22	13	28	31	28	35	29	238
Trabalhos de divulgação	15	33	15	107	162	108	162	93	114	81	56	946
Total	1213	1608	1648	1950	1970	2113	2544	2457	2539	2482	3132	23656

Fonte: Relatórios de Produtividade Científica das Unidade Laboratoriais out/2005.
ISI: Institute for Scientific Information.

Tabela 2.9

Pós-graduação da FMUSP – *Lato Sensu*		**2002**	**2003**	**2004**
Médicos residentes (47 especialidades médicas)		888	876	888
Colaboradores		163	162	186
Pesquisadores		15	13	18
Complementação básica para estrangeiros		78	40	03
Estágios de complementação especializada		275	262	281
Pós-graduação da FMUSP – *Stricto Sensu*		**2002**	**2003**	**2004**
Mestrados		634	471	502
Doutorados		971	748	891
	Total	1605	1219	1393
Orientadores	Total	840	793	795
Dissertações de mestrado		159	205	150
Teses de doutorado		321	287	216
	Total	480	492	366

Fonte: FMUSP out/2005.

Breve currículo

José Manoel de Camargo Teixeira Coordenador e professor do curso de especialização em Administração Hospitalar e de Sistemas de Saúde da Escola de Administração de Empresas de São Paulo, da Fundação Getulio Vargas (Eaesp/SP). Superintendente do Hospital das Clínicas da Faculdade de Medicina da Universidade de São Paulo.

CAPÍTULO 3
Tecnologias de gestão na medicina diagnóstica

- Laboratório Richet: uma empresa familiar de quase 60 anos
  Hélio Magarinos Torres Filho

Laboratório Richet: uma empresa familiar de quase 60 anos

Hélio Magarinos Torres Filho

O Laboratório Richet foi fundado em 1947 por três jovens e recém-formados médicos: Faustino Porto, Wander Mendes Biasoli e Hélio Magarinos Torres. Desde o início, foram traçados como princípios fundamentais a excelência em diagnóstico e o seguimento dos rígidos princípios de ética médica. Durante várias décadas, a grande maioria dos laboratórios clínicos e serviços de auxílio diagnóstico era de empresas familiares, mantidas através da sucessão familiar, tendência esta que continuou até o início dos anos 1990. Como exemplo de alguns dos serviços familiares, podemos citar os laboratórios Bronstein, Maiolino e Helion Póvoa, dentre outros.

Até meados da década de 1980 e início de 1990, as empresas que atuavam no segmento de diagnóstico complementar seguiam a livre concorrência de mercado. Com o aumento do número de empresas gestoras de saúde, a elevação dos custos com os avanços tecnológicos e a sofisticação dos métodos diagnósticos, a tendência do funcionamento operacional e estratégico dessas empresas teve de ser repensado. O preço pelo serviço passou a ser estipulado pelas gestoras e os fornecedores de serviços precisaram se adaptar. A profissionalização do setor tornou-se um aspecto fundamental para a sobrevivência.

O nome 'Richet' foi dado em homenagem ao cientista francês Charles Robert Richet (1850–1935), vencedor do prêmio Nobel de Medicina — na época chamado de Fisiologia — de 1913, pelos seus estudos com Portier, que desvendaram todo o processo da anafilaxia, até então uma doença misteriosa — muitas vezes fatal — que acometia principalmente pessoas que recebiam medicamentos à base de produtos animais, como soros e vacinas. Richet era o que poderíamos chamar de um verdadeiro homem de ciências, pois interessava-se em estudar a fundo tudo o que achava interessante, tendo tomado parte não apenas em projetos relacionados às ciências médicas, mas também no projeto que resultou na construção do primeiro protótipo do helicóptero moderno e no estudo, utilizando métodos rigorosamente científicos, do que foi denominada 'metafísica', hoje mais conhecida como o estudo dos 'fenômenos ocultos'. Richet teve 743 obras, dentre artigos científicos e livros, publicadas, atuou como pacifista durante os anos que antecederam a Primeira Guerra Mundial e escreveu peças de teatro com o pseudônimo de Charles Epheyre.

Durante muitos anos, o Laboratório Richet manteve os princípios fundamentais ditados por seus fundadores, procurando manter elevado grau de excelência nos resultados e focando a maioria de suas ações de divulgação no médico, que representava mais de 80 por cento das indicações de pacientes. Até o final da década de 1990, o laboratório manteve um percentual de aproximadamente 90 por cento para clientes particulares e apenas 10 por cento para convênios. A tendência de consolidação do mercado vinha crescendo, devido não apenas às pressões das gestoras de saúde, mas também aos fornecedores de equipamentos que, ditados pelo que vinha acontecendo já há cerca de dez anos no mercado de saúde norte-americano, passaram a fabricar equipamentos para laboratórios de médio e grande portes, com capacidade para processamento de grande quantidade de amostras. Fomos obrigados, então, a procurar parcerias com as gestoras de saúde que nos garantissem um valor mínimo necessário para a manutenção do padrão técnico de excelência e um maior volume de pacientes. Saímos de cerca de 5 mil para 100 mil testes/mês, possibilitando uma melhor adaptação aos novos custos e a manutenção de equipamentos de última geração. Uma nova sede técnica foi construída na Barra da Tijuca, Rio de Janeiro, em 1998, apostando no crescimento da região.

A visão estratégica atual do Laboratório Richet é continuar trabalhando em seu nicho de mercado, focado principalmente nas classes A e B, diferenciando-se com o pioneirismo em novas tecnologias e dando um enfoque médico mais ativo, tanto para os médicos que encaminham os pacientes, quanto para os pacientes propriamente ditos. Acreditamos que, frente aos grandes grupos que se formaram e continuam a se formar, a personalização no atendimento é fundamental para manter uma presença atuante no mercado. A alta tecnologia não é mais exclusividade de alguns, mas sim quesito fundamental. O que realmente consegue diferenciar é a capacitação técnica, que permite uma melhor utilização das novas tecnologias, e o atendimento personalizado. Para tanto, o investimento em educação continuada e treinamento se faz prioritário.

Nosso modelo de gestão baseia-se na valorização do capital humano, investindo em alta especialização técnica, com um plano de carreira administrativa vertical e um modelo de gestão compartilhada. Em 2004, obtivemos um crescimento de aproximadamente 30 por cento, que se manteve em 25 por cento em 2005. Por se tratar de uma empresa bastante tradicional nesse segmento, a valorização da marca tem nos trazido diversos benefícios. Como exemplo, podemos citar o que aconteceu no mercado diagnóstico entre 2002 e 2003, quando os grandes processos de consolidação estiveram em evidência e obtivemos um crescimento em torno de 70 por cento, atribuído principalmente ao período de adaptação das grandes marcas ao mercado. A força da marca e sua valorização são fundamentos que tentamos passar para nossos colaboradores. Neste ano de 2006, começamos a desenhar um modelo de participação nos lucros para os colaboradores que, acreditamos, possam nos trazer bons resultados.

Outro aspecto que influenciou bastante nosso crescimento foi a criação de uma marca voltada especificamente para o atendimento hospitalar. Em 1997, criamos o Charles Epheyre Laboratório de Pesquisas Clínicas, com atuação exclusiva em hospitais privados. O projeto surgiu para atender a um convite da Clínica São Vicente da Gávea e chegamos a atender a cinco hospitais privados. O atendimento hospitalar proporciona volume de exames sem que haja necessidade de se 'buscar' pacientes; entretanto, os custos com tecnologia, mão-de-obra especializada em regime de plantão e logística têm de ser cuidadosamente analisados na avaliação das propostas. Mais recentemente tomamos a decisão de reduzir as unidades hospitalares e, no momento, estamos atendendo a dois hospitais por meio da marca Charles Epheyre (Hospital do Amparo e Beneficência Espanhola) e a um hospital de excelência (Hospital Samaritano) sob a marca Richet.

Quando se fala em gestão, a primeira definição é 'tecnologia', que é um conjunto de conhecimentos. Tecnologia em gestão é um conjunto de conhecimentos aplicados à gestão. A gestão não deve se basear apenas em ferramentas, 'software' e equipamentos. Ela deve ser muito mais o conhecimento do que a tecnologia. Baseamos nosso modelo de gestão em quatro alicerces principais: 'tecnologia', 'ética', 'capital humano' e 'foco no cliente'. A tecnologia tem de ter aplicação à informação, funcionando como ferramenta para a tomada de decisões, tanto estratégicas como clínicas. O que chamamos de tecnologia da informação é a organização de todas as informações que normalmente coletamos, de forma que nos permita ter uma visão macroscópica de nossos dados. Além dos relatórios gerenciais, a tecnologia também pode nos auxiliar, permitindo nossa conexão remota aos sistemas, facilidade de disponibilidade de resultados para pacientes e médicos (internet, celular etc.) e circuito fechado de telefonia, que permite, por exemplo, a transferência de ligações telefônicas para os celulares dos gerentes. O emprego de outras ferramentas de gestão, como as chamadas 'inteligência em negócios' ou '*business intelligence*', '*enterprise resource planning*' (ERP) e Internet, que são exemplos de sistemas integrados de informação, e informações executivas, como 'portal executivo', 'BSC' (*balanced scorecard*) e 'CRM' (*customer relationship management* — gestão de relacionamento com clientes), também são bastante úteis para as tomadas de decisões executivas.

A tecnologia clínica é utilizada para o interfaceamento entre os equipamentos e o sistema LIS do laboratório, relatórios de custos de testes, computando repetições, calibrações e perdas de reativos, acesso a informações médicas, através de Internet e assinatura de revistas médicas, integração de resultados entre o laboratório central e as unidades hospitalares e de atendimento ambulatorial, disponibilizando resultados totais e parciais em 'tempo real' para médicos e pacientes. Como exemplo, podemos citar uma ferramenta que desenvolvemos para o acompanhamento de amostras de microbiologia nos hospitais. A microbiologia, em ambiente hospitalar, é de fundamental importância, pois apenas algumas horas na implementação ou na mudança de tratamento geralmente são de fundamental importância para a cura do paciente. Criamos uma ferramenta que disponibiliza o andamento dos exames de microbiologia (culturas) para os médicos. Além do resultado oferecido nos terminais do hospital, o sistema também permite o envio de mensagens para aparelhos celulares e a emissão de relatórios de notificação de valores críticos (NVC), que são entregues aos médicos que têm dificuldade de acesso ao terminal do hospital. O sistema de assinatura eletrônica e acesso aos resultados também fornece, além dos resultados atuais, outras informações como resultados anteriores expressados em gráfico, medicamentos utilizados pelo paciente, com um link para o 'def' (uma espécie de dicionário de medicamentos) e acesso a portais que indicam as possíveis interferências de determinados medicamentos nos resultados dos testes laboratoriais.

Já como ferramenta de auxílio administrativo, além das tradicionais de administração financeira, precisamos ter ferramentas que nos permitam o controle de custos e de estoque mínimo, facilitando toda a monitorização dos produtos, desde sua aquisição até seu descarte, sendo útil para a confecção de custos dos testes. A indicação da data da última compra, a evolução do preço e o controle de estoque mínimo auxiliam os departamentos de compras e de estoque, permitindo uma melhor avaliação dos fornecedores.

Uma outra opção a que os laboratórios clínicos têm voltado a atenção é o suporte à pesquisa clínica. Devido às dificuldades enfrentadas nos serviços públicos, entidades de pesquisas clínicas vêm recorrendo às empresas privadas para o complemento de seus estudos. Como o segmento está à parte dos preços das gestoras de saúde, torna-se financeiramente atrativo para os laboratórios clínicos. Além do aspecto financeiro, a participação em projetos de pesquisa clínica também traz mais status ao laboratório clínico e o torna mais conhecido no meio científico. Criamos, há cerca de três anos, um departamento exclusivo para o atendimento à pesquisa clínica, que trata as amostras e pesquisadores de forma exclusiva e separada das amostras de pacientes clínicos, dando total suporte aos requisitos documentais exigidos nas pesquisas. Hoje, atendemos a cerca de 20 projetos de pesquisa clínica.

No 'mercado' de medicina, existem valores e regras que não podem ser esquecidos. Toda empresa ligada à área deve seguir os conceitos que regem a boa prática médica. Dentre eles podemos destacar a ética médica, a ética empresarial, a transparência e a honestidade para com seus clientes. A confiança da relação médico–paciente não pode apenas ser um conceito, ela tem de ser percebida pelos clientes. A transposição do que tem acontecido no mercado norte-americano, que criou a chamada 'indústria do erro médico', muitas vezes atrapalha a relação com os clientes e acaba gerando, logo no início do relacionamento, uma situação de desconfiança mútua. A empresa que atua na área de saúde deve deixar bem claro, tanto para o médico quanto para o paciente, que o bem-estar e a saúde dos pacientes a quem atendem tem de estar sempre acima de qualquer aspecto financeiro. Erros são passíveis de acontecer em qualquer profissão ou segmento, e quando os assumimos de imediato, levando em consideração que, ao tentarmos escondê-los ou minimizá-los, o rumo de um diagnóstico e/ou tratamento pode ser modificado, estamos cumprindo rigorosamente com os preceitos da ética médica e moral que assumimos perante a sociedade. Sabemos que a decisão de assumir um erro diagnóstico não é fácil, pois a reputação da empresa pode correr risco, mas, na grande maioria dos casos, é vista como sinal de confiança e seriedade pela sociedade em geral. Esse não é um conceito muito fácil a ser imputado aos colaboradores, mas traz bastante segurança e bem-estar no ambiente de trabalho. Os membros da equipe têm de ter consciência de que os conceitos básicos internos de uma empresa são refletidos à imagem externa e retornam em forma de lucro financeiro e moral para a empresa.

Aspectos que também se tornaram importantes no mercado diagnóstico são os indicadores de qualidade. A participação em programas externos e internos de qualidade é muito importante, não apenas para o cliente externo, mas também para o interno. A qualidade na empresa não pode ser apenas ditada por regras internas, ela tem de fazer parte do pensamento e da rotina diária de seus colaboradores, e o envolvimento de todos é de fundamental importância para seu sucesso. Os programas e indicadores de qualidade utilizados em laboratórios clínicos incluem a análise de amostras externas que são encaminhadas para vários laboratórios, chamados de controles externos, e a acreditação por órgãos especializados, como a Sociedade Brasileira de Patologia Clínica (SBPC), o Inmetro, o College of American Pathologists (CAP) e a Sociedade Brasileira de Análises Clínicas (SBAC).

Acreditamos que o maior desafio para qualquer empresa do segmento de serviços é manter um crescimento sustentável, sendo uma organização que, ao mesmo tempo em que aumenta suas vendas, consegue manter um atendimento mais personalizado possível, como se ainda fosse uma empresa pequena atendendo a um número limitado de clientes. Nesse mesmo conceito, a manutenção dos princípios éticos e morais é requisito básico.

Breve currículo

Hélio Magarinos Torres Filho Médico patologista clínico, MBA em Saúde pelo IBMEC, diretor médico do Laboratório Richet desde 1986.

CAPÍTULO 4
Desafios para a saúde suplementar

Uma equação que não fecha

Arlindo de Almeida

Os problemas que ocorrem na área da saúde no Brasil têm origem de fácil identificação. São resultantes da falta de recursos — públicos e privados —, e que se traduz em escassez de financiamento. No setor privado de planos e seguros de saúde, o problema começa pelo preço dos planos, cujos reajustes (dos planos individuais e familiares) são controlados pela ANS (Agência Nacional de Saúde Suplementar).

Em uma economia de livre concorrência como a nossa, os preços e seus reajustes deveriam ser inteiramente livres. E o são, mas em termos. As operadoras têm inteira liberdade para estabelecer os preços dos planos novos, estruturando-os com base em cálculos atuariais e valores adequados ao registrar seus produtos na ANS. O que existe de entrave é a política de reajuste de preços nos planos individuais e familiares, que é determinada mais por decisões político-sociais, não técnicas, sempre submetidas a pressões sociais, legítimas, mas impossíveis de serem absorvidas economicamente pela iniciativa privada.

Para estabelecer o índice de reajuste, há no processo utilizado pela ANS uma mistura de técnica, que ninguém até hoje conseguiu compreender, firmada com o objetivo de seguir em parte os reajustes dos planos coletivos, cujos preços são liberados e negociados livremente entre as partes contratantes. O índice, afinal, é definido por meio de um estudo, nunca suficientemente transparente, de modo que as empresas não podem, por falta de dados, contestá-lo.

A inconformidade com os índices nunca foi levada em conta. Assim, evidentemente, esses reajustes têm ficado sempre abaixo não apenas das expectativas, mas especialmente aquém das necessidades do negócio. Pior, acabam interferindo nos reajustes dos planos empresariais, pelo fato de serem um índice amplamente divulgado. Como não são estudados tecnicamente, esses índices não contemplam os valores necessários para a sobrevivência do plano privado de assistência à saúde. O ideal seria a liberdade de reajustes.

Nós temos lutado por essa liberdade, com as seguradoras, desde o início do funcionamento das câmaras de saúde suplementar, propugnando pela liberdade de reajustes, que seriam diferenciados, de acordo com a estrutura de cada empresa — porque não existem duas empresas com o mesmo custo, com a mesma formação de custos. Então, nossa proposta é de que, por meio das planilhas de custos apresentadas à ANS, sejam estabelecidos e concedidos os reajustes, diferenciados, de acordo com os custos de cada empresa, compatíveis com sua necessidade.

Como resultado do critério que vem sendo usado, totalmente alheio à realidade do mercado, tornou-se cada vez mais estreita a margem de lucro do negócio, carreando dificuldades para o setor. É fácil entender por que, analisando alguns dados.

Estudos com dados comparativos entre 1995 e 2003 revelam a evolução da crise, ano a ano. Em 1995, enquanto o IGP-M (base maio) registrava inflação de 79,78 por cento, o aumento máximo autorizado foi de 33,09 por cento; as diferenças negativas continuaram, ano a ano, culminando em 2003 em um IGP-M de 31,53 por cento e apenas 9,27 por cento para reajuste, resultando em um acumulado (IGP-M) de 356,54 por cento contra 213,85 por cento autorizado para reajustes, e defasagem em torno de 45,37 por cento. Somando-se a essa expressiva redução de receita, as despesas médias de internação por usuário/ano (FIPE/Abraspe) saltaram de R$ 176,62 (em 1996) para R$ 371,74 (em 2002); crescendo igualmente a utilização de consultas por usuário/ano, de 3,22 para 4,01, e de exames, quase dobrando, de 4,84 para 8,61 nesse período. Além disso, a relação exames/consulta elevou-se nesse mesmo período de 1,5 para 2,15.

É importante também ressaltar que em todo o mundo a inflação na área médica é reconhecidamente superior às inflações normais dos países em virtude de sua característica especial e de outros múltiplos fatores. Contrariamente ao que ocorre em outras áreas de negócios, no setor de saúde, novos processos de tratamento, avanços tecnológicos, utilização de sofisticados aparelhos computadorizados, métodos radiológicos e de imagem que são adotados freqüentemente não descartam os antigos; o surgimento de novas doenças, o ressurgimento de outras que se supunha controladas e o envelhecimento da população acrescentam novos custos.

Não são nossos os índices apresentados, referentes à utilização de serviços em internação, consultas e exames. São dados da Unidas, cujas associadas prestam serviços sem fins lucrativos, por meio da modalidade de autogestão, utilizando com freqüência a co-participação do usuário no pagamento do plano de saúde, o que funciona como um fator moderador de utilização.

Deve-se observar que na medicina de grupo, na qual a co-participação é rara, esses dados são bem diferentes e mais elevados. O número de consultas/ano está muito próximo a oito e o de exames por consulta é mais ou menos o mesmo das autogestões. Igualmente, na relação exames/consulta, a utilização mais que dobrou, saltando de 1,5 para 2,16.

Esses dados mostram a enorme dificuldade das empresas em garantir sobrevida financeira saudável à área da medicina suplementar. Uma situação que, infelizmente e por conseqüência, atinge toda a cadeia produtiva na área privada de saúde. Com efeito, a principal receita dos hospitais privados advém dos planos de saúde que contribuem com cerca de 90 por cento do total de sua receita. Sofrem os hospitais, sofrem os médicos, sofrem os laboratórios e serviços de imagem, e essa é uma das grandes causas do desentendimento crescente entre todos esses setores.

Atribuímos ao envelhecimento da população a responsabilidade de parte dos custos que estão sendo agregados ao atendimento à saúde dos usuários de planos de saúde. Isso é um fato universalmente reconhecido. O IBGE (Instituto Brasileiro de Geografia e Estatística) mostra que, em nosso país, é desproporcionalmente crescente a população da faixa etária acima dos 60 anos que, em 1980, correspondia a 6,11 por cento da população, com previsão de participação de 12,56 por cento em 2020, dobrando, portanto, enquanto a população de 0 a 19 anos que participava, em 1980, com 49,71 por cento passaria a participar com 31,18 por cento em 2020. Esse mesmo estudo do IBGE prevê que a faixa de 40 a 59 anos de idade que participava, em 1980, com 14,46 por cento da população passará a 25,39 por cento em 2020. Analisando esses dados verificamos que o envelhecimento da população brasileira acarretará, sem dúvida, problemas no financiamento da saúde e também da previdência social.

Esses dados são de uma previsão realizada no ano 2000, e é possível que suas expectativas estejam defasadas, uma vez que fatores diversos, como mudança de comportamento, certamente interferem em prazo tão longo, especialmente nesses tempos em que tudo caminha tão rápido e mal conseguimos acompanhar. Na velocidade em que as coisas estão acontecendo, uma previsão de quase 20 anos é praticamente impossível de ser projetada com segurança por qualquer instituto, por mais aparelhado, organizado, eficiente e capaz que ele seja.

Mas os dados expressam, certamente, o aumento da população de 60 a 70 anos e, em contrapartida, a diminuição da faixa superior dos mais jovens, como conseqüência da diminuição da natalidade, e apontam para o aumento da expectativa de vida, fatores que já são consenso entre os especialistas.

E, com o crescimento da expectativa de vida, fato que conforta a todos nós, há a elevação dos custos no atendimento à saúde. Hoje, na atenção à saúde das pessoas com mais de 60 anos, esses custos estão em torno de quatro a seis, às vezes até dez vezes superiores aos das outras faixas etárias.

No que diz respeito à parte de comercialização de materiais e medicamentos, a primeira conclusão a que se chega é que não existem tabelas confiáveis. Nem o Brasíndice nem outras tantas tabelas utilizadas são confiáveis, principalmente no que diz respeito a materiais.

A Abramge (Associação Brasileira de Medicina de Grupo) está produzindo com a FIPE (Fundação Instituto de Pesquisas Econômicas), em São Paulo, um trabalho com a finalidade de levantar os custos de materiais e medicamentos, mediante a análise de dados de cerca de dez hospitais próprios, selecionados, de empresas da atividade de medicina de grupo. Esse estudo tem revelado barbaridades em diferenças, que chegam a ser seis, sete vezes superiores na cobrança, revelando que os níveis de comercialização por eles praticados são excessivamente elevados. E isso acontece, em contrapartida, para compensar a reconhecida defasagem existente nos valores de diárias e taxas.

Na realidade, o que se verifica é que, para sobreviver, o hospital está inflacionando os preços de materiais e medicamentos que fornece e transformando sua comercialização em um negócio rentável, ainda que seja esta uma forma anacrônica, encontrada para compensar perdas e garantir a sobrevivência do negócio, condenável e sem sentido, que precisa ser corrigida.

Alguma coisa tem de ser feita para alterar essa prática. O caminho, a meu ver, é o de correções concomitantes, ou seja, à medida que se estabelecem preços normais de materiais e medicamentos, também deve-se trabalhar com diárias e taxas hospitalares a preços normais.

Como está, constata-se o absurdo da principal lucratividade do hospital ser resultante, por exemplo, da comercialização de materiais e medicamentos. E essa é, na verdade, a absurda realidade conhecida, mas aceita por todos. Uma situação absurdamente aceita e uma distorção condenável que precisa ser corrigida.

Temos nos reunido em São Paulo com a direção de vários hospitais, entre eles alguns associados à ANAHP (Associação Nacional de Hospitais Privados), uma nova associação que congrega hospitais de primeira linha e da qual fazem parte o Sírio-Libanês, o Albert Einstein e o Santa Catarina, entre outros, para discutir essa situação com base no estudo em andamento. Os objetivos, as análises e os questionamentos não se propõem a examinar preços ou formas de reajustes. O tema das discussões, por meio de uma linguagem comum, está relacionado aos problemas que ocorrem e às possíveis soluções.

Com relação a materiais e acessórios, o que se constata é uma loucura: não existe qualquer tipo de padronização nem mesmo um órgão competente para gerenciá-la. Sem dúvida, há a clara necessidade de uma lista de materiais aceitáveis, que poderiam ser listados em protocolos. Hoje, cada profissional usa determinado tipo de material, nem sempre com conhecimento da qualidade, nem sempre de maneira honesta.

Vale destacar o problema relacionado às próteses, principalmente pelos seus custos explosivos. E uma das grandes críticas que se faz é dirigida à Anvisa (Agência Nacional de Vigilância Sanitária), porque é ela quem autoriza a utilização de determinados tipos de materiais e que permite sua entrada no país. Há materiais absolutamente desnecessários, de custo–benefício inadequado. Mas não é só isso; são preocupantes os custos explosivos dos materiais. Para se ter idéia do absurdo, veja alguns exemplos: a endoprótese de aorta custa em torno de R$ 48 mil; a prótese total de quadril, R$ 40 mil; a prótese de coluna, R$ 92 mil, e houve casos como o de uma senhora de 90 anos, internada em um hospital com moléstia em estágio pré-terminal, que sofreu uma queda do leito e, por isso, foi submetida a uma cirurgia e implante de prótese de coluna aos preços citados. Isso também acontece! Alguns exemplos desses custos: o stent com ripamicina custa R$ 9.900; o marca-passo com desfibrilador automático, R$ 32 mil; o espaçador dinâmico, R$ 26 mil.

Estudo feito sobre custos de procedimentos em uma população idêntica, e sua variação entre os anos 2001 e 2003, revela seu impacto: procedimentos em gastroplastia, por exemplo, que custaram R$ 746.717,00 em 2001, saltaram dois anos depois para R$ 2.464.800,00, isto é, mais de três vezes, uma demonstração clara de que não há qualquer relação com a inflação. E no que se refere a próteses nessa população, um custo total de R$ 6 milhões de reais em 2001 passou para R$ 18 milhões em 2003.

É consenso que a introdução de novas tecnologias nem sempre é benéfica no que diz respeito a custo–benefício, no entanto, há muitos tipos de procedimentos que contrariam o critério. Exemplo flagrante é o de uma pequena pinça utilizada para amigdalectomia. Seu custo total equivale ao de quatro ou cinco amigdalictomias normais, mais um caso que revela total falta de senso, pois a utilização desse procedimento não traz nenhuma vantagem para o paciente.

A sugestão para exame, encaminhamento e solução racional dessa situação, e de alguns outros problemas correlatos, é a formação de uma câmara técnica na Agência Nacional de Saúde, que é a instituição mais adequada.

Já há algum tempo na FGV temos discutido esse problema, questionando sobre quem ou qual órgão poderia fazer o ordenamento e controle desses casos. Entendemos que não seria adequado que ficasse a cargo das entidades médicas, nem de universidades, mas sim da Agência Nacional de Saúde Suplementar, que já está lidando com os problemas do setor, além de ter se revelado bem mais dinâmica que outros órgãos.

Então, seria importante a formação de uma câmara técnica, composta de representantes de todos os setores interessados, inclusive com a presença obrigatória dos fabricantes, para serem analisados eventuais problemas com os novos materiais, e também da Anvisa, a responsável por sua liberação.

Também vale ressaltar o que acontece atualmente com os planos de saúde, submetidos a aumentos de custos elevados e reajustes contidos, levando seus dirigentes a promoverem um cuidadoso gerenciamento, muito apurado, acompanhando o paciente principalmente no que diz respeito a moléstias crônicas ou graves, por meio de atendimento imediato de suas necessidades, visitas domiciliares, fornecimento de medicamentos e materiais e demais providências necessárias. A mudança de foco da medicina curativa para a medicina preventiva também se faz necessária tanto para melhorar a qualidade de vida do usuário como também por ser importante fator de redução de custos na assistência médica. Todos esses cuidados tornam-se indispensáveis nos dias atuais.

Finalizando, um comentário sobre a extensão de cobertura obrigatória do plano de saúde, que é praticamente ilimitada, pois, além do atual rol de procedimentos, novas coberturas vêm sendo exigidas e muitas vezes impostas pelo Poder Judiciário. Nunca se contempla ou se atenta para a equação custo–benefício, cujo equilíbrio é indispensável para a sobrevivência do setor. Da maneira como vem sendo feita tal cobrança, o desequilíbrio se revela cada vez mais patente. É uma extensão extremamente variável, agravada ainda por determinações judiciárias por meio de liminares que obrigam a realização de cobertura de patologias não contratadas.

Então, como foi demonstrado, a atividade está se tornando impraticável, ou seja, a equação jamais terá um resultado porque a receita é finita e os custos infinitos. Trata-se de uma equação que não vai fechar nunca.

Breve currículo

Arlindo de Almeida Presidente da Abramge. Médico, pediatra, cirurgião infantil, formado pela Escola Paulista de Medicina; membro do Colégio Brasileiro de Administradores Hospitalares; membro titular da Câmara de Saúde Suplementar; membro do Fórum de Líderes Empresariais da *Gazeta Mercantil*; diretor da Pró-Saúde Assistência Médica Ltda. — Samcil.

A saúde suplementar na visão do setor filantrópico

Antonio Luiz Paranhos Brito

As santas casas de misericórdia foram as primeiras organizações não governamentais a se instalarem no Brasil. Em 1543, portanto, apenas quatro décadas após a descoberta do país, surgiu em Santos (SP) a primeira Santa Casa. Essas entidades, oriundas de Portugal, têm como missão a promoção e recuperação da saúde, o exercício da assistência social, além de atuarem nos setores educacional e cultural.

Após 463 anos, as santas casas e os hospitais filantrópicos possuem, atualmente, cerca de 2.100 estabelecimentos de saúde e foram responsáveis por 39,88 por cento das internações pelo SUS em 2005. Em 56 por cento dos municípios brasileiros, essas entidades são os únicos hospitais disponíveis à população. O setor filantrópico de saúde gera cerca de 450 mil empregos diretos e conta com 140 mil médicos autônomos atuando em seus corpos clínicos, o que demonstra seu relevante papel no desenvolvimento social brasileiro.

As santas casas e os hospitais filantrópicos, buscando o fortalecimento institucional, organizaram-se em 14 federações estaduais localizadas nos Estados da Bahia, Ceará, Espírito Santo, Mato Grosso do Sul, Paraná, Piauí, Rio Grande do Sul, Rio de Janeiro, Goiás, Minas Gerais, Pernambuco, Santa Catarina, São Paulo e Tocantins, e estas, em nível nacional, na Confederação das Santas Casas de Misericórdia, Hospitais e Entidades Filantrópicas — CMB, sediada em Brasília, DF. Esse sistema confederativo é fundamental na defesa dos pleitos do setor filantrópico e, conseqüentemente, no atendimento aos beneficiários da Loas (Lei Orgânica da Assistência Social).

O setor filantrópico de saúde está em crise devido a fatores como a baixa remuneração da tabela do SUS (Sistema Único de Saúde), a diminuição das doações particulares de pessoas físicas e jurídicas, o aumento no custo *versus* a defasagem na receita, a falta de gestão profissionalizada e contínua e a imposição legal de atender, no mínimo, 60 por cento do SUS para manter o Ceas (Certificado de Entidade Beneficente de Assistência Social), um dos requisitos para a obtenção e manutenção da isenção previdenciária.

E qual é a alternativa? A saúde suplementar mostra-se como uma das alternativas à crise desse setor. O setor filantrópico possui, atualmente, 126 operadoras de planos de saúde registradas na ANS (Agência Nacional de Saúde Suplementar), sendo a primeira criada em Bento Gonçalves/RS na década de 1980. Paralelamente a essas operadoras próprias, as santas casas e os hospitais filantrópicos mantêm convênios para prestação de serviços a cooperativas médicas, medicina de grupo e seguradoras, a exemplo da SulAmérica, Bradesco e outras, no percentual permitido por lei, de até 40 por cento de seus atendimentos.

Qual é o desafio? O desafio para o setor filantrópico é adequar seus custos à remuneração dos planos de saúde e do SUS, sem deixar de cumprir a missão institucional.

Levantamento realizado pela CMB a partir da implantação do Plano Real, de julho de 1994 a agosto de 2005, comprova que o aumento dos custos assistenciais, acelerado pela inflação, é incompatível com o reajuste da Tabela do SUS. Veja o exemplo: enquanto a inflação dos hospitais está no montante de 366,6 por cento e da gasolina em 493,84 por cento, nesse período, a tabela do SUS foi reajustada em apenas 37,3 por cento, o que demonstra a elevada defasagem.

Para o setor filantrópico, é fundamental discutir a política de preços de medicamentos e acessórios, pois a saúde suplementar não pode pesar negativamente no mix do resultado operacional do hospital já combalido pela defasagem da tabela do SUS.

Na análise dos medicamentos e acessórios, verificamos que há um peso elevado na composição do custo hospitalar e do preço em diárias e taxas, gazes e honorários médicos. Além disso, há uma incorporação de tecnologia com grande variedade de tipos e modelos, geralmente, importados, com preços diferenciados. Alguns outros fatores compõem essa análise, a exemplo da ausência de controle sobre os fornecedores, surgimento de drogas e medicamentos de alto custo no mercado, inclusive com liminares obrigando a utilização dessas novas drogas, mesmo sem cobertura contratual entre as operadoras e seus clientes.

Com isso, o mercado vem adotando medidas para conter alguns desses fatores, o que acarreta uma pressão para a diminuição dos custos dos procedimentos produzidos por todos os que o compõem (médicos, fornecedores, operadoras de planos de saúde, hospitais, dentre outros). Algumas medidas assumidas pelo mercado consistem em:

- mudança no modelo de *fee for service* para pacotes de procedimentos cirúrgicos com preços definidos;
- direcionamento de demandas;
- solicitações de protocolos e até mesmo autorização prévia para o uso de medicações de alto custo;
- redução de taxas de comercialização;
- consultores para avaliar a indicação de uso e quantitativo de materiais para procedimentos eletivos;
- auditoria de contas médico-hospitalares.

A partir da análise desse cenário, a CMB vem discutindo as alternativas e levantando sugestões para minorar essa desarmonia no mercado no que tange à saúde suplementar, a exemplo:

- parametrização e controle dos materiais e medicamentos da rede hospitalar (ANS — Agência Nacional de Saúde Suplementar e Anvisa — Agência Nacional de Vigilância Sanitária);
- padronização do uso dos genéricos;

- estabelecimento de protocolos médicos e diretrizes para uso de materiais e medicamentos (MAT/MED) com foco no custo e no benefício (oncologia, infectologia);
- criação de parâmetros de custos dos procedimentos pela ANS como forma de cotejar o desempenho dos planos de saúde, bem como de avaliar a sinistralidade do setor;
- definição e divulgação, pela própria ANS, dos índices de utilização pelo usuário do plano de saúde para efeito de avaliação dos critérios e padrões assistenciais na busca da redução de custos sem perda da qualidade do atendimento médico-hospitalar;
- centrais de compras de MAT/MED, possibilitando aos hospitais negociarem em conjunto e diretamente com o fornecedor;
- responsabilidade e participação ativa dos diversos segmentos do setor (governo, ANS, operadoras, prestadoras de serviços, representação dos consumidores).

Entendemos que o cenário adverso, decorrente da necessidade de implementação de critérios e parâmetros para uma política de preços, procedimentos e acessórios entre os que compõem esse mercado, deve ser considerado um importante obstáculo a ser transposto para o aprimoramento da saúde suplementar brasileira.

Por isso, acreditamos que o desafio a ser superado é propor um novo paradigma para a gestão da saúde, sendo o foco em resultados, atuando em cada segmento do mercado de saúde e buscando sua potencialidade.

Breve currículo

Antonio Luiz Paranhos Brito Presidente da CMB (Confederação das Santas Casas de Misericórdia, Hospitais e Entidades Filantrópicas). Membro do Conselho Estadual de Saúde da Bahia. Ex-presidente do CNAS (Conselho Nacional de Assistência Social).

A partir de pontos fundamentais

Antonio Jorge Kropf

Quando abordamos a crise do financiamento na saúde, não podemos deixar de tocar em três pontos fundamentais: as novas tecnologias, os custos ascendentes e a falta de recursos. O resultado de todos os milagres da medicina moderna é a longevidade, e o desafio é como enfrentar essa nova realidade médica. Considerando-se que a população do mundo atingiu 6 bilhões de pessoas em 1999, que será de 9 bilhões em 2050, quando também teremos um número seis vezes maior de pessoas acima de 85 anos do que temos hoje, fica clara a complexidade da questão que temos de enfrentar e solucionar.

A falta de recursos para a saúde permeia hoje as sociedades no mundo inteiro.

Dados da professora Lígia Bahia, em seu trabalho sobre saúde suplementar, *Padrões e mudanças no financiamento e regulação do sistema de saúde brasileiro: impactos sobre as relações entre o público e privado*, mostram a importância do setor privado de planos de saúde, individuais ou coletivos, que em 2003 contribuía com 25 bilhões; hoje, essa contribuição ultrapassa os 30 bilhões. O desembolso direto do indivíduo, do cidadão, das famílias é de 41 bilhões. Então, temos 112 bilhões que, para um PIB, àquela época (2003) de 1.000.300, correspondem mais ou menos a 8,6 por cento. A medicina praticada nas capitais brasileiras é equivalente àquela dos melhores países do mundo. Então, podemos inferir qual é o desafio de nossa sociedade. Enquanto os Estados Unidos, com seu PIB e seu fantástico domínio econômico, investem 15 por cento em saúde, o equivalente em 2005 a US$ 6.400, nós temos, no Brasil, um investimento de US$ 240.

Alguns aspectos merecem reflexão, considerando os desafios efetivos dos sistemas de saúde como um todo, sejam eles públicos ou privados. Aqui me coloco como um gestor que tem sob seus cuidados uma população de 1,85 milhão de pessoas — população coberta pelo Grupo Amil (Amil e Dixamico); para efeito de consciência dessa responsabilidade, se juntássemos todas essas pessoas numa mesma cidade esta seria, hoje, a sétima cidade mais populosa do Brasil. Essa magnitude nos leva, cada vez mais, à importância da integração entre os setores público e privado de uma forma muito mais madura.

Assuntos como 'incorporação tecnológica', 'acesso' e 'eqüidade' são pouco abordados. Nós, gestores, temos de aprofundar muito mais a visão sobre o assunto.

Algumas coisas devem ser ditas para um posicionamento adequado. A indústria da tecnologia e a comunicação sobre incorporação tecnológica são questões muito sérias. Como enfrentar, quando você se depara com uma matéria no jornal *O Globo*, ou na revista *Veja*, mostrando como matéria de capa os 'avanços na medicina', e que acarretam uma demanda extra e certamente desnecessária de novos serviços ou exames? O médico na ponta do atendimento também sofre com essa pressão; como vai resistir? As discussões devem ser mais profundas.

O que precisamos discutir, como ponto muito relevante, é a forma de garantir o acesso pleno e igualitário. Essa discussão permeia de maneira relevante o indivíduo e a cidadania como um todo. A questão do acesso hoje é mais importante do que a tecnologia. E várias sociedades estão dando destaque a isso.

Em relação aos medicamentos, uma publicação de maio de 2005 mostra a desigualdade no acesso à terapêutica, apesar de todos os avanços. Eu, pessoalmente, que faço parte do programa de medicina preventiva da Amil, controlando a área cardiovascular, gastando R$ 100,00 por mês com dois remédios — aspirina e estatina, com 50 por cento de financiamento pelo plano de saúde. Com uma população em que 85 milhões estão abaixo de um salário mínimo, como é que fica?

Nesse cenário, é de profunda importância refletir sobre a questão das liminares. Essa relevância eu ouvi do professor Gonzalo Neto, primeiro presidente da Anvisa, em 1998, quando, em uma reunião da Fundação Getúlio Vargas São Paulo, ele disse: "Olha, é preciso diferenciar a questão entre o direito do consumidor e o direito da cidadania? Até onde um impacta no direito do outro?" Quando uma liminar obriga um gestor do SUS, por exemplo, a fornecer um medicamento importado de alto custo para um único indivíduo, esquece-se que isso está privando um número enorme de pessoas com patologias básicas — hipertensão, diabetes — da continuidade do tratamento. Essa discussão tem de ser assumida pela sociedade.

Eu tive um mandado de prisão, que não se concretizou, por uma liminar de um beneficiário nosso em uma questão em Nova York, em que tivemos que depositar US$ 250 mil no dia seguinte. Quantas empresas você estima haver hoje, dentre as operadoras, que podem depositar essa quantia em 24 horas, por um tratamento em Nova York, que, diga-se, poderia perfeitamente ser realizado aqui no Brasil?

Como conseguir os recursos para necessidades crescentes? Não vai diminuir. Isso nos leva à questão do reajuste dos planos de saúde. O reajuste é uma questão de mercado. É o entendimento da realidade econômica.

Sabe-se que o ideal é a liberdade de preço dentro de um regime de competição efetiva. Defendemos a liberdade de preço. Se, para o reajuste proposto, o consumidor não tiver percepção de valor, irá para outra operadora. É isso o que ocorre nos grandes centros urbanos. Precisamos fazer o milagre de acompanhar a medicina de ponta com baixos valores *per capita*.

No plano individual, seu empobrecimento leva a quê? Leva a segmentos claros de mercado. Então, quando falo em plano individual, estou me referindo ao seguinte: se não tivermos competitividade em termos de preço para atuarmos nas faixas que os indivíduos podem pagar, ficamos fora do mercado. É lógico que a medicina de grupo consegue ser mais barata em função de estruturas próprias. As seguradoras de reembolso são mais caras.

Mas essa realidade levou a quê? Levou a uma tendência irreversível no mundo inteiro. Os Estados Unidos, em 1990, tinham 70 por cento de planos de livre escolha; hoje, têm menos de 5 por cento. No Brasil, em 2001, os planos individuais eram 33, hoje são 27; isso é uma tendência, temos de entender e fazer o melhor.

Faltam recursos e, pior, eles não aumentarão tão cedo. Precisamos aprender a buscar soluções políticas que permitam o redirecionamento dos recursos que existem hoje, porque eles não aumentarão de maneira significativa, mesmo que nós defendamos — tanto do ponto de vista do SUS como do sistema privado — fazer aquilo que todas as sociedades modernas estão fazendo: no Reino Unido, onde o sistema estatal possui grande eficiência, o programa de reforma do presidente Tony Blair ampliou em cinco anos os investimentos. O secretário Gordon Brown veio a público dizer, no segundo ano do plano qüinqüenal: "Olha, pessoal, apesar de o ministro Tony Blair ter dito que eu não ia aumentar impostos, me perdoem, mas, se nós queremos diminuir a fila, eu tenho de pedir humildemente que a sociedade entenda". E, assim, em abril de 2002 aumentaram impostos relativos ao NHS, sistema equivalente ao nosso SUS. O Canadá votou este ano um aditivo de US$ 41 bilhões; o congresso francês aprovou a reforma do ministro Joupet, da Saúde, que, diga-se de passagem, é muito interessante. Nós estamos procurando seguir, em nossos modelos na Amil, as reformas européias, nas quais os modelos buscam a prevenção e os resultados médicos apresentam eficiência e qualidade.

É pecado discutirmos incentivo à saúde? Não, porque já há o subsídio. Pecado é vermos a desigualdade que existe hoje, da iniqüidade, do indivíduo que tem uma dupla cidadania. Com todo o respeito, se ele tem plano de saúde ou não, vemos os danos que isso representa para nós como um todo.

Como Charles Darwin preconizou: o ser vivo evolui, muda ou morre. Todas as sociedades estão buscando essa evolução. Temos, por exemplo, as operadoras e os hospitais, todos fazendo muita coisa, a despeito das dificuldades do momento. E vemos essas mudanças com muito otimismo. É fato que as mudanças estão ocorrendo com um sofrimento maior do que o que se esperava. Mas o grande desafio é a mudança do modelo assistencial. O modelo da liberdade plena, dos planos de livre escolha, acabou. O sistema não pode se dar ao luxo de fazer aquilo que, em artigo publicado recentemente no jornal *O Globo*, dizíamos, entre outras coisas, o seguinte: "Os recursos necessários virão de quê? Da eficiência, do fim do desperdício e da responsabilidade". Por quê? Porque o envolvimento, tanto nosso como do consumidor, passa efetivamente por um comprometimento com resultados, em todos os aspectos.

E, nessa evolução, hoje teria como ponto fundamental um tema pelo qual batalhamos nesses últimos sete anos: a reformulação do modelo assistencial no qual o gestor da área privada, assim como aqueles da área pública, tem como responsabilidade principal a visão da gestão de saúde, invertendo a pirâmide, do tratamento para a prevenção, de modo que sobrem recursos para resolver essa equação. Teremos de mudar muita coisa. Teremos de mudar, inclusive, como remunerar a saúde. Porque só sabemos remunerar a doença. É por isso que criamos essa situação perversa que aí está: a minha felicidade é a sua infelicidade. Cito o trabalho do professor Michael Porter, quando diz: "eu não consigo entender uma economia de mercado como a dos Estados Unidos, em que para um ganhar, outro tem que perder". Nós não teremos solução se não mexermos na forma da remuneração dos serviços médicos, do pagamento por serviços prestados. Vamos dar oportunidade de se sobreviver como sobrevivem os nossos bombeiros, sem precisar tocar fogo para criar um fato e ganhar produtividade sobre o número de incêndios apagados. É isso o que vemos hoje na saúde.

Dentro dessa visão, o grupo Amil está muito consciente de que obtivemos, após cinco ou seis anos, uma visão da gestão de saúde integrada. Finalmente, hoje consideramos os pontos mais claros das nossas diretrizes, das políticas que regem nossa visão como gestores. Primeiro, a solução está no sistema organizado, sistema esse no qual eu, como gestor, como operadora, tenho a coragem para, efetivamente, transferir a quem é de direito, ou seja, o médico, a equipe de saúde, as decisões médicas, apoiado naquilo que sabemos ser a especialidade de todos, e que fazem muito bem, através de quê? Consenso, diretrizes, racionalidade. E aqui está o ponto em que nossas esperanças aumentam: o que mudou, no mundo de hoje, é a capacidade de informar, a capacidade de convencer com base em dados gerados e a capacidade de facilitar a integração.

Finalmente, posso afirmar que todas as políticas, todas as diretrizes para resolver qualquer um desses problemas, a nosso ver, passam pela concepção real de um sistema organizado, que pode ser como a medicina de grupo tradicional, como o hospital. Pode ser como a medicina de grupo não tradicional, como nós representamos, o sistema de rede credenciada, que tem como meta a integração dos médicos, todos interagindo intensamente em função do benefício, daquilo que as equipes de saúde sabem fazer: a prática da boa medicina.

Breve currículo

Antonio Jorge Kropf Médico formado em 1967 pela Universidade do Brasil. Atua na área de clínica geral e terapia intensiva. Chefe de clínicas do CTI Hospital do Andaraí–INAMPS até 1992. Módulo Sistema de Saúde na Universidade de Boston, Estados Unidos, em 1984. MBA em Administração pelo Coppead, Universidade Federal do Rio de Janeiro, em 1986. Diretor técnico nacional da Amil Assistência Médica Internacional Ltda.

Regulação de preços em saúde suplementar

Maurício da Silva Lopes

Focarei especificamente na regulação de preços. Ao longo deste artigo, tentarei fazer uma abordagem técnica, não me pautando pela emoção que o tema costuma sugerir, dado que o mercado de saúde suplementar é saúde, e, como dizem, saúde não tem preço, apesar de a medicina ter custo. Além disso, não entrarei no mérito da necessidade ou relevância da regulação, acatando-a como um dado, posto que está definida por Lei. Portanto, vou analisar quais procedimentos ou técnicas poderiam ser utilizados para a regulação de preços e qual o impacto de cada uma delas no mercado, com o objetivo de elaborar uma política de futuro, que saia do mercado de transição no qual estamos inseridos hoje.

Entretanto, para propor algo para o futuro, é preciso entender os processos de regulação de preços utilizados no passado e, também, ter em mente que regular preços contempla a árdua missão de contemporizar os desejos e anseios de todos os agentes do mercado, o que é virtualmente impossível.

Desde 2000, quando o governo iniciou a política de controle de reajustes, ele se deparou, de maneira resumida, com o seguinte menu de possibilidades regulatórias para fazer sua escolha: (1) baseada em custos; (2) baseada em preços; ou (3) baseada em incentivos.

Fazer uma regulação baseada em custos significa adotar uma margem de retorno. Ou seja, remunerar uma atividade, com um percentual predefinido entre o regulador e o regulado, baseado na rentabilidade, ou retorno, da atividade.

Atribui-se como vantagem do processo o fato de que ele garante a rentabilidade da atividade, não importando quanto a empresa tenha investido. A desvantagem, segundo a literatura, é que esse modelo pode não trazer ganhos de eficiência para o consumidor, ou seja, qualquer eficiência incremental na atividade pertence à empresa regulada.

Por outro lado, esse modelo tem como vantagem adicional a flexibilidade para tratar de maneira heterogênea as empresas que são diferentes entre si. Isto é, empresas pequenas, empresas grandes, do interior, da capital ou de uma determinada estrutura de custos, podem ser tratadas diferentemente, de modo que seja maximizado o resultado de sua atividade.

Em contrapartida a essa política de regulação que permite tratamentos heterogêneos entre os regulados, existem duas propostas de políticas homogêneas: a regulação baseada em preços e a regulação baseada em incentivos.

Implementar uma regulação de reajustes baseada em preços significa regular por meio de um índice, ou *proxy*, externo. Isso significa aceitar que não há um índice de dentro do próprio setor que traduza de maneira eficiente a variação dos custos ocorrida no período de reajuste. A solução, então, é encontrar essa *proxy* em outro mercado.

Exemplificando: suponha que seja necessário regular o mercado de gasolina e o regulador não possua uma *proxy* consistente dentro desse mercado. Nesse caso, ele irá procurar em outro mercado um índice de preços que reflita a variação de custos e possa traduzir o reajuste da gasolina, por exemplo, a variação do IPA.

Vantagem dessa política: a necessidade de informação é baixa, o que permite fazer uma regulação com uma *proxy* totalmente externa. Como desvantagem, por outro lado, essa regulação pode trazer redução da qualidade ou quantidade dos serviços ou produtos ofertados no longo prazo, caso a *proxy* escolhida não traduza a realidade da variação de custos do setor, levando a repetidos sub-reajustes.

A regulação por incentivos é o terceiro e último modelo disponível. Ele se baseia na mesma estrutura da regulação por preços, contudo, é um pouco mais moderno: pertence à terceira geração de modelos de regulação, como tem sido chamado na literatura.

O objetivo também é atrelar a regulação dos reajustes a uma *proxy* homogênea para o mercado. Contudo, essa *proxy* vem de dentro do próprio mercado, da estrutura de formação de preços ou custos do setor, e não de um índice de preços externos. Voltando ao exemplo da gasolina: significa utilizar, por exemplo, a variação do preço do barril de petróleo, o principal insumo dessa cadeia produtiva, como uma *proxy* para a variação do preço da gasolina.

Vantagem: uma vez mais, necessita de pouca informação. Mas necessita de alguma informação a mais do que a regulação por preço. A desvantagem: similarmente à regulação por preços, se a *proxy* não for eficiente, pode trazer algum tipo de distorção nos médio e longo prazos.

Entender esse referencial básico é fundamental para tentarmos compreender as possibilidades que o regulador tinha em cada momento do tempo em que a regulação foi feita.

Se voltarmos ao ano 2000, primeiro ano em que de fato houve uma regulação de reajustes, verifica-se que foi adotada uma política de regulação por preços, mais especificamente, uma política de *price cap*.

Tal postura fez sentido à época: o regulador não tinha praticamente nenhuma informação sobre o mercado, a regulação estava dando seus primeiros passos. Logo, havia espaço para adotar uma regulação baseada em uma *proxy* externa. Além disso, o regulador enxergou algo extremamente importante em toda política de regulação homogênea: se existe uma régua ou medida única para medir o reajuste de todo o mercado, é preciso construir também uma válvula de escape capaz de lidar com situações extraordinárias. Essa válvula existiu e foi inaugurada no mesmo dia da regulação de preços: a Revisão Técnica. De uma maneira simples, se o reajuste linear de mercado fosse insuficiente para uma determinada operadora, a Revisão Técnica poderia ser utilizada para evitar que a carteira de clientes permanecesse deficitária, pondo em risco a solvência e liquidez da operadora.

Pode-se discutir se a ferramenta que foi desenhada era a mais efetiva ou não, mas o fato é que existia uma ferramenta disponível para ajustar eventuais heterogeneidades do mercado, dentro de uma política de controle de reajustes homogênea.

Seguindo a linha do tempo, em 2001 o órgão regulador trouxe uma inovação: saiu de uma política de reajustes por preços e passou para uma política de reajustes por incentivos, fazendo uso de um modelo de *yardstick*. Para compor o índice de reajuste dos planos para pessoas físicas, a ANS utilizou a mediana de todos os reajustes livremente negociados e aplicados aos planos de pessoa jurídica. Na concepção da ANS, trouxe-se para o plano individual o poder de barganha do plano coletivo. Dessa forma, a política de reajustes ficou formulada com uma *proxy* de dentro do próprio mercado; e se a *proxy* não fosse boa, ainda existia a válvula de escape por meio da Revisão Técnica.

Essa política de reajuste, salvo pequenos aprimoramentos, permanece inalterada até hoje. Entretanto, a política de Revisão Técnica sofreu mudanças profundas.

Inicialmente, a Revisão Técnica era baseada em um tripé básico: se a operadora tivesse um desequilíbrio entre seus recebíveis e suas despesas, se esse desequilíbrio fosse oriundo da elevação de freqüência ou de custos médicos, e se esse desequilíbrio ameaçasse a liquidez e solvência da operadora, ela estaria eletiva à Revisão Técnica.

Essa ferramenta vigorou até dezembro de 2002, quando foram flexibilizadas as regras de enquadramento para adequá-la às especificidades de insolvência e falta de liquidez dos diversos tipos societários existentes no mercado. Por exemplo, uma cooperativa que possui obrigação legal de terminar o exercício fiscal com resultado zero (com aporte ou retirada de recursos por parte dos cooperados), não consegue enquadrar-se de maneira fácil em iliquidez ou insolvência.

Dificuldade similar aplica-se a uma empresa de capital aberto. Por exemplo, uma operadora vinculada a uma entidade financeira que tenha capital negociado na bolsa de valores teria grandes probabilidades de perda do valor de suas ações caso anunciasse que está com uma ameaça à liquidez e solvência.

Com as alterações feitas em dezembro de 2002, a Revisão Técnica não requeria mais que houvesse uma ameaça à liquidez e solvência da operadora; bastaria que houvesse um desequilíbrio entre os haveres e seus deveres futuros vinculados à carteira de planos de saúde. Foi um avanço na regulação. O problema, em contrapartida, foi que a ferramenta ficou restrita a um pedaço da carteira apenas. Ela não mais era vinculada a operação toda, mas tão-somente aos planos para pessoa física não regulamentados.

Essa restrição significa dizer que, caso uma operadora tivesse comercializado planos após o ano 2000 (obrigatoriamente planos regulamentados), que haviam sido precificados para uma determinada realidade — estrutura etária, por exemplo —, mas encontraram uma situação de mercado diferente da prevista, não teria direito à Revisão Técnica. Nesse caso, pode-se dizer que houve uma precificação errônea do plano? Não, não houve necessariamente um erro: o plano foi vendido para uma população diferente da inicialmente precificada. É uma possibilidade real. Ainda mais se for considerado que o cálculo atuarial no mercado de saúde suplementar é extremamente frágil. Fazer projeções atuariais em um ambiente para o qual não se sabe a inflação médica prevista para os próximos anos — pois esse dado simplesmente não existe —, ou para o qual não se sabe o comportamento de vendas — pois esse dado também não é previsível —, é bastante contestável. Então, os atuários terminam por fazer estimativas de custos mais robustas, com margens *a priori* elevadas, e torcem para que a comercialização reflita as hipóteses precificadas.

Caso o cenário idealizado não seja alcançado, haverá a necessidade de utilizar uma válvula de escape. Entretanto, com a alteração feita na ferramenta em dezembro de 2002, restringindo-a apenas aos planos para pessoas físicas não regulamentados, essa saída foi perdida.

Mas esse ponto não é o mais importante porque, com o julgamento da ação direta de inconstitucionalidade, pelo STF, em setembro de 2003, que definiu que a lei 9.656/98 não retroage sobre os planos comercializados antes de 1º de janeiro de 1999, a Revisão Técnica virou letra morta. Ou seja, a ferramenta que vale para os planos não regulamentados não pode ser utilizada, pois esses planos não estão sob os ditames da Lei. A partir desse momento, então, a válvula de escape foi eliminada.

Com o vácuo regulatório deixado pela decisão do STF, a situação ficou um pouco mais complicada no tocante a reajustes, e nota-se a confusão que está nas ruas: apesar de a ANS se esforçar para fazer valer os reajustes aprovados para algumas operadoras, existe um não entendimento de alguns órgãos do judiciário e de defesa do consumidor, para os quais esses reajustes não vigoram, apesar de estarem autorizados. Ressalte-se que esses reajustes na casa de 26 por cento — em oposição ao reajuste homogêneo de 11,69 por cento — são estruturados sobre um modelo de regulação por custos.

Toda essa incerteza no tema nos remete ao fato de que o mercado ainda vive um modelo de transição regulatória no tocante a reajustes. O mais preocupante, entretanto, é que não se está conseguindo sair da transição, que precisa ser completada em algum momento.

Para tanto, há duas linhas possíveis. A primeira: caso se entenda que se seguirá com um modelo de regulação por incentivo, então, é preciso completar o instrumental regulatório. E para completá-lo precisa-se de uma válvula de escape forte e ágil o suficiente para lidar com as heterogeneidades do mercado.

Já na segunda linha, caso se decida que esse não é o caminho a seguir; que é melhor fazer uma regulação por custo, como está sendo feito, de certa forma, nos contratos não regulamentados que foram autorizados para quatro operadoras, então é necessário, de fato, mudar o discurso e começar a trabalhar com o desenvolvimento dos sistemas de informação do setor. Porque, sempre que se discute a regulação por custo, o regulador volta ao mesmo ponto: não há como fazer regulação por custo porque não existe informação suficiente no mercado. Se não existe informação suficiente ou confiável no mercado, não há como fazer planilhas de custo; sem planilhas confiáveis, não há como autorizar reajustes diferenciados para cada operadora.

Ou esse paradigma é modificado e inicia-se a construção de uma regulação baseada em custos, com uma política de desenvolvimento setorial, ou completa-se a ferramenta de regulação por incentivos. Esses dois caminhos, entretanto, precisam ser discutidos com muito pragmatismo e muita racionalidade por todos os agentes da sociedade que legislam sobre os planos de saúde: o órgão regulador, o mercado operador, o Judiciário, o sistema de defesa do consumidor e os prestadores de serviços médicos. Enfim, uma discussão mais ampla, mas que, de fato, seja pragmática.

Breve currículo

Maurício da Silva Lopes MSc em Ciências Atuariais pela City University (Londres); mestre em Economia pela USP, MBA em Gestão Atuarial pela USP. Gerente-executivo técnico da Unimed-Rio; Ex-gerente-geral econômico-financeiro de produtos da ANS (jan/00 a jun/02).

CAPÍTULO 5
Saúde e esportes

Benefícios econômicos dos esportes

Ary Graça Filho

Não tenho pretensão de entrar na área médica, apenas gostaria de citar alguns dados que obtive de organismos internacionais. Da Unesco, por exemplo, tirei esta declaração: "O esporte resulta não somente em benefícios positivos para os indivíduos, mas também em benefícios econômicos significativos para negócios, comunidades e nações". Essa é a tendência deste artigo, na medida em que minha área é a financeira. Fui vice-presidente de banco durante muitos anos e tenho uma corretora de valores. Minha tendência é observar as coisas do ponto de vista financeiro.

As doenças não contagiosas, como as cardiovasculares, o câncer, o diabetes e as respiratórias crônicas, estão aumentando significativamente em todo o mundo. Isso pode ser visto em nosso habitat natural. A Organização Mundial de Saúde estima que a mortalidade, a morbidez e a deficiência resultantes dessas principais doenças serão responsáveis, em 2020, por aproximadamente 73 por cento de todas as mortes e 60 por cento da incidência global de doenças.

Isso é resultado, entre outras coisas, da má alimentação e do uso do tabaco. Meu pai, por exemplo, era remador e, aos 60 anos, já havia falecido de enfarto, em virtude de fumar excessivamente. Ele fumava cerca de três a quatro maços por dia.

No entanto, atualmente existem novos fatores na sociedade que estão contribuindo para o aumento da ocorrência dessas doenças: o estresse e a falta de atividade física são os principais. O sedentarismo é responsável por causar diretamente 1,9 milhões de óbitos ao redor do mundo. A Figura 5.1 nos ajuda a avaliar o problema.

A prática do esporte tem benefícios múltiplos para a saúde. A atividade física pode reduzir o risco de morte prematura por doença não contagiosa e o desenvolvimento de várias doenças. Mas o que vinha acontecendo em nossas escolas? O ensino de educação física nos colégios não era permitido. Era desestimulado. A energia das crianças precisa ser catalisada para alguma coisa. Se a criança não se dedicar ao esporte ou à cultura, se ficar na ociosidade, ela gastará sua energia com atividades não construtivas. Do ponto de vista econômico, essa criança, quando se formar e for trabalhar, não terá o preparo físico para suportar o que a vida hoje determina, independentemente da atividade social e profissional que ela exercerá. Hoje em dia, até o computador provoca lesões no tendões. A pessoa que permanece sentada durante longos períodos de tempo, teoricamente não está fazendo esforço algum, mas isso gera conseqüências.

Figura 5.1 Trabalhadores incapacitados no Brasil

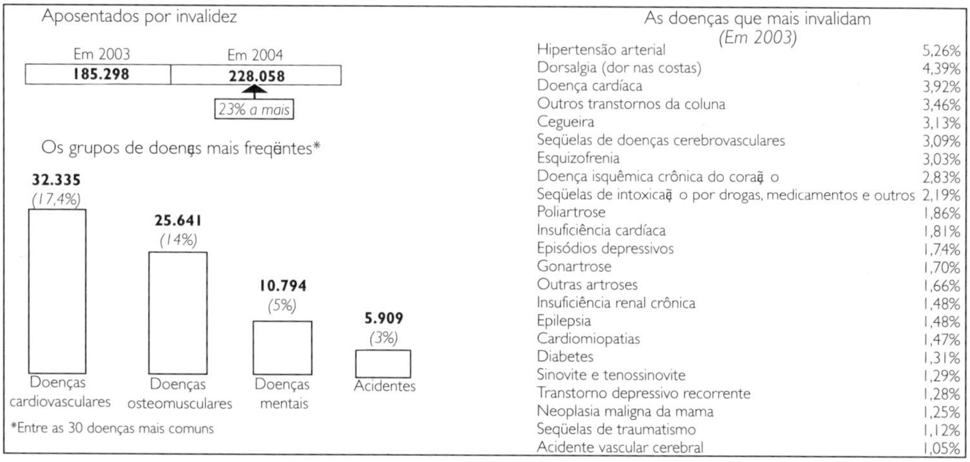

Fonte: Pesquisa da UnB, com base nos números da Previdência Social.

Na área de construção, muito dinheiro é gasto porque o funcionário falta por problemas de saúde. Ou ele fuma demais e tem asma. Basta haver uma mudança climática e chegam as alergias de primavera. O funcionário não está preparado, assim, acaba deixando de ir ao trabalho. E ele não falta porque quer. Falta porque vai ao médico, ao INSS. Recebe um atestado afirmando que ele não está preparado para trabalhar e, desse modo, quem paga a conta é o empresário.

Em fábricas de papel, o funcionário lida com condicionamentos químicos terríveis. Por mais precaução que se tenha, geralmente ele não está preparado para ficar em pé o dia inteiro lidando com máquinas. Ao término do dia ou do mês, ele certamente terá problemas de coluna, de joelho, enfim, todo tipo de enfermidade.

Tudo isso tem uma contrapartida financeira, tudo acaba refletindo diretamente na economia e na saúde do povo. Não se pode simplesmente eliminar a educação física do currículo escolar.

Por força da atuação do ministro Agnelo Queiroz e sua equipe, hoje a prática de educação física está de volta aos colégios. Além dos benefícios para a saúde, a disciplina é uma atividade altamente motivadora para que a criança permaneça na escola. Para uma grande parcela da população nacional, a escola é o local aonde a criança vai apenas para poder se alimentar. Ela não pensa em estudar. O índice de reprovação nas escolas é absurdo, e atualmente existe uma sistemática na qual o aluno não é mais reprovado; isso apenas para mostrar um índice positivo de aproveitamento nas escolas. É preciso motivar a criança para que ela fique na escola.

Do ponto de vista dos custos, as evidências médicas mostram que a prática de atividade física é a maneira mais efetiva e sustentável de lidar com o aumento da incidência das doenças não contagiosas. Melhorar a saúde pública por meio do aumento das oportunidades de prática de esportes oferece grandes benefícios econômicos.

Nesse ponto, surgem outros índices. Além de melhorar a saúde pública e reduzir custos com o sistema de saúde, o esporte e a atividade física fornecem também benefícios econômicos significativos com o aumento da produtividade. Se o funcionário estiver bem condicionado fisicamente, poderá exercer seu trabalho tranqüilamente. A tendência atual é a de se trabalhar sentado, mas e quanto àqueles cujo trabalho requer esforços físicos? Ninguém está preparado para ser estivador ou operário. O índice atual de incidência de seguro-saúde é absurdo. E é o governo que está pagando isso tudo, porque as pessoas simplesmente deixam de trabalhar e recorrem ao seguro como fonte de renda. Em seguida, depois de 15 dias, automaticamente passam a receber do INSS. E geralmente é um problema de formação: a mãe comia mal e, conseqüentemente, o filho foi mal alimentado e não pôde ser fisicamente preparado para enfrentar a vida e ser um profissional com condições de lutar para ter uma carreira, pois vive doente.

Nos Estados Unidos, o sedentarismo foi responsável por um gasto de US$ 75 bilhões. A dívida externa do Brasil é de US$ 80 bilhões. Então, os Estados Unidos gastam, por ano, uma dívida externa brasileira. E isso em um país onde, teoricamente, come-se bem e existe educação alimentar.

E aí entra um fator econômico importante: cada US$ 1 que o governo investe em atividades físicas resulta em um ganho de US$ 3,20. Ou seja, a quantia gasta levando uma criança para praticar esporte é três vezes menor do que o valor de seu seguro-saúde no futuro. No Brasil, são gastos mais de US$ 6 bilhões em seguro-saúde por ano. Trata-se de um investimento que poderia ser dirigido a políticas públicas, para dar saúde ao povo por meio da educação física. A alimentação do povo brasileiro já está recebendo mais atenção, mas não a parte de preparação física.

Cerca de 70 por cento dos brasileiros praticam pouca ou quase nenhuma atividade física regular. Essas pessoas não estão se dando a oportunidade de ter uma vida prolongada. Diversas pesquisas comprovam que os hábitos sedentários são responsáveis por 54 por cento do risco de morte por enfarte e 37 por cento, por câncer. É um organismo debilitado. Com apenas meia hora diária de exercícios, reduz-se o risco de morte por doenças do coração em até 40 por cento. Uma pequena mudança no comportamento pode realmente mudar para melhor a qualidade de vida da população.

Além desses benefícios individuais, promover atividades físicas é um investimento estratégico tanto para a saúde pública quanto para a empresa. É um bom negócio cuidar da saúde dos funcionários. Se a empresa tem essa preocupação, ela terá seus funcionários trabalhando bem.

Mas 'estar bem' não se refere apenas à condição física. A parte psicológica também é relevante. E o esporte tem uma importância muito grande nisso. Quais são os princípios de um atleta do vôlei? Ele cria um objetivo comum e sempre compara isso com a sociedade, com o viver futuro. Quem convive em sociedade tem de saber trabalhar em equipe. E o voleibol, particularmente, ajuda o indivíduo a dar um passo adiante. Porque no futebol, um Pelé ou um Garrincha pode pegar a bola, driblar todo mundo e fazer o gol. É capaz de ganhar o jogo sozinho. No basquete, a mesma coisa. Mas no vôlei isso é impossível: um tem de passar a bola, o outro levantar e, o último, atacar. Só existe uma boa defesa se houver um bom bloqueio. A partir daí, cria-se o raciocínio de que todos precisam de todos, um modo de pensar que representa o convívio social, por meio do qual compreende-se que as pessoas necessitam umas das outras.

Coletividade e habilidades específicas. Relacionamento interpessoal — que é dar cobertura, ter a noção de que é preciso ajudar o outro e que isso será fundamental para a vida. Treinamento, disciplina e segurança. Se eu estudo, se trabalho, se me esforço, terei segurança na hora de me relacionar com o patrão, com o cliente ou com quem quer que seja.

É preciso equilíbrio emocional para enfrentar as adversidades. No jogo, também é preciso esse equilíbrio. Saber lidar com a vitória e com a derrota é importante na vida. Não se pode imaginar que se ganhará sempre, que a vida será maravilhosa o tempo todo. Com isso, procede uma comparação com os princípios de um executivo. Para vencer na vida é preciso obstinação, persistência na busca de metas e objetivos. No vôlei ocorre a mesma coisa. Nos esportes em geral, a mesma coisa.

Qualificação profissional e trabalho em equipe. Assim é o esporte coletivo. Liderança, envolvimento e comprometimento. Não se pode chegar a uma equipe coletiva e dizer: "Vou jogar o meu jogo; você faz o seu que eu faço o meu". Quem fizer isso, perderá. Mesmo o maior craque do mundo precisa ajudar seus companheiros e ser ajudado por eles. Caso contrário, será derrotado. O mesmo acontece em nossa vida profissional.

Capacitação profissional em busca de desafios de forma continuada. Na vida profissional, trabalhar apenas durante o expediente não basta. Temos de continuar permanentemente treinando, descobrindo coisas novas. É preciso estar aberto para discutir as novidades, enfrentar as dificuldades e barreiras.

É preciso ter habilidade, criatividade e saber lidar com os problemas corporativos e pessoais. Isso o esporte nos dá. Ao ser admitido em uma empresa, não adiantará o profissional ser muito bom em sua atividade profissional se ele não souber se relacionar bem com seus companheiros — tanto em relação ao chefe quanto aos subordinados e outros colegas. Segundo pesquisa do Instituto Dale Carnegie realizada com executivos americanos, 85 por cento atribuíram o sucesso ao seu relacionamento pessoal, e somente 15 por cento às qualidades técnicas e intelectuais. Mas, para se relacionar bem, é preciso estar saudável, com a cabeça tranqüila.

Eu comecei minha carreira como jogador, com todos esses atributos. E os utilizei em minha vida profissional. Agora, estou usando esses atributos da minha vida pregressa como profissional, como executivo, para favorecer o esporte novamente por meio da Confederação Brasileira de Voleibol. Implantamos um modelo de gestão completamente diferente e recomendado pela Federação Internacional. Um modelo que funciona e é uma inovação em termos mundiais.

Do ponto de vista da socialização, não adianta ser um teórico, dizer que as crianças têm de ser estimuladas na escola, mas não tomar nenhuma atitude. Hoje, cerca de 60 mil crianças já passaram pelo nosso Projeto VivaVôlei. Esse projeto começou a ser implantado em 1999, em comunidades carentes. Foi altamente estudado, elaborado por professores de educação física, médicos, pedagogos, e tem acompanhamento permanente em 15 estados brasileiros. É o nosso orgulho. A Usaid (Agência Norte-Americana para o Desenvolvimento) já possui quatro centros que seguem os padrões deste projeto. Um acordo também permitirá que o VivaVôlei entre no programa social do Ministério dos Esportes, que já está atingindo 1 milhão de crianças. Para uma empresa individual e pequena como a CBV, o número de 60 mil crianças torna esse programa maior até mesmo do que a população de muitos estados brasileiros, como Paraíba, Sergipe e Rio Grande do Norte. O programa se traduz em uma palavra, que nos era repetida por nossas mães, tias e avós, outrora consideradas as verdadeiras cabeças das famílias de comunidades carentes: 'esperança'. O VivaVôlei oferece qualificação física e intelectual, além de esperança, para que os jovens não fiquem na ociosidade e não caiam nas mãos de traficantes.

Com tudo isso, o que está acontecendo com o voleibol brasileiro atualmente? Em 2002, das 22 competições internacionais realizadas pela Federação Internacional de

Vôlei, o Brasil subiu no pódio 20 vezes. Em 2003, de 37, subiu ao pódio em 34. E foi campeão mundial pela primeira vez. Em 2004, fomos campeões olímpicos na quadra e na praia. Em 2005, em todas as competições que disputou, em todas as categorias e todos os gêneros, praia e *indoor*, o Brasil tirou 80 por cento de primeiros lugares e, quando não foi campeão, ficou em segundo ou terceiro. Criamos um estímulo, um incentivo para que as crianças brasileiras vejam que o esporte é importante. Ao gerar ídolos, o vôlei está estimulando a juventude a se dedicar ao esporte, a cuidar de seu corpo, de sua cabeça e de sua maneira de ser. A educação física nas escolas e a preparação física no trabalho e na vida particular são fundamentais para se exercer uma atividade econômica produtiva. É bom para o povo brasileiro e certamente é obrigatório para nossas crianças, para que elas cresçam saudáveis, e, no futuro, tenhamos um povo saudável. Isso será possível com a alimentação e a preparação física adequadas de nossas crianças. Assim, prolongaremos nossas vidas.

Breve currículo

Ary Graça Filho Diretor gerente do Banco Mercantil de São Paulo. CEO do Grupo Supergasbras. Presidente da Confederação Brasileira de Voleibol, da Confederação Sulamericana de Voleibol e vice-presidente da Federação Internacional de Voleibol.

Medicina desportiva – medicina do futebol

Lídio Toledo

Trago neste artigo uma visão panorâmica da medicina esportiva, que poderíamos chamar de medicina do futebol, devido à importância do desporto no Brasil. O desportista é o tipo de indivíduo que é preparado para ter excelente saúde, é treinado para se obter dele um bom rendimento, com um menor consumo de energia e, se possível, sem lesão traumática. Esse é o atleta ideal, um indivíduo saudável. Preparar indivíduos saudáveis e em forma evidencia como conseguimos conquistar campeonatos para o Brasil.

A evolução da medicina desportiva, da educação física, em tudo relacionado com a saúde do atleta, constituem atributos de nossas preocupações.

Sabemos que o futebol é uma paixão mundial, principalmente no Brasil, mas nos outros países também; a 'inchada' (torcida), como dizem os espanhóis, é formada por apaixonados pelo futebol.

Lembro a famosa seleção brasileira de 1970, a melhor seleção que este país já teve. Por que falei dela? Em homenagem aos componentes da comissão técnica pelo magnífico trabalho em sua preparação. A preparação física, a medicina desportiva, a fisioterapia e o preparo psicológico foram os melhores realizados até aquela data, e dificilmente serão repetidos em outras copas.

Todos sabemos que vínhamos de uma copa ruim, na Inglaterra, em 1966. O futebol brasileiro estava desprestigiado. Fomos jogar na Cidade do México tendo que enfrentar o problema da altitude. Surgiu o grande drama: a adaptação à altitude. Nós vivemos, no Brasil, ao nível do mar, e, para preparar aquela seleção, tivemos de ir até a Cidade do México fazer um estágio no Instituto de Cardiologia para estudar o problema da altitude, com o professor Chaves Riviera. Fizemos com a comissão técnica um plano prévio de adaptação. Nós, adaptados à altitude na qual vivemos em nosso país, temos um determinado número de hemácias no sangue. Devido à altitude elevada, há diminuição da tensão parcial do oxigênio, isto é, a pressão atmosférica permanece normal, mas a tensão parcial do oxigênio é menor, portanto, o indivíduo absorve menos oxigênio; por isso é necessária uma preparação prévia. E foi exatamente isso o que fizemos com a seleção campeã do mundo. Fizemos uma adaptação de 21 dias, seguindo um modelo escalar. Subindo aos poucos: inicialmente, a Guanajuato; em seguida, Irapuato e, finalmente, Guadalajara. E a final foi na Cidade do México. Durante a preparação, os atletas tiveram uma alimentação especial, balanceada com muita proteína, ferro e complexo vitamínico. Ficou provado, já naquela época, que os atletas mais bem preparados fisicamente se adaptariam mais rapidamente à altitude do que aqueles que não estavam preparados. O fator psicológico, também importantíssimo para as condições de adaptação à altitude, foi fundamental. E os preparadores físicos (Admildo Chirol, Cláudio Coutinho e Carlos Alberto Parreira) fizeram um magnífico trabalho.

Até hoje, essa seleção foi considerada a melhor fisicamente, e o jogador Brito, examinado por italianos e ingleses, foi considerado o melhor do mundo em relação às condições físicas.

A Copa de 1998, na França, rendeu-me muitas críticas, e cabe aqui uma explicação, principalmente porque fui até ao Congresso Nacional, em Brasília, responder a uma CPI, que questionava a causa real do problema que abateu o atleta Ronaldo no jogo final, realizado entre Brasil e França. Naquela época, diziam que ele havia tomado 'substâncias estranhas' e tivera uma crise convulsiva, espécie de epilepsia; mas posso afirmar que não houve nada disso. Seu sintoma foi uma crise convulsiva idiopática, ou seja, que não possui causa aparente.

Repito aqui esse episódio porque até hoje sou criticado por tê-lo deixado jogar. Ronaldo foi examinado na melhor clínica de neurologia de Paris, por médicos-professores de várias especialidades: cardiologia, neurologia, clínico geral... e todos os exames foram negativos. Isso ocorreu no dia do jogo final da Copa do Mundo, com o melhor jogador do mundo. Vejam a situação: tudo começou às dez horas da manhã. Antes do jogo, o atleta pediu para jogar, dizendo que não sentia nada, conversou com o treinador, e, por isso, concordamos com sua participação. Vocês são capazes de imaginar o que aconteceria se eu não deixasse o Ronaldo — afirmando que estava bem — jogar, e o Brasil perdesse? Pois eu sei: neste momento, enquanto você lê este texto, eu estaria morando na Sibéria. Então foi por isso que ele jogou, porque estava 100 por cento bom, não teve crise epiléptica, não tomou nenhum remédio. Felizmente, foi tudo esclarecido e a CPI foi suspensa.

Houve uma grande evolução nos métodos de preparação física dos atletas. Eu me recordo que, quando comecei, há muitos anos, os jogadores eram reunidos em um grupo e todos faziam a mesma atividade física. Quando chegou o Paulo Amaral, um grande preparador físico, ele começou a dividi-los em grupos: por peso, estatura, idade e condicionamento físico. Foi a primeira divisão realizada tentando fazer o grupamento homogêneo. Depois, chegaram Chirol, Coutinho e Parreira, e fizeram uma série de exames e testes físicos. Isto é, uma avaliação individual, de modo que cada jogador tivesse uma ficha reunindo seus pontos fracos e fortes; trabalhavam os pontos fracos e mantinham os pontos fortes. Essa é a base da moderna preparação física: trabalho individual, após a avaliação prévia, no campo e no laboratório.

É fundamental evidenciar a importância do trabalho em equipe: médico, técnico treinador, preparador físico e fisioterapeuta, na avaliação diária do jogador. São normas de condutas que temos de seguir na medicina esportiva para evitar que o jogador tenha lesões.

Essa profilaxia é feita com preparo prévio, científico e organizado do atleta. O primeiro fator a se levar em conta é a idade. Ela é fundamental na atividade física. Sabemos que o jogador mais jovem se contunde menos e sua recuperação é mais rápida. Então, se você tiver dois jogadores com o mesmo nível técnico e idades diferentes, escolha o mais jovem, porque ele terá menos lesões e, se tiver alguma, a cura será mais rápida. Claude Bernard já dizia que a vida é como um círculo, desde o nascimento até a morte.

O fator sexo também é importante; é altamente discutível. Está provado que as mulheres apresentam menos lesões musculares do que os homens, provavelmente devido à viscosidade da fibra e a questões hormonais. A fadiga muscular é uma alteração transitória do músculo em que há um aumento do ácido láctico e seus derivados, assim, é um convite à lesão muscular. A dor muscular (mialgia) é o prenúncio de uma ruptura de músculo.

A falta de treinamento, o treinamento mal dirigido ou o excesso de treinamento também podem produzir lesões musculares.

É preciso realizar um planejamento prévio e científico.

- *Ambientes frios e úmidos*. Sabemos que nessas condições é necessário um aquecimento mais intenso e demorado. São os exercícios realizados antes da competição que visam a preparar o organismo para o esforço que lhes será solicitado em breve. Isso serve para aumentar a temperatura, a viscosidade e os reflexos.
- *Identificação das tendências congênitas, ligadas sobretudo às proteínas*. Até pouco tempo atrás, eu não sabia responder a uma pergunta: por que os europeus têm menos distensão muscular que os brasileiros? Comecei a estudar o assunto e cheguei à conclusão que existiam dois motivos: primeiro, os europeus vêm de famílias tradicionais bem alimentadas; os avós e bisavós já comiam bem, ao contrário dos brasileiros. Em clubes, às vezes chegam garotinhos para jogar futebol com os dentes em péssimo estado, cheios de verme, magros e demonstrando falta de alimentação e de higiene; segundo, no Brasil, no dia do treinamento com bola, está todo mundo apto; quando os treinos incluem apenas preparação física, sem bola, a grande maioria dos jogadores pede para não treinar porque apresenta alguma lesão.
- *Alimentação*. Todo mundo sabe que a alimentação do atleta é hiperprotéica, normoglicídica e hipolipídica, isto é, tem uma quantidade acima do normal de proteínas, quantidade normal de açúcar e menor de gordura. É preciso observar diariamente o peso fazendo-se muitas vezes um suplemento dietético.
- *Modus vivendis*. Outro fator importantíssimo é a maneira como o atleta vive. Se ele é profissional, deve dormir pelo menos oito horas por dia, caso contrário, não terá condições de treinar no dia seguinte.
- *Fumo*. Deve ser totalmente proibido. Todos sabemos os problemas causados pelo fumo: alterações cardio-respiratórias e câncer de pulmão são apenas duas delas, entre muitas outras.
- *Sexo*. É um assunto muito discutido. Sexo não faz mal a ninguém, desde que praticado nos limites fisiológicos. Aqui no Brasil, tem-se o hábito de colocar os jogadores em concentração três a quatro dias antes do jogo para impedi-los de terem atividades sexuais; isto é errado. Recordo-me agora de um fato que se transformou em piada, mas real: na Alemanha, na Copa de 1974, ficamos concentrados na Floresta Negra, em cima do morro, tudo rodeado de neve, a polícia em volta, dois meses presos e, enquanto isso, as seleções da Alemanha e Holanda ficaram em Frankfurt, concentrados com as esposas e namoradas. Resultado: foram campeões e vice-campeões do mundo, respectivamente, e nós, além de não ganharmos nada, não vimos nenhuma alemã.

A falta de sincronismo, habilidade, técnica, tática e coordenação motora são falhas que os técnicos têm de corrigir.

Mencionarei agora a evolução da medicina desportiva que influenciou muito nos métodos da ortopedia e da traumatologia. O primeiro *checkup* dos atletas da seleção brasileira foi feito no Hospital Miguel Couto. O hospital foi cedido pelo secretário de saúde na época, dr. Felipe Cardoso. Não tínhamos a aparelhagem que temos hoje, tanto para o diagnóstico como para o tratamento. Até o estado psicológico do atleta foi revisto. Eu me recordo que saímos daqui desacreditados em 1970, levamos uma grande vaia no último jogo no Maracanã e, já em Guadalajara, em nosso primeiro treino em conjunto, fomos novamente vaiados porque o time estava muito mal. Foi quando Zagallo chamou todos da comissão técnica e disse: vamos mudar, caso contrário não vamos ganhar nada. E mudou o time. A equipe era a do João Saldanha, e Zagallo mudou depois de uma reunião em que decidiu a Copa do Mundo. No jogo final, na cidade do México, chegamos duas horas antes do início da partida no estádio, pois sabíamos que ele já estava lotado e apresentava muito tráfego ao seu redor. O Pelé até tirou um cochilo no vestiário no período que antecedeu a partida. Tive de acordá-lo para o aquecimento. Esse exemplo serve para caracterizar o bom estado psíquico do indivíduo, isto é, aquele que está bem preparado psicologicamente, totalmente desligado e sem problemas.

Muito se falava das pernas do Garrincha, o maior ponteiro do mundo. Ele tinha um joelho em 'ventania' ou 'rajada'. Naquela época eu tinha um colega no Rio que queria operar as pernas dele . Então, fomos jogar um torneio em Florença, na Itália. O melhor ortopedista do mundo naquela época era o dr. Oscar Scagliette. Peguei o Garrincha e levei-o ao dr. Scagliette, no Instituto Ortopédico de Firense. Ele examinou o Garrincha e disse: quando ele parar de jogar futebol, volta que eu opero.

Naquela época, os métodos de preparação física e medicina esportiva eram muito empíricos — lembrei-me do Marechal Hermes, quando era médico do Botafogo. Só tínhamos uma bicicleta e um aparelho de pressão no clube. Recordo-me de uma lesão do Jairzinho. Ele sofreu uma pancada no joelho, com ruptura da cápsula articular. Não tínhamos os meios de diagnóstico que temos hoje, como ressonância magnética, tomografia e ultra-sonografia. Tivemos de fazer uma radiografia contrastada para o diagnóstico da lesão. No entanto, apesar de toda a aparelhagem moderna, o exame clínico é fundamental. A ressonância facilitou muito o diagnóstico, a terapêutica e, com isso, a recuperação.

Certa vez fui a um congresso de ortopedia em Kioto, no Japão, e lá encontrei um japonês que, com um tubo nas mãos, examinava o próprio joelho. O professor Watanabe me disse que aquilo se chamava 'artroscopia' e o aparelho era conhecido como artroscópio de Watanabe 21. Eu trouxe o aparelho para o Brasil, levei ao Hospital Miguel Couto e mostrei ao professor Nova Monteiro, que me disse: "Quando você vai mudar de casa, tira o guarda-roupa inteiro pela porta ou o desmonta, para sair por partes pela janela?". Fui proibido de fazer artroscopia, então eu fazia escondido. Em seguida, surgiram os artroscópios norte-americanos, equipados com monitor. Um método moderno, para operar meniscos e ligamentos cruzados, com excelentes resultados, porque é menos traumático, menos doloroso, e, além disso, o atleta recebe alta no dia seguinte, portanto, também é menos dispendioso.

Cerca de dez anos atrás, nossos atletas saíam do Brasil para operar no exterior; agora é o contrário: os atletas estrangeiros é que vêm para o Brasil realizar tratamentos.

Os cirurgiões brasileiros são magníficos. Temos em todos os Estados excelentes especialistas em joelho. A medicina esportiva do Brasil e a preparação física são as melhores do mundo.

Eu estava em Montevidéu, no Uruguai, quando fui visitar o serviço do professor José Bado. Ao conversar com um de seus auxiliares, o dr. Roberto Maslia, médico da seleção do Uruguai, ele me mostrou radiografias de várias fraturas, tratadas com placas e parafusos. O que me surpreendeu é que as placas e os parafusos eram muito grossos, pareciam peças de automóvel, embora o resultado fosse excelente. Perguntei-lhe onde tinha conseguido aquele material e ele me respondeu que o havia comprado em Buenos Aires, com o Dr. Seloria, o próprio inventor das placas e parafusos. Fui, então, a Buenos Aires, visitar o dr. Seloria. Comprei os equipamentos e os trouxe ao Brasil. Cheguei no Miguel Couto com aquele material e fui barrado, pois meus colegas acharam as peças muito grossas. Seis meses depois, os suíços fabricaram o mesmo material, mas muito mais delicado, equipado com um mecanismo de relógio, inventado pelo professor Miller, na Suíça. Este é o método atual usado no tratamento de fraturas.

Outro caso interessante foi o do nosso zagueiro central, Márcio Santos, campeão do mundo, quando sofreu uma ruptura do tendão de Aquiles. Até aquela época, esse tipo de lesão era um problema sério para o jogador de futebol. Estávamos na cidade do México, visitando a clínica Primavera, com o professor Peres Stroifer, que me mostrou os slides do goleiro da seleção Mexicana, que havia sofrido uma lesão semelhante. Fizemos em Márcio Santos a mesma operação que vi no México. Foi o primeiro caso operado, aqui no Brasil, com a transposição do *peroneo brevis*.

Outro caso interessante foi o do jogador Branco. Ele apareceu com uma lombociatalgia rebelde ao tratamento e todos pediram seu corte da seleção. Mas eu o mantive com a ajuda dos preparadores físicos, fisioterapeutas e massagistas. Fizemos um trabalho de 21 dias. Ele se recuperou e foi o autor do terceiro gol do Brasil contra a Holanda, que foi importante para conquistarmos a Copa do Mundo de 1994.

Outro fator que deve ser mencionado: o relacionamento com a imprensa. Todos os jornalistas querem notícias, furos, e é muito difícil conciliar a rotina de treinamentos com o assédio deles. Precisamos ter muita habilidade nesse ponto, pois o trabalho médico é científico e sigiloso.

No momento, trabalho no Clube de Regatas Vasco da Gama. É excelente, tem um belo estádio e dependências amplas e completas para o tratamento de seus atletas. Temos uma equipe multidisciplinar, com dentista, psicólogos, nutricionistas e outros especialistas.

Na preparação física moderna, com todos os tipos de aparelhos, o professor de educação física e o fisioterapeuta fazem um trabalho de equipe. Sabemos que hoje a especialização é uma exigência do progresso.

A psicologia estuda a reação de cada um diante de determinados estímulos, isso é fundamental. Mas eu acho que os melhores psicólogos ainda são o médico, o professor de educação física e o fisioterapeuta. Eu me recordo quando o dr. Wilton Gosling ainda era o médico da seleção. Ele havia convidado um psicólogo para realizar testes nos jogadores. Ficamos surpresos com o resultado que ele apresentou. Disse que um jogador não poderia jogar a copa do mundo, portanto seria cortado. Todos perguntaram qual era o atleta e a resposta foi imediata: Garrincha. O psicólogo o mandou desenhar uma árvore, ele desenhou, mas não fez o chão, ou seja, parecia que a árvore estava voando. O Garrincha foi campeão do mundo e o psicólogo foi cortado.

Finalmente, a avaliação diária de cada atleta é um trabalho importantíssimo, pois somente com ela é possível verificar fatores críticos, como peso atual, peso ideal, altura, percentual de gordura e estado da musculatura. Essas são tarefas imprescindíveis para se conseguir manter um time em forma e preparado para obter grandes vitórias.

Breve currículo

Lídio Toledo Professor adjunto da UFRJ; professor titular de Medicina Desportiva da PUC; membro emérito do Colégio Brasileiro de Cirurgiões; médico da seleção brasileira em seis copas do mundo e médico bicampeão do mundo.

A visão do Ministério do Esporte

André Almeida Cunha Arantes

Neste texto, tentarei explicar a maneira como o Ministério do Esporte entende a saúde, bem como a interface/intervenção que possui com essa questão.

O conceito de saúde vem sofrendo mudanças ao longo dos anos e, hoje em dia, ele é holístico, bem mais abrangente do que já foi.

O Ministério do Esporte tem a percepção de que a saúde não se relaciona só com a questão física. Estar 'saudável' significa também ter emprego, alimentar-se bem, morar de modo adequado, ter amigos, enfim, focaliza a saúde dentro de um prisma bastante amplo, de larga abrangência.

Por outro lado, a intervenção que o Ministério do Esporte pode fazer na área da saúde é específica, agindo diretamente nos indicadores físicos.

Está claro também que a atividade física, meio pelo qual o Ministério se relaciona com a questão da saúde, age como medida preventiva, conceito este que vem sendo trabalhado na saúde, com demonstração de bons resultados.

Isso significa dizer que é possível trabalhar com o indivíduo antes que ele fique doente. Este é o conceito de prevenção, isto é, tornar-se proativo ao antever intervenções que possam ser feitas e estejam dando ou trazendo saúde para determinada pessoa ou grupo.

Com relação à importância da atividade física, estudos indicam que o fator de risco que mais mata de forma isolada é o estilo de vida do sedentário. Quando o indivíduo possui estilo de vida ativo, a tendência é que se reduza o risco de doenças arteriais e coronarianas em até 1/3. Do ponto de vista do impacto econômico, estudos realizados pela ONU apontam que, para cada US$ 1 investido em atividade física, são economizados US$ 3 em saúde.

A atividade física e o esporte são excelentes meios de promoção da saúde, pois estimulam a função cardiopulmonar, ajudam a controlar o peso, mantêm a pressão controlada, fortalecem a musculatura, em muitos casos permitindo uma vida mais independente para os mais idosos, e, acima de tudo, dão uma tremenda sensação de bem-estar que ajuda a aliviar o estresse.

Esse cenário indica a necessidade de se fazer uma breve retrospectiva sobre a maneira como a atividade física e o esporte foram encarados nos últimos anos.

Até a década de 1970, a atividade física e o esporte em geral eram reservados aos atletas ou alunos; ou seja, aos indivíduos novos que estavam treinando para competir ou fazendo educação física na escola.

Na década de 1980, ocorreu o 'boom' das academias no Brasil, com ênfase nas grandes cidades. Houve, então, grande popularização das academias, podendo-se dizer que surgia uma em cada garagem.

Nesse período, o enfoque da atividade física voltou-se para a estética, e não mais à performance. É claro que a quantidade de atletas continuava a crescer, porém, esse grupo voltado à estética aumentava exponencialmente. Era possível perceber que, além dos atletas, um outro grande grupo de pessoas também praticava esporte.

Mas a faixa etária predominante ainda era a mesma, os jovens. O foco principal se apresentava de outra maneira, a questão que se colocava agora com força era a estética, e não mais somente a performance.

Na década de 1990, constatou-se o brotar de uma terceira onda, marcada pelo redirecionamento do foco da atividade para a questão da saúde, significando dizer que a atividade física passou a ser preponderantemente vista como componente de fundamental importância para o desenvolvimento e manutenção da saúde.

Portanto, vive-se hoje um momento em que a quantidade de pessoas que fazem atividades físicas é infinitamente maior que a de 40 anos atrás. Ocorreu uma significativa variação da motivação para a prática, que foi da performance, passando pela estética, até alcançar a saúde. Também o público mudou. Inicialmente apenas focado em jovens, hoje em dia adultos e idosos têm na prática esportiva uma maneira de tornar suas vidas mais prazerosas e saudáveis. Com esse conceito amplo e de múltiplo enfoque, o número de pessoas que pratica atividade física aumentou.

Por quê? A resposta está alicerçada nos benefícios que a atividade física produz e no gradativo conhecimento da sociedade a esse respeito.

É óbvio que, sozinha, a atividade física não proporciona saúde. Alguém que se exercita, mas não se alimenta e nem dorme bem, não possui boa saúde. Ao contrário, tem a saúde cada vez mais debilitada. Isso significa dizer que a atividade física precisa estar associada a outras condições para que gere bem-estar ao indivíduo.

São várias as questões que envolvem a discussão do conceito de saúde. A atividade física e o esporte, com certeza, não conseguiriam resolver todas, mas, para aquelas ligadas a indicadores físicos, a prática esportiva pode e deve dar sua contribuição.

Retornando à retrospectiva, acredito que esse movimento foi muito significativo, especialmente no aspecto da mudança conceitual da atividade física e do grupo com que ela trabalhava, sendo essa, inclusive, a principal razão para que esteja redigindo sobre essa questão da relação entre saúde e esporte.

Não fosse essa sucessão de fatos e a conseqüente evolução do conceito, poderíamos afirmar que o esporte não teria um grupo tão grande de praticantes com diferentes orientações; portanto, estaria fora dessa discussão relacionada à saúde, especialmente o esporte de alto rendimento, visto que este trabalha um grupo muito determinado, em uma faixa muito restrita da população e cuja orientação principal da atividade é para a performance.

Dada a importância capital que a prática esportiva tem para a saúde, uma das grandes preocupações do Ministério do Esporte foi tornar o acesso à atividade mais democrática. Neste sentido, elaborou e implementou, com prioridade, o Programa Segundo Tempo. Trata-se de um programa amplamente divulgado, de pleno conhecimento da sociedade brasileira, e que já reúne cerca de 1 milhão de crianças em todo o país. O Segundo Tempo tem como meta prioritária criar condições de acesso do aluno à atividade física fora do horário escolar.

A prática alcança uma faixa etária específica, cujo bloco encontra-se na fase escolar. Com essa linha de democratização do acesso à atividade física, torna-se possível ao praticante desenvolver uma condição de vida saudável, o que traduz clara intervenção na saúde desse indivíduo.

Um outro programa, também com características de democratização do acesso ao esporte, foi denominado Esporte e Lazer da Cidade. A diferença básica entre esta ação e o Segundo Tempo consiste no fato de que este programa não é restrito às escolas e nem à população escolar, pois é dedicado a ambientes variados e outras faixas etárias, como o público da terceira idade e os adultos. Enfim, alcança aqueles não contemplados pelo Segundo Tempo.

No esporte de alto rendimento, o Programa Brasil no Esporte de Alto Rendimento possui varias ações voltadas para o desenvolvimento do esporte de competição no país, como Descoberta do Talento, Núcleos de Esporte de Base, Centros de Alto rendimento, Bolsa Atleta, Rede Cenesp, entre outras. Mas uma ação em especial atinge um público mais amplo, e não apenas os atletas. Esta ação é denominada Descoberta do Talento, e foi iniciada em 2004.

Esse programa tem por escopo a busca de soluções para uma série de problemas da atual realidade do Brasil, um país com 180 milhões de habitantes, sendo 20 milhões de crianças no ensino fundamental e uma quantidade de atletas praticantes nessa faixa de idade muito inferior à que seria razoável, levando-se em conta que, de acordo com a literatura internacional, apenas 2 por cento da população possui condições de se tornar atletas de competição. Assim, em um cálculo aritmético, pode-se observar que existem condições para se evoluir bastante nesse tema.

O programa foi desenvolvido pela Rede Cenesp, formada por doze universidades brasileiras financiadas pelo Ministério do Esporte para desenvolver ciência e tecnologia a ser aplicada no esporte. O grupo trabalhou durante vários anos para desenvolver os protocolos e sua aplicação, o que hoje chamamos de Talento Esportivo. Essa ação tem a chancela do programa australiano Talent Research, cujo objetivo também é procurar o talento esportivo.

No ano passado foi desenvolvida uma ação inicial, com dez testes extremamente simples e de baixo custo que envolvem: altura, peso, envergadura, um pequeno teste de velocidade, um de resistência, um de força para membros superiores e inferiores, agilidade e alongamento. Foram colhidas informações no Brasil inteiro e, com base nelas, selecionados os garotos e garotas com os melhores resultados para fazerem parte de um banco de dados. A idéia foi procurar os talentos motores.

Constituiu-se, assim, no ano passado, um banco de talentos, fruto da coleta de dados em 27 estados brasileiros, onde foram realizadas 80 mil avaliações, quantidade significativa para quem trabalha com pesquisas, mas tímida para a população da faixa etária estudada.

Foi gerado um banco de dados com 4.900 alunos cadastrados, que saíram desses 80 mil, com qualidades para diversas modalidades diferentes.

Houve descobertas interessantes. Por exemplo, garotos com 12 anos e 1,95 m, ou que correm 3 mil metros em 9 minutos, o que representa uma velocidade muito alta para a idade. Enfim, detectou-se um quadro com dados realmente diferenciados.

Algumas curiosidades chamaram a atenção, dentre elas a de que o Piauí apresentou resultados muito bons nas provas de fundo. Por essa razão, o Estado foi apelidado de Quênia Brasileiro, pois é deste país que surgem os melhores corredores de fundo do mundo.

É bem verdade que ainda não se dispõe de dados suficientes para afirmar isso categoricamente, mas o fato chamou a atenção. Ato contínuo, o Piauí foi objeto de visita para verificação sobre o que acontece por lá e a razão pela qual os atletas correm desse jeito.

O Banco de Talentos é voltado para o alto rendimento e alcançou pouco mais de 2 por cento da população avaliada de 80 mil jovens, cujos dados foram tabulados e disponibilizados na página do ME, na Internet, para entidades/clubes interessados em trabalhar com esses talentos, assim como para técnicos, professores e estudantes de educação física. Hoje em dia, aproximadamente 250 profissionais procuram informações no banco de dados do Talento Esportivo, selecionam e encaminham os adolescentes para os esportes afins.

Os 98 por cento remanescentes, uma vez entendido que essas crianças e adolescentes não possuíam os pré-requisitos físicos necessários para estar no banco, decorrentes da aplicação dos testes para a descoberta de talentos, foram disponibilizados em um banco de dados na Universidade Federal do Rio Grande do Sul, de nome Proesp, consistindo, assim, em rica fonte de pesquisa para as escolas e profissionais de educação física. Esses dados disponibilizados no Proesp são referentes aos garotos avaliados pelo Talento Esportivo que não se situaram entre os 2 por cento de melhores resultados de pelo menos um dos testes. Neste banco da UFRGS, os dados são referenciados com relação à saúde, e não à performance, o que cria uma possibilidade fantástica para avaliar o estado de saúde e de desenvolvimento de nossas crianças e adolescentes. Nunca no Brasil se fez um diagnóstico dessas proporções, e ele pode aumentar muito ainda, caso se consiga sensibilizar as escolas brasileiras deste incrível instrumento que possibilita, ao mesmo tempo, descobrir talentos esportivos e diagnosticar o nível de saúde dos alunos.

O que se notou foi a otimização dos resultados de uma pesquisa originalmente direcionada ao alto rendimento e que, em sua esteira, trouxe fundamental colaboração para uma ação direcionada para saúde no âmbito da escola, pela vasta abrangência das informações colhidas e que certamente darão suporte a uma nova era para a ação mais consistente da educação física.

Encaixa-se nesses 98 por cento o grosso da população brasileira e, uma vez passadas as informações desse grupo para a escola, para o profissional de educação física, que cuida das crianças e as avalia, ele passa a ter aquilo que nunca teve: os referenciais desses alunos. Passa a saber se o aluno é forte para sua faixa etária, se é fraco, se é flexível, se é rápido, se é alto, se é baixo, se é gordo ou se é magro, ou seja, passa a contar com um rico acervo de informações que não tinha e, sendo assim, como seria possível fazer alguma intervenção?

Com essas informações obtidas em todo o Brasil, de forma simples, porém referenciadas pela saúde, esse profissional poderá pautar sua intervenção, por meio da educação física, com esses dados e comparar anualmente se sua intervenção está surtindo os efeitos desejados na saúde da criança e do adolescente ou não.

E mais, para a escola, para o governo municipal e para o governo estadual, será ainda mais fácil o mapeamento de possíveis problemas em uma determinada área, região ou escola, para, então, articular e até mesmo ajudar em possíveis intervenções.

Assim, o Banco de Talentos começa com cara de esporte de alto rendimento, que é a fatia do esporte brasileiro sob minha responsabilidade, mas, ao mesmo tempo, proporciona informações para uma ação mais abrangente voltada à saúde, que sem dúvida interessa aos gestores tanto do esporte, quanto da saúde e da educação. No caso específico do alto rendimento, é fundamental que o Banco de Talentos funcione e proporcione as respostas que dele esperamos, ou seja, aponte possíveis talentos esportivos que, ao longo dos próximos anos, corroborem a expectativa de hoje, materializada pelo surgimento de atletas cada vez mais capacitados nas mais variadas modalidades.

As informações do Banco de Talentos, disponíveis pela Internet no site Web do Ministério do Esporte (www.esporte.gov.br), fornecem características físicas básicas dos avaliados.

Estão relacionados dados sobre resistência, velocidade, força e agilidade, além de dados antropométricos, como altura, envergadura e peso. Nas mãos de especialistas em treinamento esportivo, essas informações são preciosíssimas. Determinadas características são genéticas, ou seja, a pessoa pode ser treinada, mas se a carga genética for baixa, por exemplo, para velocidade, por mais que a pessoa treine, o desenvolvimento não será tão grande se comparada ao desenvolvimento de uma pessoa que possui pré-disposição genética para ser veloz.

O mesmo acontece com força e resistência. Por outro lado, existe um conjunto de esportes em que determinada qualidade física é predominante, por exemplo, para triatlon, natação fundo, corrida de fundo, ciclismo de estrada, canoagem e remo. Nas provas mais longas, o componente fundamental é a resistência. A regra é a mesma para outras qualidades físicas, como força e velocidade. Além disso, existe um determinado grupo de atividades que precisam de um conjunto de qualidades físicas conjugado com dados antropométricos.

Tome-se como exemplo a esgrima: essa modalidade necessita de indivíduos esguios, com boa envergadura, velozes e ágeis. O Banco de Talentos oferece todas essas informações básicas. O técnico só precisa realizar a pesquisa na Internet, mediante senha fornecida pela Secretaria Nacional de Esporte de Alto Rendimento do ME, e entrar em contato com o talento.

O treinador interessado em determinada modalidade e que conhece os aspectos fundamentais que o futuro atleta deve ter para que possa se desenvolver com sucesso, pode encontrar ali jovens com potencial a ser desenvolvido.

O simples fato de oferecer essas informações para orientar melhor as pessoas quanto a possibilidades de sucesso em determinados grupos de modalidade já faz do Banco de Talentos um instrumento muito importante para o desenvolvimento do esporte brasileiro.

Mas, se considerado ainda o fato de que boa parte desses jovens descobertos não praticava nenhum esporte em clubes — pois para freqüentá-los seria necessário possuir condição financeira adequada —, é possível inferir que muitos nem sequer saberiam que eram talentos e, por essa simples razão, não teriam a possibilidade de se desenvolver esportivamente, pela dificuldade de alguém enxergá-los. Some-se a isso o fato de que a estratégia de avaliação da Descoberta de Talento proporciona, como já falado anteriormente, a possibilidade de se fazer um grande diagnóstico a partir das escolas, com informações importantes a respeito da saúde dos jovens.

Por tudo isso, entendo que essa ação ganha forma de política pública e de fundamental interesse para o desenvolvimento de um Brasil campeão e saudável.

Breve currículo

André Almeida Cunha Arantes Ex-atleta da Seleção Brasileira de Triathlon; mestre em Educação Física (UCB); conselheiro Cref-07; secretário nacional de Esporte de Alto Rendimento.

CAPÍTULO 6
Sexo e qualidade de vida

Uma combinação inseparável

Luiz Fernando Dale

Sexo e saúde são duas palavras intrincadas, pois não se dissociam. Para se praticar sexo é necessário saúde e, como outros fatores de saúde, o sexo é parte vital da vida. Em uma visão histórica, o sexo foi tratado de várias maneiras: franca, aberta, escondida, disfarçada, pecaminosa... e podemos observar que houve mudanças drásticas em sua abordagem de uma civilização a outra, e de um século a outro.

É lógico que não se pode falar de sexo sem amor, pois este constitui a base do sexo e, sob determinado ponto de vista, só deveria ser exercido como seu fruto. Uma das diferenças fundamentais entre o homem e a mulher pode estar no quesito sexo com amor. Para a maioria das mulheres, a entrega sexual só é feita como parte integrante do conceito de ligação emocional com o parceiro. Esse envolvimento emocional, mesmo que puramente erótico, deve obedecer a uma atração física, somada a uma atração ou ligação, para que a entrega seja completa. Grande parte dos homens pode ter uma aventura sexual atendendo apenas à satisfação de uma atração física. Isto não é uma regra absoluta, mas é o que observamos no dia-a-dia de nossa prática, no atendimento a mulheres em uma clínica ginecológica. Este seria considerado o sexo 'normal', natural ou até aceitável!

O sexo patológico é aquele considerado por alguns como fora dos padrões de aceitação de uma sociedade. Para poucos, pode também ser considerado como normal, mas reside aí a diferença entre um indivíduo louco e um sadio. Quem tem razão? As taras, os desejos mais esdrúxulos, passam pela aceitação da realização pelos dois, e sempre pelos dois parceiros.

Há também o sexo ordenado pela religião — hipócrita —, que restringe o prazer em prol da única finalidade de procriação. Ora, se assim realmente se manifestasse o desejo sexual da espécie humana, deveríamos considerá-lo igual ao cio de outras espécies animais, que só vê despertado no momento da procriação. A fêmea, em período ovulatório, exala feromônios, que atraem o macho. Assim, ela se prontifica à cópula. À parte este momento, todos os animais, com exceção da espécie humana, não manifestam qualquer interesse pelo sexo. Se a libido do ser humano existe e está em atividade em todos os períodos do ciclo reprodutivo, é porque o sexo é uma atividade fisiológica como qualquer outra. É possível imaginar que a fome pode ser excluída ou proibida, ou, ainda, saciada, com penitência e rezas.

Algumas religiões aceitam a prática do sexo sem restrições, como algo absolutamente normal. É incompreensível, para nós, que a religião católica com seu dogma 'crescei e multiplicai-vos' exija o celibato. Hoje, temos o conhecimento de que existe uma ovulação, portanto, como é que os antigos podiam ter atividade sexual somente direcionada à concepção? Durante séculos, não se sabia de 'semente', espermatozóide, óvulo e fecundidade. Podemos então concluir que, com a evolução do conhecimento científico, a Igreja tenha passado a proibir algo que, por séculos, foi considerado normal para todos.

O sexo cultural é aquele passado de pais para filhos na educação, assim como todas as crenças e tradições comuns em cada sociedade, variando da vida sexual somente depois do casamento até as mutilações em órgãos genitais perpetradas por algumas civilizações (na África, por exemplo), atos que parecem ter, para alguns, o propósito exclusivo de impedir a sensação de prazer.

O sexo psicológico é aquele ditado por impulsos ou pela atração física, seja a atração por indivíduos do mesmo sexo ou do sexo oposto. Nesse caso, o que importa é que o indivíduo esteja feliz e satisfeito consigo mesmo. Só dessa maneira conseguirá se realizar sexualmente.

Temos também o sexo liberal, realizado com o objetivo único de se exercer o prazer e dele se conseguir a satisfação pessoal. Já observamos vários exemplos na clínica. A mulher ou o homem que, sem uma ligação fixa, exerce o sexo para descarregar sua satisfação pessoal. Não há compromissos de ordem afetiva ou laços contínuos. É o 'sexo pelo sexo', a simples satisfação carnal. Após a consumação do ato e a obtenção do prazer, cada um continua sua vida como se aquele momento fosse considerado um divertimento natural, um passatempo qualquer para o ser humano.

O sexo ignorante, possivelmente feito pelos adolescentes, é aquele praticado porque todo mundo faz. É como o fumante que fuma apenas porque todos fumam; fuma para se sentir 'engajado'. Sou incapaz de dizer quantas meninas já atendi que não têm a menor noção do que seja prazer, gozo, troca. Fazem sexo apenas porque não querem ser a única da turma que 'ainda não transou'. Isso pode acabar em um exercício sexual que trará dificuldades em relacionamentos futuros. Neste mesmo grupo, o do sexo ignorante, incluo a *falta* de sexo por pessoas mais idosas, com 60 anos ou mais, pessoas que não têm uma vida sexual ativa, que não procuram e nem são procuradas para o prazer. Infelizmente, essas pessoas, por simples ignorância, acham que, com a longevidade, a testosterona diminui ou desaparece. Isso é um mito, pois, atualmente, tanto homem como a mulher podem realizar uma reposição hormonal sem traumas, capaz de devolver a qualidade de vida e o desfrute do prazer, mesmo na velhice.

O sexo e as infecções são responsáveis pela segunda revolução sexual de nossa era. A primeira foi a da liberdade sexual permitida pelos anticoncepcionais, pelo sexo livre, *hippie*, a juventude dos anos 1950 e 1960, que tomou as ruas para protestar contra a política mundial e a repressão sexual. Lembro-me de uma frase: "Delfim Netto e a gonorréia, que saudade".

A gonorréia era tratada com antibiótico, e Delfim Netto foi o precursor de modelos econômicos supostamente bem-sucedidos. O flagelo do HIV transformou a vida sexual do ser humano. Por tratar-se de uma infecção letal, mudou os hábitos da liberdade sexual até então vigente.

A homossexualidade também apresentou um crescimento inequívoco na sociedade. Mas será que realmente aumentou ou a modernidade permitiu que as pessoas pudessem demonstrar com mais coragem suas atitudes e preferências. Independentemente dos preconceitos, os homossexuais, hoje, estão mostrando sua cara.

Podemos considerar impensável uma parada gay, nos moldes como vemos hoje, ser realizada, em qualquer parte do mundo, algumas décadas atrás.

A expressão do sexo em nossas vidas torna-se mais presente com o sentido da visão. Homens e mulheres vestem-se, ou despem-se, de uma maneira voltada para a sedução, para a erotização. A moda feminina enaltece as formas, os detalhes, as aberturas. No Brasil, temos as condições climáticas que favorecem o uso de vestimentas provocantes o ano todo. Aqui, a sexualidade está no ar, diferentemente de países em que o inverno recobre e encobre os corpos.

E o que dizer do sexo obrigatório, imposto pelo homem, utilizando a força, a imposição de sua vontade de macho violento? Isso levou à criação das 'delegacias da mulher', especializadas no atendimento a mulheres subjugadas, espancadas. E por qual razão? Uma rápida pesquisa mostrará que, com raras exceções, a violência do homem contra a mulher nos lares está relacionada a motivos de ordem sexual: ou a falta de interesse sexual da companheira ou o excesso de libido do macho, embalado pelo álcool. O ciúme exagerado e a insegurança sexual do indivíduo são também fatores comuns da agressão.

Finalmente, temos o sexo da reprodução. O que para qualquer espécie seria o habitual, isto é, o sexo realizado para a procriação, entre os seres humanos é conseqüência de uma atividade de prazer que os humanos aquinhoaram. Nessa situação, também podemos criar dificuldades quando mudamos o 'sexo do prazer' para o 'sexo exclusivo da procriação'. É o chamado sexo praticado com data e hora, cuja única finalidade é a gravidez. Este, com o passar do tempo, torna-se o sexo obrigatório, desprovido de desejo, libido e imaginação. Torna-se um sexo mecanizado, com uma outra finalidade que não o prazer. A procriação passa a ser o intuito principal, esquecendo-se do exercício da união de dois corpos de amor, com uma finalidade secundária: o filho.

O sexo espontâneo, instintivo, desinteressado, pelo amor ou pela atração, parece estar fadado a terminar, não mais existir, dando lugar a todos esses que relacionei acima.

O que precisamos é de um projeto sexual. O Brasil precisa de um projeto sexual!

Esse projeto começaria com uma educação sexual bem elaborada, não apenas colocada como currículo obrigatório, ministrada por professores competentes e com conteúdo adequado e atual. Uma política séria de planejamento familiar que daria a cada cidadão o direito de saber como compor sua família, e, para aqueles que não estão preocupados com procriação, a possibilidade de acessar uma contracepção eficiente. É dever do Estado fornecer essa política. Aqueles que agem seguindo interesses políticos, ou que criticam o planejamento familiar, tenho certeza absoluta, têm, em seus lares, o benefício que o dinheiro e a medicina privada podem oferecer para que eles não se preocupem com planejamento familiar.

Como dever moral, temos de inibir as ações negativas da Igreja, que impedem a realização de um projeto desse porte. É incompreensível a atitude de algumas pessoas que, por norma da Igreja, não podem ter relações sexuais. Será que, por isso, a ignorância do que é o prazer ou a inveja daqueles que o praticam batem na tecla contrária ao conhecimento e à propagação de uma política que levará a mais saúde e, em conseqüência, mais sexo e prazer na vida?

O sexo saudável deve ser buscado em sua forma mais pura, independentemente de preconceitos. Deve ser praticado da forma mais bela na união entre dois seres humanos que buscam o prazer; prazer este que está diretamente relacionado à plena satisfação dos sentidos: visão, tato, paladar, olfato, audição... e devemos também incluir sexo.

Breve currículo

Luiz Fernando Dale Diretor da Clínica Dale, centro de medicina da reprodução humana no Rio de Janeiro. Possui pós-graduação em Ginecologia pela PUC–RJ e é especialista em Medicina da Reprodução pela Universidade Paris V, França.

O pensamento de Michel Foucault como ponto de partida

Luiz Fernando Gallego

A inclusão da vida sexual humana, no terreno da medicina, da psicologia e da psiquiatria, começa, segundo Michel Foucault, no século XVIII. Um interessante mito, o único que se estabelece na cultura ocidental, cuja origem histórica não provém da antiguidade clássica, é o mito de Don Juan. Segundo Foucault, as regras de aliança infringidas por este personagem é que teriam mantido o prestígio deste sedutor de virgens, vergonha das famílias, insulto aos pais e maridos. Mais do que o homem transpassado pela folia do sexo, sob o libertino surge o perverso que derruba os dois grandes sistemas de regras que o Ocidente concebeu para reger o sexo: a lei da aliança e a ordenação dos desejos.

A ordenação dos desejos implicou o nascimento das grandes proibições, na valorização exclusiva da sexualidade adulta e matrimonial, nos imperativos de decência, na esquiva do corpo, na contensão e nos pudores imperativos da linguagem.

Para Foucault, o discurso ocidental analítico sobre o sexo expressa uma 'ciência sexual' em vez de uma '*ars* erótica' (como no Oriente). Esse discurso visaria efeitos múltiplos sobre o desejo: deslocamento, reorientação e modificação do próprio desejo. Surgem os controles pedagógicos, os tratamentos médicos e as condenações judiciais das menores perversões.

A irregularidade sexual passou a ser igualada à doença mental, visto que se estabeleceu uma norma de desenvolvimento sexual da infância à velhice e se caracterizou todo e qualquer desvio possível; a sexualidade foi centrada na genitalidade, abominando-se os prazeres sem fruto.

Além do direito canônico, da pastoral cristã e da lei civil, a regulação era feita pelas pressões de opinião e costumes: com 'pedagogização' do sexo da criança por adestramento contra a criança masturbadora; penalidade para o adulto contra o adultério no casal; histerização do corpo da mulher, corolário da 'mulher nervosa'; psiquiatrização do prazer perverso contra o adulto transgressor.

Tudo é tomado em consideração, em nome da aliança familiar apoiada na medicina e na pedagogia, psicologizando-se as relações. Daí surgem as figuras da 'mãe nervosa', da 'esposa frígida', da 'mãe ineficiente' (e daquela obcecada por temores homicidas); e, como estas, a 'moça histérica', os 'neurastênicos', o 'marido impotente' (assim como o 'marido sádico' e o 'marido perverso'), a 'criança precoce' e o 'jovem homossexual'.

São figuras mistas da aliança desviada e da sexualidade anormal que transferem perturbações da sexualidade para a ordenação da aliança. Por exemplo, o homossexual do século XIX torna-se um personagem, passa a ter um passado, uma história, uma infância, um caráter, uma forma de vida: é uma morfologia com uma fisiologia misteriosa. Nada do que ele é escapa à sexualidade presente nele todo, subjacente a todas as suas condutas, uma vez que sua sexualidade seria o princípio insidioso e infinitamente ativo das condutas. Sua sexualidade lhe é consubstancial, nem tanto como pecado, mas como natureza singular.

Tais figuras que se inserem no imaginário da cultura dão oportunidade para que o sistema da aliança faça valer seus direitos na ordem da sexualidade. A família passa a demandar ajuda para as interferências infelizes da sexualidade na aliança, recorrendo aos especialistas: médicos, pedagogos, psiquiatras, padres. Descobre-se o segredo temido, que a coluna fundamental da aliança era o próprio germe de todos os infortúnios do sexo: a família é o cristal que reflete, difrata e difunde uma sexualidade por sua penetrabilidade; e, por sua repercussão em relação ao exterior, transforma-se em elemento tático para um dispositivo da sexualidade.

O que era considerado 'devassidão' ou 'extravagância' moral torna-se anomalia constitutiva, desvio adquirido, enfermidade ou processo patológico: masturbação é considerada 'fraude contra a procriação', 'pecado da juventude', 'doença dos nervos'; a perversão é ligada à hereditariedade e degenerescência, e Freud (apesar do que Foucault identifica como sua vontade normalizadora) vai se opor a esta concepção.

A psicanálise se insere entre a lei e o desejo com sua teoria de mútua implicação essencial — e, ao mesmo tempo, como uma técnica para eliminar os efeitos da interdição onde seu rigor a torna patogênica. O incesto passa a ser perseguido como conduta no mesmo período em que a psicanálise se empenha em revelá-lo como desejo e eliminar, para os que sofrem, o rigor que recalca o desejo.

O olhar de um psicanalista sobre o binômio 'sexo & saúde' dirige-se à questão da harmonia psíquica ou do que é tido como 'saúde mental' em relação à sexualidade, algo na fronteira entre a mente e o corpo, uma fronteira, diríamos, em sentido amplo, psicossomática — e, em 'mão dupla': entre o corpo e a mente ('somatopsíquica'). Algo que não diz respeito apenas ao 'instinto' sexual que compartilhamos com outros primatas e animais em geral, mas refere-se ao que Freud chamava de 'Trieb', palavra traduzida como 'pulsão' sexual, e em relação a este conceito também devemos considerar as interferências da cultura (da civilização humana) na sexualidade — que apenas em sua matriz original seria tão-somente instintiva.

A cultura traz a questão do prazer desvinculado da procriação, introduz o deleite que se assesta sobre a força instintiva, assim como outros elementos culturais que desenvolvem formas requintadas de usufruir a sexualidade. Para o ser humano inserido na cultura é que surge a pulsão.

Com isso começamos a tentar desfazer o mal-entendido sobre a teoria psicanalítica com relação à *sexualidade*, conceito muito mais amplo do que o de 'sexo genital'. É verdade que as proto-teorias psicanalíticas, assim como os reducionismos de derivados algo divergentes da psicanálise (Reich) propiciaram tal mal-entendido.

Estamos falando da ingenuidade da visão segundo a qual 'fazer sexo' equivaleria a 'não ser neurótico' (o antigo dito chulo que mandava casar a filha solteirona para que ela melhorasse do 'nervosismo'). Esse tipo de simplismo se fez notar, por exemplo, em 1962, quando a Liga de Decência norte-americana quis impedir que o roteiro do filme *Freud, além da alma* chegasse às telas: achavam que essa seria a 'mensagem' do filme de John Huston.

Essa idéia de *repressão* ligada diretamente à inibição da atividade sexual genital madura e à contenção do *instinto* sexual surgiu quando Freud lidava com a antinomia

'Consciente—Inconsciente', sendo o sistema Consciente aquele que equivalia ao agente repressor moral.

Com o desenvolvimento da teoria do aparelho psíquico para o modelo bastante popularizado sob os nomes 'Ego—Id—Superego' (que ele nunca utilizou, pois falava em 'Eu', 'o Isso' e o 'Acima do Eu'), este 'Superego' (Acima do Eu) é que ficou como a instância ligada à repressão em geral dos impulsos. Isso abarca os impulsos eróticos (vistos mais tarde e mais ampliadamente como forças de ligação, de união — em oposição aos impulsos ditos 'de morte' — ou de desligamento — e que implicam a agressividade destrutiva quando direcionados para fora do Eu).

Mas o 'Acima do Eu' (Superego) é uma estrutura que representa em grande parte as leis sociais, morais e éticas (o mundo externo ao Eu) e que introjetamos ao longo de nosso desenvolvimento psicológico desde — e talvez principalmente — a nossa vida infantil precoce.

Todo o processo educacional da criança não pode deixar de ser repressivo dos instintos e impulsos: educar é colocar em ductos, em caminhos, encaminhar. A cultura atual, a sociedade pós-vitoriana, os hábitos que se modificaram no Ocidente, ao longo do século XX e até nossos dias, implicam uma outra concepção de costumes, modificando o que internalizamos 'acima de nossos eus' com propostas ambíguas ou mesmo antagônicas às da antiga 'repressão sexual'. Não se trata de um rígido 'encaminhamento' *in ductus*, e talvez mesmo se ligue à idéia de '*seducere*' ('sedução' é retirar, afastar dos ductos, dos caminhos da contensão sexual), ou seja, a proposta atual é aparentemente 'des-repressora'.

Cabe lembrar, entretanto, que a *estrutura* superegóica permanece a mesma; o que mudou foi o conteúdo do que se assesta 'acima do eu'. Para exemplificar: a estrutura de uma pessoa que adora futebol é a mesma no Rio ou em São Paulo; o conteúdo de sua paixão no Rio será um time carioca; em São Paulo, será outro, paulista. Da mesma forma, a 'estrutura' ditatorial é a mesma, seja o ditador um fascista de direita ou um populista dito 'de esquerda'. Um fanático religioso mantém a estrutura fanática na seita que professa hoje ou em uma nova seita à qual aderirá ou criará amanhã.

O que queremos dizer é que a mesma estrutura psíquica internalizada a partir do mundo externo a cada 'Eu' — e que 'reprimia' no final do século XIX — desde o pós-Segunda Guerra, e especialmente a partir do final dos anos 1960, inverteu os sinais, ou seja, transformou-se na exigência de obrigação ao prazer (sexual, consumista, hedonista, narcisista, de culto ao corpo e/ou à celebridade, solipsista, com indiferença pela alteridade etc.).

Quando o fanático apenas troca de seita, o torcedor decepcionado muda de time, o político sem compromisso programático muda de partido ou de orientação, a estrutura se mantém, apenas tem os sinais trocados. Da mesma forma, o tabu sexual se mantém: seja sob a égide da 'repressão', seja sob a obrigação do gozo descompromissado.

Com esses exemplos, queremos desfazer a idéia falaciosa de uma 'educação sexual' não mais vitoriana, 'des-repressora', como algo que melhoraria a saúde psíquica em relação à sexualidade e idealizada como uma 'salvação' das gerações seguintes no que toca a dificuldades na vida sexual que se ambiciona saudável e descomplicada.

Não há como descomplicar totalmente a vida sexual no eterno conflito com a cultura e a civilização humanas para este animal tão peculiar que não é mais apenas instintivo — mas não deixa de sê-lo — e já é pulsional, como propôs Freud, além de inserido em uma teia de normas e regras sociais de convivência onde o trabalho, a união em grupos, os conflitos intra e inter grupais (e inúmeros outros fatores complexos) estão envolvidos na inescapável repressão aos instintos, impulsos e pulsões, sejam de ordem sexual sejam de ordem agressivo-destrutiva. Sem isto, escapamos à civilização — como, aliás, se constata em uma série de manifestações indesejáveis, mas que fazem parte da história da humanidade de forma recorrente: as guerras, como exemplo do eterno ressurgimento das pulsões destrutivas; as transgressões sexuais e perversões no âmbito da sexualidade normatizada pelos hábitos e costumes, ainda que mutáveis com o tempo e o local.

O 'tabu' da sexualidade pode ser visto sob diversos ângulos antropológicos, sociológicos e até biológicos. Sem nos estendermos em um terreno tão enormemente amplo e complexo, enfocamos apenas a questão da *intimidade* envolvida na prática sexual. O ser humano, em geral, mantém um ambiente de privacidade para suas atividades sexuais. Este é um hábito da *cultura* humana, da civilização, completamente diverso do comportamento da maioria dos animais mais ou menos próximos do Homo sapiens. As exceções já caem no terreno das perversões exibicionista e voyeurista, dentre outras. Fiquemos, pois, com o estereótipo — que seja — do ser humano comum, na média dos hábitos e costumes.

Neste escopo, a fala sobre a sexualidade, em princípio, acaba por envolver os mesmos constrangimentos da prática sexual que se executasse em público! Claro que existe um caminho de 'liberação' desse constrangimento (e Freud também estudou muito isso) no terreno do humor, da piada, do chiste, do 'trocadilho'.

Um exemplo prático comum: dois homens conversando em uma mesa de bar, provavelmente falarão de sexo. Contarão piadas, falarão de conquistas, farão bravatas sobre sua vida sexual. Se estes mesmos dois homens forem médico e paciente, em uma situação de diálogo sério sobre a vida sexual de um deles, o constrangimento, não raramente, se impõe.

Coincidentemente, quando estava me preparando para escrever este artigo, encontrei no site Web Medscape na Internet um enorme texto característico da mentalidade norte-americana 'ensinando' os médicos a tocarem nesse tema melindroso com seus pacientes masculinos. Aliás, o texto é ótimo, mas também revela que é mais fácil perguntar sobre o funcionamento intestinal do que sobre a vida sexual — pois nunca encontrei um texto que indicasse que se precise ensinar aos médicos como abordar o paciente quanto a seus hábitos digestivos.

Por outro lado, muitas coisas, aparentemente, mudaram também nesse terreno: fala-se muito de sexo atualmente. Os jornais incluem perguntas às celebridades sobre "o barulho que fazem na hora de 'fazer amor'" (eufemismo do anglicismo '*make love*'). E quando não se pergunta, as pessoas falam muito de sua sexualidade. Mas raramente se fala seriamente sobre questões ligadas à vida sexual.

É como se pudéssemos falar de sexo pela via da pseudo-transgresão jocosa ou da pornografia. Lembremos que, durante a ditadura militar e a censura política e de costumes, no cinema comercial brasileiro proliferaram as ditas 'pornochanchadas', liberadas pela censura — enquanto filmes sérios com dramas envolvendo desencontros sexuais eram proibidos. Um crítico de cinema comparava a pornochanchada à escrita 'suja', ao desenho pornográfico nas portas de banheiro: por essa via, a fantasia do brasileiro médio sobre a dita 'liberação sexual' se manifestava — porém, mantendo toda a carga de preconceitos anteriores e novos: o deboche para com o homossexual, o marido traído, a mulher 'liberada'. Na verdade, alimentava os preconceitos e o 'gueto' onde a sexualidade é mantida até hoje. Mesmo que esse 'gueto', hoje em dia, abrigue o oposto do que abrigava: a nova 'norma' aparentemente antagônica ao que se considerava como os 'costumes' de cinqüenta anos atrás. Ou seja, se antes o que era estigmatizado implicava a transgressão aos costumes, hoje implica a recusa à obrigação da fruição dos prazeres a qualquer preço.

A fala, o discurso que se pretende 'livre de repressão' sobre a sexualidade, pode acabar tão repressor quanto o ocultamento e a dissimulação vitorianas, na medida em que implica também uma pretensão reguladora, mesmo quando propõe a 'desregulamentação' que leva a uma 'obrigação' do gozo e da performance de excelência (como no 'culto ao corpo', haveria um 'culto ao orgasmo' — e aos meios e modos de obtê-lo com receitas de 'liberdade' ou de 'técnicas sexuais').

Talvez não se possa falar de sexo sem invadir o terreno da intimidade e privacidade: apontamos, neste caso, a falsa liberdade com que se fala (e como se fala!) de sexo nos tempos atuais — o que 'inverte' a ironia sobre o antigo casamento: o máximo de intimidade — entre duas pessoas — com o mínimo de privacidade — para cada uma. A fala 'livre' de restrições (o 'falar a verdade' dos personagens do filme *Closer: perto demais)* expõe a privacidade dos dois que falam sobre suas vivências sexuais, mas fere a intimidade de cada um, de quando cada um revela e cada outro escuta.

É como no *erotismo*, em oposição à *pornografia*. A pornografia pode servir para alimentar os preconceitos ao 'liberar' a fantasia sexual de forma 'suja', 'escondida', com ares de 'transgressão'. A pornografia é como um curto-circuito do estímulo sensorial concreto. O erotismo fala aos sentidos por meio de um trabalho psíquico de elaboração das fantasias. O exemplo pode ser a letra de *Tatuagem* de Chico Buarque e Ruy Guerra, retrato de uma verdadeira alusão sadomasoquista onde uma mulher canta para seu amado:

> Quero ficar no teu corpo feito tatuagem
> Que é pra te dar coragem
> Pra seguir viagem
> Quando a noite vem
> E também pra me perpetuar em tua escrava
> Que você pega, esfrega, nega
> Mas não lava
>
> Quero brincar no teu corpo feito bailarina
> Que logo se alucina,
> Salta e te ilumina
> Quando a noite vem
> E nos músculos exaustos do teu braço
> Repousar frouxa, murcha, farta
> Morta de cansaço
>
> Quero pesar feito cruz nas tuas costas
> Que te retalha em postas
> Mas no fundo gostas
> Quando a noite vem
> Quero ser a cicatriz risonha e corrosiva,
> Marcada a frio, a ferro e fogo
> Em carne viva

A 'cicatriz' pode ser inclusive uma metáfora da vagina, ao bel-prazer da fantasia do ouvinte. Ou não. O efeito erótico causado com a poetização não esconde a violência da imagem nem as alusões a conotativos sádicos e masoquistas (escravidão, cruz, retalhar, cicatriz, corrosão, marcar a ferro e fogo, carne viva etc.), mas não é obrigatoriamente excitante, e a própria poesia diz isso em sua coda, concluindo:

Corações de mãe
Arpões, sereias e serpentes
Que te rabiscam o corpo todo
Mas não sentes

'Não sentes' pode se referir ao ouvinte/leitor que não sente facilmente, em curto-circuito, a mesma excitação de quando se assiste a uma cópula filmada ou se vê uma gravura com corpos erotizados em práticas sexuais: há como que uma 'sublimação' dos impulsos sadomasoquistas na poesia e na melodia lânguida que a acompanha. Lembremos também que as imagens tatuadas remetem a fantasias sexuais com estereótipos antigos de tatuagens em marinheiros, pois a música é de uma época em que a classe média não tinha este hábito que merece um estudo no âmbito da corporalidade e da linguagem corporal, terreno que escapa a nosso assunto atual.

Apêndices

1) *Perversões.* No terreno da dita 'saúde psíquica' o contraponto ficaria no terreno das chamadas 'perversões'. Freud usa a expressão perversão para os comportamentos sexuais desviantes em relação a uma norma estrutural e não mais uma norma social. Na homossexualidade ocorreria uma perversão do objeto caracterizada por uma fixação da sexualidade em uma implicação bissexual, retirando a conotação pejorativa não-igualitária, diferencialista — ou, inversamente, valorizadora.

Freud incluiu a homossexualidade na sexualidade humana e a humanizou; não a concebendo como uma disposição inata ou natural — ou seja, biológica — nem a vendo como uma cultura; mas, sim, como uma escolha psíquica inconsciente, denominando-a 'inversão'. Não pretendeu 'curar' essa inversão, e escreveu isso explicitamente em 1920: a psicanálise não deve ter este objetivo. Pela teoria edípica e do Inconsciente, a homossexualidade, derivada como conseqüência da bissexualidade, existe em estado latente, em todos os heterossexuais.

Lembremos ainda a famosa carta de 1935 a uma mãe cujo filho era homossexual: "A homossexualidade não é uma vantagem, evidentemente; mas nada há nela de que se deva ter vergonha: não é um vício nem um aviltamento, nem se pode qualificá-la de doença; nós a consideramos uma variação da função sexual provocada por uma suspensão do desenvolvimento sexual".

2) *Uma discussão sobre as idéias de Freud*: Jerome Neu discute ensaios e categorias de Freud sobre a sexualidade.

a) Este autor parte da premissa de que sexualidade não é algo confinado ao intercurso genital heterossexual entre adultos: esta é uma constelação dentre outras variações de organizações; a homossexualidade é uma outra. Ele é mais um a destacar que, para Freud, as variações são menos uma questão de aberração biológica do que uma questão ligada à fantasia e ao pensamento.

Provoca: existiria uma "patologia do pensar sexual"? Existirá espaço para uma moralidade do desejo e da fantasia? Propósitos e funções e metas sexuais são múltiplas, não sendo apenas alguma coisa corporal ou biológica. Existe sempre um elemento psíquico que emerge — e talvez mais claramente nas perversões —, onde as condições psicológicas para a satisfação sexual são dramaticamente enfatizadas.

b) Enquanto a biologia é relativamente uniforme, objetos e finalidades do desejo sexual são tão variados como podem ser a imaginação e a fantasia. O aparelho reprodutor tem estrutura determinada e modos de funcionamento — enquanto o desejo sexual é multiforme e multifatorial.

A análise dos desejos sexuais começa com uma necessidade instintiva derivada de uma fonte somática. Mas a representação dessa necessidade instintiva se desenvolve na história do indivíduo com variedades de objeto e de finalidades que são os modos de satisfação.

Diz que o aspecto patológico da perversão não reside no conteúdo da nova finalidade sexual, mas sim na sua relação com o 'normal'; a idéia de inversão e/ou perversão implica uma contrapartida: uma 'versão', geralmente de pretensão 'naturalista' da sexualidade.

Contrapõe que a natureza humana não é apenas resultado de *nature;* inclui, de algum modo, condições de *nurture* para sobrevivência e desenvolvimento. E este "de algum modo" já implica variações. E mesmo a 'natureza' pode ser uma causa 'externa' à constituição do indivíduo que não escolheu aquela natureza nem seus resultados: como exemplo, as doenças genéticas; diabetes (não há sentido em estigmatizar a natureza do diabético). Nem a do homossexual. Nem em considerá-los *unnatural.* Afinal, a 'natureza' inclui mais variáveis do que gostaríamos de admitir. Pensar a perversão com base no que não é natural é inaplicável.

c) Freud vai conceituar perversões como atividades sexuais que tanto se estendem anatomicamente além das regiões corporais destinadas à união sexual; como se detém em fases intermediárias ou preliminares da finalidade sexual.

Neu questiona: o que haveria de tão objetável em se estender ou em se deter? O que privilegia o intercurso heterossexual entre adultos? Existirá mesmo algum critério que transcenda pontos de vista sociais e individuais?

d) Perverso é aquilo que corresponde a uma fixação e exclusividade. O patológico de uma prática dita perversa não estaria no conteúdo de uma nova finalidade sexual, mas, como já foi dito anteriormente, na sua relação com um 'normal'. Daí os conceitos de 'paradas no desenvolvimento' e de 'regressão' a pontos anteriores de fixação em face de frustrações posteriores como que explicando a instalação de uma prática sexual perversa.

Ora, diz Neu, está implícita uma idéia de desenvolvimento e maturação normais. Seria preciso questionar as fases oral—anal—genital como expressão puramente psicológica/ biológica ou como resultante em parte biológica, em parte um processo social. Neu considera que há alguma confusão entre o atingir uma capacidade orgânica com a valoração de uma forma de sexualidade tida como superior ou como a única aceitável. A subordinação da sexualidade à reprodução e a importância dada à atividade genital heterossexual acaba sendo uma norma social.

Freud não alega que exista uma preferência biológica ou evolutiva para a reprodução: a preferência individual, se existe alguma, é atingir o prazer. Mesmo se há preferência pela finalidade do prazer, ou seja, pelo orgasmo se sobrepondo aos prazeres preliminares como algo determinado biologicamente, as condições para atingir tal prazer não são determinadas biologicamente.

A finalidade em todos os casos seria uma descarga de energia ou de tensão. Na teoria do prazer (ou do desprazer da tensão), a finalidade é entendida em termos de prazer.

e) Em Freud, a perversão é compreendida como formas infantis não genitais de prazer. Um problema: a homossexualidade pode ser genital e 'adulta'. Há períodos não-genitais na história do desenvolvimento, e a emergência da função reprodutora vem só na puberdade; isso leva à consideração de que toda a sexualidade anterior seria necessariamente perversa? Nos casais estéreis, mantém-se a finalidade de prazer sem reprodução.

f) Neu vai discutir os conceitos de uniformidade *versus* diversidade; a universalidade dos indivíduos e a diversidade das culturas: padrões sexuais são relativos culturalmente; diferentes sociedades aprovam e desaprovam diferentes práticas sexuais. O que não impediria que pensássemos algumas sociedades como perversas (com conotação pejorativa mesmo).

Pergunta: será que os critérios de perversão podem se fundar em algo além do relativismo cultural? Ou mesmo individual? (ou seja, o que é prazeroso para cada um). Haverá algo além de julgamentos de valor sobre a sexualidade? Esses julgamentos desaprovadores podem ter base estética, moral, religiosa, política, biológica, médica etc.

g) Outra indagação: perversões são necessariamente raras? Mas se uma prática torna-se popular, deixa de ser perversa? Ele conclui que a discussão de Freud sobre perversão não deixa de refletir o predomínio de normas sociais, enfatizando que sempre vai pesar o conceito de desvio de uma norma. E a norma varia segundo a sociedade, a época e o lugar. Portanto, não se pode deixar de lado a questão do relativismo cultural. Nem que uma sociedade possa ser, ela mesma desviante, preconceituosa, equivocada ou errada em seus postulados. (Às vezes é necessário que os indivíduos resistam à própria sociedade e suas exigências — ou a abandonem!)

h) Neu cita outro autor, Nagel, para quem a essência da sexualidade implica vários níveis de interação interpessoal. E a perversão seria expressão de uma incompletude de interação. Nesse sentido, uma relação homossexual não seria necessariamente perversa, mas o fetichismo, sim. E a heterossexualidade pode ser perversa. Os critérios de perversão serão múltiplos, e nenhum é totalmente satisfatório se se procura uma natureza humana comum.

Não é que não haja ideais de sexualidade e seus correspondentes critérios para perversão, mas eles são múltiplos também e devem ser vistos como ideais mais amplos de interação humana. Por todas essas questões, padrões terapêuticos não podem ser simples adaptações às normas prevalentes de uma época ou de um local.

3) O mito de Don Juan e o donjuanismo

O donjuanismo não está necessariamente incluído na categoria do mito de Don Juan, no qual se define bem um conjunto de invariantes, em que não pode faltar o conquistador mulherengo que comete um ultraje a um morto convidando-o para uma ceia e é visitado pela estátua de pedra do defunto que vai puni-lo.

Essa é a essência do mito que se origina provavelmente dos antigos cultos dos mortos com oferenda de alimentos, aqui transformada em convite blasfemo e passível de punição celestial. Repetimos que é um dos raros mitos que não se origina na antiguidade — e que se cristaliza em pleno domínio do catolicismo. Neste sentido, a estátua animada surge como mediador do além, agente do vínculo com o sagrado que o debochado D. Juan profanou.

É muito interessante observar a variação elaborada por Mozart e por seu libretista, Lorenzo da Ponte, ao vincular o morto a uma das conquistas do Burlador de Sevilha, colocando o defunto vingador como pai de uma mulher seduzida traiçoeiramente por D. Juan e morto pelo libertino em duelo. Uma questão triangular enriquece a psicologia do enredo da ópera, ao assumir uma forma de deslocamento do desafio edípico por parte do sedutor de uma mulher que mata o homem a quem ela 'pertence': ainda o pai dela — já que solteira — e bem mais velho do que ambos.

Não é mais um morto qualquer que vem punir um blasfemo por seu ultraje ao além, ao oferecer alimento terrestre a quem já se alimenta da graça celestial, mas também (e principalmente?) um pai que retorna como estátua de pedra para estabelecer os limites da lei que o transgressor, arrogantemente, desafiara, matando-o após seduzir sua filha, uma noiva prometida a outro homem que se comporta como um cavalheiro respeitador.

Rousset caracteriza bem as três unidades constitutivas do mito, no qual não pode faltar este Convidado de Pedra, desenvolvimento do que nas versões folclóricas mais primitivas não passava de uma caveira. A evolução de uma óbvia caveira para a apresentação do morto a partir de sua representação em estátua denota admirável elaboração de um 'amálgama de pedra e pensamento', união de uma matéria imóvel (pétrea) com algo tão móvel como um ideário de moralidade punitiva, um pensamento religioso, uma fantasia de retaliação dos poderes ofendidos — se preferirem, o superego projetado 'fora', em forças sócio-culturais externas ao 'Eu', 'acima do Eu'.

Outra invariante, além do herói (que atende a um modelo viril ideal, ora visto como positivo, ora como negativo, no imaginário masculino), é um grupo feminino, uma série de 'n' vítimas seduzidas e abandonadas que funcionam como testemunhas da inconstância do sedutor, de sua mania de repetir, recomeçar sempre, de sua poligamia indiferenciada. Na ópera de Mozart & Da Ponte é dito que não importa que sejam camponesas ou das cidades; arrumadeiras ou condessas, baronesas, princesas; louras ou morenas; jovens ou grisalhas; gordas ou magras; bonitas ou feias; nada se interessando por serem ou não ricas. Afora uma preferência pelas donzelas (*la giovin principiante*), basta que use saia e *voi sapete quel che fá...*

Dentro dessa abordagem é que Rousset aponta uma degradação do mito no donjuanismo posterior, em que desaparecem as categorias do pecador libertino e seus desafios e confrontações com o sagrado/celestial. É bem interessante cotejar D. Juan com Giacommo Casanova (que existiu realmente — e era amigo de Lorenzo da Ponte) e o personagem ficcional de Laclos em *Ligações perigosas*, o Visconde Valmont, libertino que cai na armadilha de se ver seduzido (amando, apaixonando-se) pelo objeto que queria seduzir (inicialmente apenas no âmbito sexual e como manifestação de poder). Estes dois exemplos, sim, seriam talvez manifestações de donjuanismo sem D. Juan, cuja polaridade com o defunto punitivo é essencial à estrutura intrínseca do mito.

O que eu quero apontar é para a possibilidade de ter ocorrido um deslocamento de características do mito heterossexual de D. Juan — heterossexual, mas afinal, demonizado e condenado à danação por suas transgressões desmedidas às alianças sociais e às regras de ordenação dos desejos — para a imago do personagem homossexual com sua poligamia invertida em poliandria indiferenciada, inconstante e compulsiva, dominada pela repetição, e — quando interferido pela fantasia de amor romântico — multiplicando uma espécie de eterno retorno, recomeçando sempre. E não terá sido a inveja masculina e o ressentimento feminino para com o conquistador viril que estereotiparam a associação entre o poligâmico e sua suposta 'homossexualidade latente'?

O macho que se sinta insatisfeito com sua vida sexual mais restrita dificilmente deixará de ambicionar a fantasia da felicidade poligâmica, hoje, inclusive, facilitada pela liberalização dos costumes e maior liberdade feminina quanto ao exercício da sexualidade. O homem mais inibido na concretização de suas fantasias sexuais pode sofrer pelo que considera um imperativo da cultura do narcisismo e consumismo atuais, onde há o imperativo do gozo e da fruição como pretensos corolários de 'felicidade'.

Freqüentemente é tida como quantitativamente intensa a vida sexual dos homossexuais masculinos; isto é, muitas vezes incrementado pelos preconceitos homofóbicos da sociedade, os quais estimulam a necessidade de se restringirem a 'guetos'; e, certamente, acaba hiperdimensionado pela mais antiga cultura de liberdade sexual dos homens, favorecida pela biologia (não engravidavam). Tais características podem ter transformado 'o homossexual' na nova versão de D. Juan, demonizado por sua desmesura transgressora das leis. E, por analogia, reduziram o antigo *straight* Don Juan em um patético 'homossexual latente'.

Caberia discutir se, nas obras de arte sobre o tema, a presença do criado de D. Juan formaria um par homossexual, mas preferimos remeter esta relação à formulação de Genet em sua peça *As criadas*: elas amam Madame (a patroa), elas odeiam Madame, elas querem ser como Madame, o que nos dá indícios de questões de identificações e idealizações frustradas por feridas narcísicas.

A figura de Leporello na ópera de Mozart (Sganarelle na peça de Molière) já foi estudada pela psicanálise desde seus primórdios como constituindo 'um duplo' com D. Juan, sem alusão maior à questão homossexual, por mais que narcisismo e homossexualidade possam estar correlacionados, mas não necessariamente sempre em um plano de relacionamentos sexuais homoeróticos.

Breve currículo

Luiz Fernando Gallego Médico psicanalista e psiquiatra, membro titular, analista didata e ex-vice-presidente da Sociedade Brasileira de Psicanálise do Rio de Janeiro.

A sexualidade como tema

Renato Diniz Kovach

No sentido mais amplo, a sexualidade é a manifestação biológica de uma força intrínseca dos seres vivos, englobando diferenças anatômicas e funcionais, geradas do objetivo básico da reprodução das espécies.

A partir deste fundamento — a preservação da continuidade —, temos de analisar um enorme contexto decorrente dos desdobramentos físicos, químicos, sociológicos, psicológicos e sociais, com interação até mesmo na política e na sociedade em geral.

A sexualidade, em seu enfoque total, existe em todas as fases da vida, do nascimento até a morte, ultrapassando de longe a mera genitalidade. A sexualidade está ligada à emoção, à educação e à cultura pessoal, ao meio social em que se vive e à personalidade individual. Diferencia-se de sexo porque este se refere às diferenças anatômicas entre os dois gêneros e suas correspondentes atividades sexuais.

A história do sexo e da sexualidade humana se confunde com a história da evolução do homem, começando com o período do sexo-natural e partindo para períodos de sexo-oculto e até obsceno. Com o conceito de pecado original, o sexo tornou-se vergonhosa luxúria, originando a culpa.

Segundo a Organização Mundial de Saúde (1975), a sexualidade é "a forma de expressão ou conjunto de formas de comportamento do ser humano, vinculado aos processos somáticos, psicológicos e sociais do sexo". Traduzindo: a forma de nos comportarmos, pensarmos e agirmos, cada um na sua individualidade, homem e mulher.

A sexualidade sadia é uma expressão positiva da energia sexual, mutuamente benéfica no relacionamento físico e mental, na forma de dar e receber amor, no comportamento sexual e reprodutivo, sem riscos ou danos a si mesmo, ao parceiro e ao meio social. Ao se falar de sexualidade sadia, associamos ao que é normal para o que a maioria das pessoas faz e pensa. A sociedade considera como normal o casal heterossexual com o homem um pouco mais velho e mais alto que a mulher e oriundos da mesma classe social. Qualquer comportamento que foge desses padrões corre o risco de ser considerado desvio.

As características físicas que distinguem homens e mulheres são determinadas pelos fatores genéticos e pela produção de hormônios, determinantes das diferenças anatômicas, fisiológicas e bioquímicas entre eles; já a identidade do gênero, a orientação e as preferências sexuais estão muito condicionadas pelo ambiente sócio-cultural.

Em um breve esforço histórico, vale a pena lembrar o longo período de negação da influência da sexualidade, considerada como um 'mal necessário', indispensável à perpetuação da espécie. Na cultura politeísta dos antigos, os deuses eram sexuados como os homens e o universo teria se originado da união entre eles. Para se diferenciar de outros povos, o judaísmo concebeu um deus assexuado, que cria o universo a partir do nada e a sexualidade perde os atributos divinos.

Seguindo esse pensamento, os líderes do cristianismo passaram a orientar seus fiéis de maneira que enxergassem o sexo como uma obrigação e o prazer, como socialmente tolerável, mas apenas para os homens. Seus sacerdotes se casavam regularmente até o século XI, quando foi estabelecido o celibato sacerdotal, passando para uma época orientada por uma visão agressiva e machista. É verdade que o machismo, instrumento do patriarcalismo, tem vários milênios de história, tendo surgido a partir do momento que o homem reconheceu seu papel no processo de reprodução. Foi uma instituição que deu tão certo que até hoje não nos livramos de suas conseqüências. Mas, com relação à nossa tradição judaico-cristã, tudo isso não deixa de ser um paradoxo diante do ensinamento de Cristo, visto que em seu Evangelho só há citações de tolerância e compreensão das fraquezas e desejos humanos e da própria Bíblia, que no Gênesis diz: "E Deus criou o homem à sua imagem; à imagem de Deus Ele o criou; homem e mulher Ele os criou". Este 'homem e mulher' tinham sua sexualidade exposta, apenas como mais um aspecto da vida, sem culpa.

As diferenças existentes em relação ao sexo são observadas em todas as culturas e povos, com grandes contrastes em se tratando de Ocidente e Oriente, e com as modificações que sofrem com o passar dos séculos.

Deve-se muito aos estudiosos do século XIX e XX, como Havelock Hellis e Freud, que elaboraram os primeiros conceitos científicos sobre a sexualidade, sua enorme presença e suas importantes patologias. Houve rejeição inicial às idéias desses cientistas, porém, novos trabalhos de Jung, Adler, Foucault, Calderone, Kinsey, Master e Johnson formaram o edifício do conhecimento mais profundo da sexualidade humana. Particularmente, como corolário desses estudos, há a influência positiva da sexualidade sobre a criatividade por um lado e negativa sobre o aspecto de violência e agressividade social.

Michel Foucault fez uma ampla análise em sua *História da sexualidade*, dando ênfase à hipótese repressiva medieval até a era vitoriana, quando o assunto era confinado e sempre encarado de maneira hipócrita, sob a injunção do silêncio, da não-existência, sendo parte importante da política da força, coincidindo com a emergência do capitalismo. A relação 'poder—conhecimento—prazer' sustenta seu discurso sobre a sexualidade humana (*scientia sexualis*). Como resultado de seu trabalho, ele elaborou a existência de quatro aspectos estratégicos que formaram os mecanismos de poder, centrados sobre a sexualidade:

- a 'histerização' do corpo feminino;
- a 'pedagogização' do sexo infantil;
- a 'socialização' da conduta procriativa;
- a 'psiquiatrização' do comportamento perverso.

Também é sua opinião que é a família o grande intercurso da sexualidade, com a aliança vital dando-lhe uma dimensão jurídica e econômica.

A introdução da regulamentação da sexualidade trouxe a noção de normatização da posse, do casamento, das regras de adequação ao meio e dos exercícios éticos dessa força biológica, bem como dos conceitos de sexo-prazer, sexo-amor e sexo-reprodução, ainda assuntos de grande debate na sociedade, em especial nas definições jurídicas e éticas. Ao contrário das outras espécies, em que as fêmeas são receptivas exclusivamente no período fértil, na espécie humana essa atividade é exercida livremente, tanto em período gestacional como fora do período reprodutivo, com possibilidade de controle de gravidez não desejada.

A sexualidade é um impulso fisiológico normal e motor essencial do comportamento humano, seja de forma explícita, seja de forma velada. Já o erotismo pode ser considerado uma manifestação positiva ou negativa, dependendo da intenção dos atores envolvidos. Por outro lado, a pornografia deveria ser interpretada como um desvio da conduta sexual, cada vez mais penetrante no tecido social.

Como impulso fisiológico, a sexualidade foi estudada por muitos cientistas, com o objetivo de estabelecer a influência de áreas específicas do corpo, particularmente cerebrais, envolvidas nas atividades ligadas ao sexo.

Em 1937, James Papez demonstrou a relação das estruturas anatômicas cerebrais e a emoção, considerando que não é função de nenhum centro cerebral específico, mas do circuito que envolve estruturas interconectadas por meio de feixes nervosos. Este circuito é composto do hipotálamo com seus corpos mamilares, do núcleo talâmico anterior, dos giros cingulados e do hipocampo. Essa área foi denominada circuito de Papez, responsável não só pela função central da emoção, como também por sua expressão periférica a partir dos sintomas.

Mais tarde, novas estruturas foram adicionadas ao circuito de Papez, como o córtex órbito-frontal e pré-frontal, núcleos da base, hipocampo, amídalas cerebrais e outras, passando a ser denominadas conjuntamente de sistema límbico.

Também foi possível atribuir funções mais específicas a cada uma das estruturas componentes do sistema límbico. O córtex cerebral é capaz de criar uma resposta cognitiva à informação periférica dada pelos sentidos, resposta esta que é compatível com as expectativas do indivíduo e do contexto social em que vive.

O hipotálamo regula a função de abastecimento do sistema endócrino, do desejo sexual e processa as informações necessárias à homeostase do meio-interno corporal, coordenando a pressão arterial, a sensação de fome e aquilo que nos interessa particularmente neste texto, o desejo sexual.

As amídalas cerebrais desempenham mediação e controle das atividades emocionais como a amizade, o amor, a afeição e também dos estados de medo, ira e agressividade.

Os giros cingulados são pouco conhecidos, mas sabe-se que sua porção frontal coordena funções como a percepção dos odores, as visões de emoções anteriores, a reação à dor e a regulação da agressividade.

O hipocampo tem papel importante nos fenômenos de memória, em especial a memória de longa duração.

A sensualidade feminina é ativada pelo centro de controle de todos os tipos de sentimentos e emoções, localizado no córtex frontal e no hipotálamo.

A sexualidade masculina, por sua vez, costuma ser mais relacionada aos lobos frontais e temporais.

Resumindo as funções, podemos considerar que as emoções e os sentimentos como ira, paixão, amor, ódio, alegria, tristeza, alguns aspectos da identidade pessoal e funções ligadas à memória são todas de responsabilidade do sistema límbico.

A resposta sexual é desencadeada pelos estímulos olfativos, visuais, táteis, fantasias sexuais; esses estímulos são controlados pelo cérebro e responsáveis pelas modificações fisiológicas no corpo. O cérebro envia comandos através da medula espinhal, induzindo a ereção, a ejaculação, a lubrificação vaginal e parte do orgasmo feminino. A medula espinhal tem autonomia quanto aos estímulos genitais táteis, com resposta automática de um ato reflexo, embora o cérebro possa ampliar ou bloquear essa resposta.

As condições psicológicas negativas levam ao comprometimento do sistema límbico e, conseqüente, alteração da libido, do ciclo menstrual etc. Para a sexualidade masculina, a córtex frontal influencia no comportamento sexual e social. Todos esses fenômenos têm uma base química, na qual os chamados neurotransmissores e hormônios envolvidos na sexualidade são fundamentais. Esses neurotransmissores transportam as sensações percebidas no meio ambiente e vão regular as funções dos neurônios do hipotálamo, que vão produzir os hormônios. Por sua vez, os hormônios hipotalâmicos vão reger as funções da hipófise, e esta, o funcionamento das gônadas. Os principais neutrotransmissores são:

- *Dopamina*: entre os neurotransmissores, é a dopamina que guarda a maior relação com a libido e a emoção amorosa. O hormônio é produzido por neurônios cerebrais. O indivíduo enamorado tem altos níveis de dopamina e, quanto maior a paixão, mais alto o nível de dopamina. Ela é uma anfetamina cerebral que produz desassossego, euforia, insônia, perda de apetite e pensamento obsessivo na pessoa amada.
- *Endorfinas*: são morfinas fabricadas pelo cérebro, funcionando como drogas do prazer, seja ele o prazer sexual por meio do orgasmo, seja o prazer da emoção amorosa. A beta-endorfina é a mais conhecida e de maior eficiência eufórica, e o indivíduo apaixonado fica navegando nas nuvens, no sonho, sentindo falta da presença do outro até mesmo quando o outro está presente. No declínio da paixão, o cérebro passa a produzir um outro tipo de endorfina, responsável pelo amor maduro, quando passa a predominar o companheirismo, o afeto e a tolerância.
- *Estrogênio/progesterona*: hormônios produzidos principalmente nos ovários, atuam na regulação da ovulação e do desejo sexual. O estrogênio é o hormônio que torna a mulher atrativa para o homem, possivelmente por intermediar a liberação de dopamina.
- *Epinefrina/norepinefrina*: produzidos por células adrenais, medula espinhal e sistema nervoso central, tem papel no orgasmo, no aumento da freqüência cardíaca e da pressão arterial.
- *Feniletilamina*: substância que desencadeia sensações e modificações fisiológicas quando estamos enamorados. A feniletilamina é encontrada em alta concentração no chocolate, e este fato induziu cientistas a explicar por que damos chocolates a quem amamos.
- *Ocitocina*: produzida pela hipófise, pelos ovários e pelos testículos, atua na ativação da produção de leite, na contração uterina do trabalho de parto e no orgasmo.
- *Óxido nítrico*: produzido por células da área genital, desencadeia dilatação vascular dos corpos cavernosos e aumento de fluxo sangüíneo (efeito Viagra).
- *Polipeptídeo alfa-melanócito*: neurotransmissor produzido pela hipófise e envolvido na ereção.

- *Polipeptídio intestinal vasoativo*: produzido pelo intestino e pelo cérebro, atua na dilatação vascular, na ereção e no estímulo da libido.
- *Prolactina*: é responsável pela produção do leite e inibe o desejo sexual da mulher que amamenta, evitando a gravidez.
- *Serotonina*: neurotransmissor envolvido na satisfação, humor, depressão e melancolia. Pode aumentar o desejo quando funciona em conjunto com a dopamina.
- *Testosterona*: hormônio produzido nos testículos, atua na regulação do desejo sexual. É responsável pelos caracteres sexuais secundários: crescimento e desenvolvimento do pênis, escroto e testículos, barba e pêlos púbicos, e alterações nas cordas vocais. Este hormônio faz com que os indivíduos procurem a relação sexual propriamente dita, independentemente da emoção amorosa.
- *Vasipressina*: aumenta a pressão arterial e provoca a necessidade de contato físico.

É preciso considerar se a emoção desencadeada na atividade sexual é um produto de reações químicas ou se ocorre em decorrência da atividade propriamente dita. O arcabouço neurológico de um indivíduo é a resultante da evolução da espécie, da genética e da bioquímica individual, que sofrerá as influências da aprendizagem em seu meio, formando a base de seu conhecimento e que irá determinar sua predisposição para seus relacionamentos amorosos. Na psicologia desse conhecimento, pode acontecer que o estímulo sexual oriundo do ambiente determine uma reação orgânica, mas que a ativação biológica por si só não seja capaz de provocar a emoção amorosa. O indivíduo necessita interpretar que a resposta emocional depende mais dele do que do estímulo ambiental.

A grande revolução sexual dos anos 1960 corresponde aos movimentos políticos multicêntricos no mundo, dando início à importância política da sexualidade, com a liberação da mulher e dos grupos considerados minoritários (GLS — gays, lésbicas e simpatizantes), assim como também permitiu um incentivo extraordinário à comercialização da sexualidade, já entrando no terreno da pornografia. Com a revolução sexual, houve uma alteração radical no papel masculino, como repercussão do ganho sócio-político-econômico conquistado pelas mulheres. Subseqüente a esta liberação da sexualidade, houve uma modificação na forma de se exercitar o sexo. O advento das doenças sexualmente transmissíveis obrigou a sociedade a se preocupar com uma forma de sexo seguro, conduzindo-a para a obtenção de um estado de satisfação nos relacionamentos entre os casais.

O cinema teve influência decisiva desde os seus primórdios, na amplificação do sentimento de sexualidade. Amor, paixão, romance, escândalos sempre fizeram parte da história do cinema, devendo ser lembrados alguns filmes famosos que marcaram época e merecem ser citados, por apresentarem algumas peculiaridades. *Janela indiscreta*, *O último tango em Paris*, *O império dos sentidos*, *Atração fatal*, *9 e 1/2 semanas de amor*, *Instinto selvagem* e *Corpo em evidência* são alguns que poderiam ser mencionados. São histórias envolventes que acabaram marcando nossas vidas, nas quais a sexualidade aparece nas mais variadas formas e podendo contribuir para a criatividade da vida em seus múltiplos aspectos.

Por outro lado, sedimentou-se a noção da força sexual na criatividade humana em todos os setores. Historicamente, exemplos marcantes podem ser mencionados.

Metchnikoff aborda, a propósito de Goethe, sua tese de correlação direta entre a sexualidade, o amor e a criatividade artística: "A verdade é que toda inteligência artística, e talvez de um modo geral, está intimamente ligada à sexualidade". Ele diz: "Concordo com Dr. Moebius que afirma que são fortes os indícios de que a criatividade artística seja até mesmo uma característica sexual secundária, e, em conseqüência, a castração seria o método mais eficaz de eliminá-la". Traça um paralelo entre a produção do Goethe jovem e do Goethe velho, famoso por sua vida amorosa muito ativa. Lembramos também os três Pablos: Casals, Picasso e Neruda, com alta produção artística na chamada terceira idade.

Mas como os seres se tornam 'homem' ou 'mulher'? Os indivíduos já nascem com determinadas características biológicas de macho ou fêmea, mas é no âmbito social que eles aprendem a ser homem ou mulher. É o resultado de uma cultura, com assimilação de determinados comportamentos, construindo-se um conjunto de vários aspectos, atitudes e atributos próprios de cada gênero.

Dentro de um mesmo gênero, também não se considera que todos somos iguais, mas que nascemos igualmente diferentes, graças aos fatores genéticos e ambientais. É facilmente identificado o tipo de personalidade que se desenvolve sob essas duas influências, quando observamos o comportamento de pessoas introvertidas e comparamos com o comportamento de pessoas extrovertidas. As primeiras geralmente buscam satisfações solitariamente, com atividades como tocar um instrumento musical, colecionar objetos e, mais freqüentemente, buscam sua satisfação sexual na masturbação. Ao contrário, os extrovertidos têm mais facilidade para expressar suas emoções e mais liberdade na utilização do próprio corpo como elemento de sedução. O comportamento extrovertido é naturalmente o mais apropriado para a juventude, mas, com o amadurecimento sexual, as diferenças sexuais entre esses tipos de personalidade tendem a desaparecer e a vida torna-se prazerosa para todos.

Assim se constrói, sob o aspecto antropológico, um indivíduo, porque há consenso em relação ao conceito do que é ser um homem ou ser uma mulher: quanto à cultura; quanto ao tempo vivido dentro de uma mesma cultura; quanto às diferenças entre os indivíduos do mesmo sexo, de uma mesma cultura; quanto às diferentes fases do crescimento individual. Isso significa que o conceito de gênero se estabelece sobre as desigualdades de sexo, etnia, idade, atitudes, especificando-se um modelo para cada sociedade e época.

Quanto à criatividade feminina, condicionada à sua força imanente hormonal, Lipovetsky faz uma análise muito perspicaz na sua obra *A terceira mulher*. Em essência, a primeira mulher seria aquela dominada durante milênios pelo poder masculino, a diabólica, a bruxa ruim, a Eva ou Pandora. A segunda mulher, surgida na Idade Média, objeto de amor romântico dos trovadores, a deusa de Boticelli, sacralizada como angelical, que suaviza o homem. A terceira mulher nasce nos anos 1960, fruto da contracepção, do direito ao trabalho e caminhando para a igualdade democrática com o homem.

No entanto, reconheceu que a diferença dos dois sexos é desejada pela nova mulher, dentro do conceito igualitário, com diferenças em relação ao poder, às crianças, à educação, com papéis que não são intercambiáveis. As demandas antropológicas e sociológicas serão iguais e disponíveis para os dois sexos.

A mulher, dotada de uma sensualidade em que predominam os sentimentos, contrasta com o homem, em que predominam as sensações. Isso explica a predominância da tendência feminina à monogamia, contrastando com a vocação poligâmica masculina, sob influência do hormônio testosterona e da cultura. Contudo, há exceções em ambos os gêneros.

Atualmente as mulheres também podem ser poderosas, empresarias, políticas, influentes na sociedade, porém desejando manter a força de sua feminilidade, que o movimento feminista pioneiro tentava apagar. Essa evolução obriga os homens a terem de mudar seu modo de compreender a relação moderna homem—mulher, o que já vem ocorrendo no mundo ocidental e não é observado no mundo oriental, particularmente o muçulmano, no qual os homens detêm o poder e a força total.

A luta da mulher por sua liberação do sexismo, em prol de sua autonomia social, profissional e sexual, foi longa e só atingiu um nível razoável na segunda metade do século XX. As necessidades sociais e econômicas, associadas à anti-concepção auto-regulável e à tecnologia da informática, que a tirou do jugo da força física do homem, é que permitiu aproximar-se do equilíbrio sexual, na virada deste século XXI.

A fase atual ainda é de conflito, pois tudo é objeto de negociação entre homens e mulheres, o que gera separações mais fáceis e freqüentes, com a não-aceitação do predomínio de um sobre o outro. Não há mais o mudo e o subserviente. Outro fenômeno seria a chamada 'feminização' do homem, sobretudo na estética e no corpo, algum compromisso com as atividades domésticas, assim como a 'masculinização' da mulher em atividades como matemática, física, política, forças armadas e outras, áreas até há pouco tempo de domínio exclusivo dos homens.

Finalizando, podemos dizer que sendo o ser racional um ser sexual, deve procurar sempre estar bem com seu corpo e seu espírito, com um comportamento ético na relação interpessoal. Nesse sentido, as inter-relações devem sempre basear-se no consentimento, na igualdade, no respeito, na confiança e na segurança recíproca, evitando a agressão, a violência, o assédio e a conduta amoral, porque, quando se fere a sexualidade humana, o ser humano sente-se lesado em seus vários níveis: genital, afetivo, psíquico e espiritual, visto vez que a sexualidade é componente fundamental da personalidade humana.

Breve currículo

Renato Diniz Kovach Graduado em Medicina pela Faculdade Nacional de Medicina, Universidade Federal do Rio de Janeiro. Bolsista do programa Life Insurance New York. Residência em Clínica Médica no Atlantic City Hospital. Residência em clínica médica na Georgetown University Hospital. Bolsista do CNPq na Georgetown University Medical Center. Fellow e mestrado em Cardiologia na Georgetown University. Fellow em Nefrologia no National Institute of Health. Fellow em Nefrologia na Georgetown University. Membro da New York Academy of Sciences. Membro fundador da Sociedade Brasileira de Nefrologia. Médico do staff e professor de pós-graduação do Hospital Adventista Silvestre. Possui 17 trabalhos científicos publicados no exterior. Participou em conferências, mesas-redondas, jornadas, congressos sobre Medicina e Bioética, Medicina e Tanatologia, na Universidade Santa Úrsula, na Cúria Metropolitana, na TV Educativa e na Academia Brasileira de Letras, sob coordenação dos doutores Tarcísio Padilha e Célio Borja.

As contribuições de Freud

Wilson Amendoeira

A concepção de sexualidade é um dos alicerces da doutrina psicanalítica freudiana. Estamos comemorando um século da publicação do livro que se tornaria uma das contribuições mais importantes e originais de Freud, o criador da psicanálise, para o nosso conhecimento sobre nós mesmos — estou me referindo a *Três ensaios sobre a teoria da sexualidade,* livro que revolucionou a compreensão sobre o homem, trazendo para o primeiro plano tanto o papel da sexualidade nas realizações humanas quanto a ampliação de nossas concepções sobre a própria sexualidade.

É um marco e uma ruptura com o que até então se conhecia, pois, ao assegurar à sexualidade um lugar privilegiado como uma disposição psíquica universal e desenraizando-a de seu fundamento biológico, anatômico e genital, fez dela a força motriz da atividade humana, embora sempre em interação e em eterno conflito com os instintos oponentes.

Freud percebeu, a partir de sua experiência clínica, que a sexualidade não se restringia às relações sexuais e à vida dos adultos, pois sua origem e suas manifestações originavam-se em um período bem anterior àquele em que comumente era descoberta, além de se mostrar de forma bem mais ampla do que 'ser revelada no surgimento de uma irresistível atração exercida por um sexo sobre o outro', como pregava o senso comum da época.

A sexualidade estava envolvida com uma atividade imaginativa riquíssima, que se infiltrava e se fazia presente em muitas atitudes — que eram desvios tanto do objeto sexual, entendido como a pessoa de quem a atração emana, quanto do propósito ou objetivo sexual, isto é, o ato para o qual o instinto tende.

Expôs o que era evidente — a ampla variação das formas de comportamento que se desviam da norma quanto ao objeto de nosso desejo (homossexualismo, pedofilia e zoofilias), ou quanto ao propósito, quando há uma ampliação do interesse desviado dos genitais para outras partes do corpo, como a mucosa dos lábios ou do ânus, ou uma fixação compulsiva em atividades e carícias que normalmente seriam preliminares para a cópula, mas que acabam por ocupar seu lugar (olhar, tocar, sofrer e/ou infligir dor).

Entretanto, ao mostrar quão complexa é nossa sexualidade, foi atraído e trouxe para o nosso campo de observação uma tessitura que realça sua origem nos primeiros prazeres físicos, aqueles que se iniciam logo após o nascimento e que estão presentes em todos os cuidados da mãe, voltados para o atendimento das necessidades de seu bebê. Esses cuidados são acompanhados de sensações prazerosas propiciadas através dos toques, do contato da pele de um com a pele do outro, do seio que, ao atender a necessidade biológica de alimentar, também estimula os lábios e a mucosa bucal, dá calor e transmite amor, compreensão e consolo.

Esses prazeres, aí vivenciados, fazem com que nosso bebê esteja imerso em um mundo rico de sensações desde muito pequeno. Tudo isso é sexualidade e nasce com cada um de nós e vai se desenvolvendo nas nossas relações em constante expansão, em um enriquecimento interminável que, entretanto, como concluiu o próprio Freud, não desloca a sexualidade infantil de sua posição de marco inicial, que firma um conjunto de características que se mostra definidor da sexualidade humana, seja ela a de um adulto, seja a de uma criança. Nossa sexualidade vai manter sempre um caráter de incompletude, de procura por uma totalidade e plenitude que nunca se alcança, mas que se busca enquanto ela nos move.

E por que incompletude?

O desenvolvimento da sexualidade se marca por um curso acidentado, pois a cada passo em seu percurso ou problema resolvido surgem novos demandando solução; na demanda por amor e por satisfação, que já acompanha os passos iniciais de nosso primeiro envolvimento sensual, iniciam-se os conflitos entre o mundo interno das pulsões e as forças oponentes.

Ao longo do tempo, essas forças geram ou derivados ativos e eficientes, como a repugnância e a vergonha, ou os ideais morais e estéticos, provenientes do mundo externo, que buscam a coerção e a submissão à tábua de valores vigentes em determinada cultura e em dado momento, como em um ponto do passado já perdido no tempo se estabeleceu o tabu do incesto e, em épocas mais recentes, a regulamentação do parentesco e o estabelecimento do matrimônio, já bem afeiçoado ao que conhecemos hoje.

Em rápida visada neste desenvolvimento inicial, vemos nosso bebê vivendo a ilusão de que ele e o objeto de seu amor são uma pessoa só, como se a obtenção de satisfação plena, e que nunca se extinguisse, dependesse da abolição da diferença entre eles.

Embora não seja o momento de examinar este processo, observamos que o bebê usa a mãe como uma extensão de si mesmo, fazendo com que as fronteiras entre um e outro, a partir do uso de mecanismos de identificação, se borrem, percam nitidez, impedindo qualquer percepção de separação. Tudo se passa como se a mãe fosse uma extensão sua, da qual ele se apropriou, sob o manto da onipotência. O que nos importa é que, nesta relação com a mãe, vai, pouco a pouco, se tudo correr de forma satisfatória, incorporando os recursos necessários para o seu desenvolvimento autônomo e independente.

A concepção de um 'outro que é não-eu' é resultado de um longo processo que envolve frustrações, capacidade de tolerar essas frustrações sem ser tomado por ódios de grande intensidade, além da vivência de suportar certo estado de luto pela perda da fantasia onipotente de ser tudo e bastar a si mesmo.

Esses estados mentais e emoções do início da vida, por seu caráter fragmentado, difuso e violento, só se integram e ganham sentido, em uma percepção coerente de si mesmo e dos outros, por meio de uma relação íntima com alguém que desempenhe a função de mãe e que possibilite que se faça, pouco a pouco, o reconhecimento do outro, fazendo brotar a concepção de alteridade.

Essas conquistas são uma árdua tarefa para o eu do bebê, pois pressupõe a idéia de um *self* em intensa relação com os outros, mas fragmentado pelos sentimentos conflituosos de amor e ódio, que surgem naturalmente da manifestação de nossos instintos básicos, ativados porque a mãe não é capaz de satisfazer todos os desejos de seu bebê.

O que estou tentando frisar é a complexidade desse encontro, desse estar junto, desse sentir, desse tocar um ao outro. Tudo se passa como se uma miríade de estímulos simultâneos fosse sendo arquivada e definindo um modelo, uma matriz de comportamentos, atitudes, reações, inicialmente frente a este primeiro objeto amoroso; após, na vida, utilizando essa matriz e enriquecendo-a e modificando-a, pouco a pouco, com as vicissitudes dos novos relacionamentos.

No começo dos tempos, como vimos, a mãe é o objeto amoroso do bebê, assim como o bebê é seu objeto amoroso naqueles momentos em que ela se dedica a cuidar dele. E tudo isso vai formando um amálgama de conhecimentos, lembranças, sentimentos e emoções que moldarão todo o comportamento, todas as atitudes daquela pequena criança e depois do adulto que resultar de seu crescimento e desenvolvimento. Esses prazeres ali vivenciados fazem com que nosso bebê, imerso em um mundo rico de sensações, desde muito miúdo, viva uma plenitude da sexualidade de uma forma tal que faz com que ele passe procurando, todo o resto de sua vida, essa mesma plenitude e, como algo perdido nas auroras dos tempos, jamais vai encontrar. Essa é outra característica da nossa sexualidade, ela sempre aponta para uma incompletude, para o 'algo mais' que faz falta, para o que não se sabe bem o que é e que, além de tudo, não se alcança.

É fato, também, que existem algumas premissas que não podem ser esquecidas quando falamos de relacionamentos e de sexualidade — queria realçar a questão da intimidade. Intimidade é uma palavra gasta, como uma velha moeda que está rodando, há tanto tempo e por tantas mãos, que você já não consegue distinguir nem a efígie nem o número gravado nela, de tão gasta pelo manuseio. Intimidade é uma palavra vivida assim hoje em dia, pois parece que, quando se fala nela, todos nós sabemos do que estamos falando. A celebridade fala da intimidade de seu lar, de seu namoro, do casamento que teve e já acabou, e tudo isso faz com que nós partamos de um ponto no qual parece que sabemos o que cada um quer dizer quando fala de intimidade.

Agora eu queria convidá-los a pensar no que essa palavra representa, quando enfocamos um relacionamento. Intimidade é coisa séria. É o que abre as portas para uma verdadeira comunhão com o outro. Tudo que está sendo vivido ali em termos de representação de sentimento, de emoção, de afeto, é maior que tudo que está sendo vivido sensorialmente, no reino dos sentidos, o que faz com que relacionamentos, para que exista intimidade entre os parceiros, precisem de tempo. Intimidade não se compra no supermercado nem em um crediário com prestações a perder de vista — ela representa uma conquista de algo que é vivido e compartilhado ao longo do tempo. É preciso adquirir, conquistar e ofertar confiança. Intimidade é aquilo que possibilita a você estar despido frente a alguém sem ter vergonha das marcas e cicatrizes do tempo já vivido no seu corpo, das medidas que a genética e a vida que se levou definiram para o seu corpo. Você tem de saber que seu parceiro não vai te trocar por qualquer coisa bonita, homem ou mulher, que passe na sua frente de repente. Você tem de estar seguro de que está dividindo sua vida com aquela pessoa e você espera que ela também divida a dela contigo. Assim se cria a possibilidade de construirmos um relacionamento. Essa seria a verdadeira acepção da comunhão do encontro.

No início deste texto, quando abordados o desenvolvimento da trama da relação com a mãe, vemos que, em seu curso natural, logo depois terá o pai naturalmente incluído, tecendo a história íntima das relações afetivas inaugurais, em seus aspectos amorosos e destrutivos, e tudo isso enriquecido com inúmeras nuances, matizada e submissa às pressões, na vida psíquica, da ativação de cada uma das zonas erógenas corporais (oral, anal, fálica e genital), sempre vinculadas a alguma função somática vital, que vão se sucedendo como dominantes, em um encadeamento de sensações, frustrações e prazeres que apontam, em um horizonte longínquo, para a primazia genital — o que vem a compor a trama do Complexo de Édipo e, portanto, a posição que assumirá na sua subjetividade. Aqui estarão inscritas muitas das escolhas do homem na vida: sua orientação sexual, seus parceiros sexuais de eleição, as práticas e atividades que invistam partes do corpo, que não as genitais, como fontes de prazer, as fantasias que preencherão a atividade genital, a criatividade decorrente da sublimação de algumas pulsões, além dos marcos que orientarão seus relacionamentos como as capacidades de amar, de entreter relações mais duradouras, de ser capaz de oferecer o melhor de si mesmo para beneficiar seu parceiro, seu modelo de relacionamento, o que doa e comparte para fruição de seu parceiro amoroso, por exemplo.

Bion, um analista mais próximo a nós, via o desenvolvimento humano como que aspirando a formação de uma dupla, de um casal, pois considerava que '*são necessários dois para se obter um*', para preencher a incompletude originária que busca satisfação.

> Quando uso a expressão pessoa plenamente preenchida, refiro-me ao fato de que qualquer ser humano, seja homem seja mulher, somente poderá experimentar esta sensação de plenitude depois que tiver encontrado seu par (...). Se essas duas personalidades puderem se juntar de forma semelhante àquela em que seus corpos se juntaram — como o pênis com a vagina, a boca com o seio —, se isso puder ocorrer mentalmente, essa pessoa, então, poderá se tornar uma pessoa plena.

Após esse trajeto ligeiro poderíamos, ainda, suster a pergunta que orientou o início de nossa viagem: por que Freud deu tamanha importância à sexualidade? A resposta é também incompleta, mas creio que, reunindo as propriedades que ele atribuiu ao sexual na natureza do homem como: 1) *a antiguidade*, que faz com que exerça uma poderosa influência em nossa vida; 2) a sua *imperiosidade*, que faz dela uma área na qual não é fácil tolerar a frustração; 3) a sua *plasticidade*, que permite que vários aspectos da vida se tornem sexualizados, tais como a visão, o pensamento, a alimentação; e 4) sua *facilidade, ou propensão, para o desenvolvimento inadequado ou fixação*, que se explica por ser um processo de evolução longo, acidentado e complexo que se torna vulnerável a distorções — e pensando como a inter-relação desses fatores nos determina, fazendo com que nos aproximemos do cerne do que nos faz humanos, a introdução da cultura, que ordena a natureza e dá humanidade ao biológico, cria o homem como nós o conhecemos e educa os sentidos.

Se não houvesse cultura, o homem seria puro instinto — mais um mamífero, com sua reprodução regulada pelo cio, o que faria com que, aqui em nossas terras do hemisfério sul, copulasse feliz em todos os agostos; é enganosa a postura de pensar a cultura como anti-sexual, por nos impor o abandono da satisfação imediata, ela apenas ordena, coloca em ductos, em caminhos, abre vias de desenvolvimento e educa os sentidos, nos refina e aí nós podemos desfrutar dos prazeres, podemos desfrutar da sensualidade, podemos desfrutar de uma atividade sexual com menores impedimentos e barreiras.

Para finalizar, eu diria, lembrando um querido amigo: uma boa metáfora para a mente humana é a nossa velha Terra. Nela vivemos sobre uma crosta muito fina, em cima de algo que é pura energia, puro magma, puro fogo. Somos uma fina crosta de civilização por cima dessa energia toda, por cima do instinto, da sexualidade, do conflito. Tudo isso é conflito, mas também sinergia. Porque, sem civilização, a impulsão vira caos. E, sem impulsão, a civilização é fria e morta.

Breve currículo

Wilson Amendoeira Psicanalista, ex-diretor científico e ex-presidente da Associação Brasileira de Psicanálise. Ex-presidente e membro efetivo da Sociedade Brasileira de Psicanálise do Rio de Janeiro. Filiado à Associação Psicanalítica Internacional.

CAPÍTULO 7
A saúde bucal

A visão do Conselho Regional de Odontologia do Rio de Janeiro

Outair Bastazini

Sob o ponto de vista histórico, ideológico e político, o exercício da odontologia no Brasil apresenta-se permeado por distorções, tais como a afirmação do caráter privado da odontologia, que retira da esfera pública tanto o profissional quanto o paciente, fazendo com que a doença, assim como a terapêutica, limite-se às relações interpessoais, sem que necessariamente interessem à sociedade ou ao Estado[1], e longe de representar a normalidade, expressa severa distorção dos parâmetros desejáveis, culminando na prática pelo denominado *protesismo*, ou seja, a preferência pelo dispositivo artificial, na falsa e superada crença de que um bom dente artificial é muito mais valioso do que um dente natural ruim[2].

Tal entendimento, em nosso país, faz com que seja interpretado como natural o fato de os componentes da base da pirâmide social, justamente os que mais necessitam de cuidados, não serem alvo das ações públicas de saúde bucal, enquanto os que pertencem ao topo dessa pirâmide têm acesso aos mais atuais e sofisticados recursos terapêuticos, com o objetivo de restabelecer a função, o que também ilustra um quadro adverso, pois, como componentes do segmento privilegiado, deveriam apresentar condições bucais que não demandassem maiores atenções, o que não ocorre, alçando assim a implantodontia e a prótese à condição de ideários odontológicos, em desacordo com os mais elementares preceitos de promoção de saúde.

Quanto aos princípios da promoção de saúde, Lefevre e Lefevre[3] destacam que o objetivo é o fortalecimento das populações, para que as coletividades e os indivíduos possam fazer frente, de maneira mais adequada, aos determinantes do processo saúde-doença, sendo preciso lançar mão de uma pedagogia não-normativa e dialogal do tipo proposto por Paulo Freire, que possa propiciar oportunidades de encontro e de troca entre o campo sanitário e o campo do senso comum, com o fortalecimento deste por meio de associações de pacientes e conselhos comunitários de saúde, por exemplo.

Em meio ao panorama descrito, os conselhos de odontologia, originalmente criados para fiscalizar o exercício profissional e zelar pelo prestígio e bom conceito da profissão e daqueles que a exercem legalmente, constataram a necessidade de acrescentar a função político-ideológica às suas atividades, utilizando para tanto o lastro da condição de autarquia federal, com o objetivo de defender os interesses da sociedade, na busca e defesa da promoção de saúde.

[1] Botazzo, 2003.

[2] Turner, 1875.

[3] *Promoção de saúde: a negação da negação*. Rio de Janeiro: Vieira & Lent, 2004.

Todavia, a tarefa revela-se revestida de particular dificuldade, quando se observa que Bouma[4], em estudo desenvolvido na Holanda, concluiu que as extrações de dentes, na sua maioria, resultavam de decisões tomadas pelos pacientes, e não pelos cirurgiões-dentistas.

Por sua vez, Nuttal[5], na Escócia, relacionou a perda total dos dentes a atitudes negativas com relação ao atendimento odontológico, assim como à passividade diante da perda seqüencial dos elementos dentários.

Cabe atentar para a possibilidade das atitudes citadas serem consciente ou inconscientemente encorajadas pelos cirurgiões-dentistas, na medida em que os referidos pacientes são classificados como 'pacientes-problema' pelos profissionais, havendo o entendimento que bom paciente é aquele que compartilha com o cirurgião-dentista dos mesmos valores com relação à saúde bucal, ou seja, além de cumprir com todas as suas obrigações, aceita sem pestanejar todo e qualquer plano de tratamento, não manifestando suas necessidades, perspectivas e anseios, além de não tecer quaisquer comentários sobre os procedimentos clínicos efetuados que porventura suscitem dúvidas e eventual discordância.

Assim, constata-se a necessidade de, inicialmente, atuar de maneira simultânea junto a tais profissionais e à sociedade, de modo a modificar o quadro adverso com o qual convivemos há mais de um século, resultante de modelos superados, os quais vêm sendo perpetuados pelas instituições formadoras de profissionais da odontologia.

Para tanto, é indispensável o conhecimento das políticas públicas de saúde em nosso país e a forma como foi erigido o SUS (Sistema Único de Saúde), conseqüência dos direitos sociais assegurados pela Constituição de 1988.

Tal conhecimento se faz necessário para que possam ser entendidos os motivos pelos quais, transcorridos quase vinte anos da aprovação da Carta Magna, não se verifica, na prática, a efetiva implementação do SUS.

Ao discorrer sobre o tema, Roncalli[6] observa que, apesar de ficar conhecida como Constituição Cidadã, a nova Carta foi acusada, por alguns setores, de tornar o país ingovernável, entre outros motivos, devido à reforma sanitária e ao entendimento da saúde como direito de todos e dever do Estado, moldando as diretrizes do SUS.

Enfatiza o autor que os modelos assistenciais classicamente estabelecidos no Brasil constituíram-se em desafio para a implantação do SUS, pelo fato deste apontar para uma lógica diametralmente oposta, de universalidade, integralidade e promoção de saúde.

Justifica-se, assim, o fato do PSF (Programa Saúde da Família), apesar de introduzido pelo Ministério da Saúde em 1994, ainda estar distante de alcançar os resultados para os quais foi concebido.

Nesse particular, o Conselho Regional de Odontologia do Rio de Janeiro vem colaborando com a efetiva implementação do PSF, seja através da cessão de suas instalações para a realização de cursos de capacitação profissional, facilitando o contato com o Ministério da Saúde por intermédio da coordenação de odontologia, ou ainda prestigiando e divulgando as ações específicas referentes à odontologia, como

[4] 1987.

[5] 1984.

[6] 2003.

a instalação dos Centros de Especialidades Odontológicas, os quais representam respostas às demandas de grupos sociais articulados na defesa de seus interesses.

A atuação conjunta das entidades odontológicas em prol do interesse social tem se revelado benéfica, restando, contudo, muito trabalho para que seja efetivamente materializado todo o planejamento, uma vez que o Rio de Janeiro, como Estado, ainda apresenta contrastes bastante acentuados, como os verificados no município de Duque de Caxias, que, apesar de situado a pouca distância do centro da capital e possuir o Centro de Especialidades Odontológicas, ainda carece de atenção básica.

Embora na concepção original a denominada 'equipe multiprofissional' do PSF fosse composta de um médico generalista ou médico de família, um enfermeiro, um auxiliar de enfermagem e quatro a seis agentes comunitários de saúde, não contemplando portanto a saúde bucal, logo verificou-se a necessidade da presença de profissionais da odontologia, apesar da existência de um programa odontológico domiciliar ser de difícil execução sob o ponto de vista coletivo, uma vez que, como bem observou Manfredini (1997), a lógica do sofrimento individual infelizmente desaparece das estatísticas.

No entanto, de forma lenta e contínua, verifica-se a inserção das equipes de saúde bucal no PSF, a despeito de haver ocorrido a descaracterização dos objetivos formulados, na medida em que, em alguns municípios, não ocorria a contratação de profissionais qualificados para atuar junto ao PSF, mas o aumento da carga horária de cirurgiões-dentistas já contratados pela prefeitura, com o conseqüente aumento do salário deles, sem que fossem cumpridos os objetivos propostos. Apesar da importância da realização dos procedimentos curativos, na quase totalidade das vezes, tais profissionais, pelas próprias características de formação (a não qualificação na área de promoção de saúde), não atendiam às demandas existentes, deixando de proporcionar o retorno esperado.

A atuação dos conselhos regionais de odontologia, com o objetivo de contribuir com as políticas públicas integradas de saúde, é ainda vista de modo equivocado por algumas autoridades da área da saúde, uma vez que, ao serem informados de que um presidente de Conselho Regional deseja se reunir com eles, ficam preocupados, pois imaginam que o objetivo da visita possa ser a solicitação de emprego para cirurgiões-dentistas, em vez da oferta da Autarquia para ombrear-se na defesa dos interesses sociais.

Apesar de a ênfase maior ser dada às ações educativas e preventivas, além da natural atenção curativa, alguns pontos revelam-se ainda nevrálgicos, como a divisão de trabalho do cirurgião-dentista entre o campo e a clínica. É certo que, melhor do que uma divisão rígida do tempo, o objetivo maior almejado consiste no grau de resolutividade adequado, sendo para isso necessário que o profissional desenvolva suas atividades de maneira responsável e seguindo os parâmetros éticos, pois, sem a observância dos preceitos enunciados pelo Código de Ética Odontológica, não se pode pretender exercer a profissão em sua plenitude.

Breve currículo

Outair Bastazini Cirurgião-dentista; professor titular de Ortodontia; coordenador de curso de pós-graduação em Ortodontia. Conselheiro-presidente do Conselho Regional de Odontologia do Rio de Janeiro.

Saúde bucal: ação preventiva e social direcionada à comunidade

Placidino Guerrieri Brigagão

Prevenção: prática médico-odontológica que visa a preparar o organismo, através da saúde bucal, na conservação da saúde integral do ser humano.

As enfermidades bucais decorrentes da falta de prevenção, tais como a 'doença cárie dental', a 'doença periodontal' e o 'câncer bucal', têm cura. Entretanto, o mais conveniente, vantajoso e econômico, é 'preveni-las', pois todas são multifatoriais.

A cárie dental sempre existiu, sendo que o aumento de sua incidência está ligado, também, a hábitos alimentares.

Existem vários fatores que facilitam a destruição do esmalte e o conseqüente surgimento da cárie dental. Todavia, pesquisas constantes em vários países, incluindo o Brasil, mostram que o principal vilão é o açúcar, uma vez que ele é igualmente nocivo ao cidadão de qualquer faixa etária. O professor-pesquisador Aubray Sheiham, do Departamento de Epidemiologia e Saúde Pública da Universidade de Londres, afirma que "o açúcar é o principal responsável pelos problemas de cárie em adultos e crianças, que os níveis de sacarose acima de 28 gramas por dia podem ser considerados como agentes tóxicos para os dentes". Diz ainda: "o estabelecimento da inter-relação existente entre a quantidade de sacarose consumida e a ocorrência de cáries, tanto para animais como em seres humanos, sustenta essa afirmação clínica e epidemiológica".

A Organização Mundial de Saúde recomenda a diminuição pela metade dos 28 gramas de sacarose ingeridas, pois qualquer quantidade acima é considerada tóxica à saúde bucal.

O Ministério da Saúde mostra, em pesquisas realizadas, que, em média, as crianças na faixa etária de 12 anos têm cerca de seis a sete dentes atacados pela doença. Esse índice pode variar, dependendo da região do país.

O abandono ou a impossibilidade do tratamento da doença cárie resulta no aparecimento de outras doenças bucais, como a doença periodontal.

Com origem bacteriana, as doenças periodontais, como gengivite e periodontite, tanto na fase aguda como crônica, apresentam manifestações patogênicas que podem resultar da invasão bacteriana do tecido e do desenvolvimento de substâncias tóxicas que resultam na inflamação, morte celular e necrose. Responsáveis pela destruição, alinham-se as 'prostaglandinas' e 'citocinas', estimulando, também, a reabsorção óssea pelos osteoclastos.

Tanto a doença cárie como a periodontal são reconhecidas como um importante problema de saúde pública. São notórios sua natureza destrutiva e o cuidado rigoroso da placa bacteriana.

"Aceita-se que a doença inflamatória periodontal tem relação com a arterosclerose." Além disso, "as doenças periodontais são afetadas por fatores sistêmicos como a diabetes" que prejudica a neoformação óssea.

Claro está que a prática odontológica será modificada, no futuro, pelo potencial da 'medicina genômica bucal'. Isto porque certifica-se que partes das doenças tenham determinado componente genético. "Distúrbios orais podem resultar de mutações de apenas um ou mais genes." Além disso, "distúrbios mais comuns são causados por uma interação complexa entre múltiplos fatores genéticos e ambientais. Esses distúrbios comumente vistos na prática odontológica incluem más formações craniofaciais, como fendas labiais e palatinas, ausência congênita de dentes, cáries dentais, doenças periodontais, cânceres de cabeça e pescoço e distúrbios auto-imunes, entre muitos outros".

À medida que se aprofundarem os conhecimentos referentes aos fatores ambientais, comportamentais e genéticos que interagem na etiologia dessas doenças, a evolução dos testes genéticos influenciará sua prevenção.

Com os aprofundados estudos sobre as células-tronco, realizados em laboratórios de Universidades e empresas de diversos países, inclusive o Brasil, em médio prazo, pensamos, teremos a produção de dentes provindo delas.

Pesquisas estão sendo realizadas na Universidade de São Paulo (USP), na Universidade de Campinas (Unicamp), na Universidade Federal do Rio de Janeiro (UFRJ) e em outras universidades brasileiras. Experiências científicas privadas também estão acontecendo, como a do cirurgião-dentista Humberto Cerrutti Filho, de São Paulo. Em seu centro de pesquisa, ele dirige uma equipe multidisciplinar que procura extrair células-tronco de dentes decíduos com o objetivo de diferenciá-las em diversos tecidos, entre eles o corneano.

"Antes de as células-tronco se transformarem em dente, Cerrutti vislumbra a utilização delas no momento de refazer as células do limbo do olho, inclusive as células ciliadas e células nervosas da retina." Essas células de dente decíduo têm uma capacidade incrível de se diferenciar em células nervosas, justamente porque a origem embriológica neural delas lhes confere grande capacidade de se diferenciar em neurônios. Tudo isso é bem provável que aconteça antes de se fazer com que essas células se transformem em dentes", afirma o notável cirurgião-dentista.

Não obstante a cavidade bucal ser habitada por quantidade apreciável de microorganismos saprófitas, alguns deles podem se tornar patogênicos, respondendo a alterações do hospedeiro. Tais alterações podem ser motivadas por medicações, mudança nutricional, imunossupressão ou estresse psicológico, sendo este produto da vivência preocupante de situações sociais e econômicas.

Os cânceres de cabeça e pescoço são considerados de malignidade comum, assim como os carcinomas de células escamosas de boca e naso-faringe. "São causados por mutações seqüenciais múltiplas em genes responsáveis pela divisão, adesão, comunicação e morte programada de células."

Estudos e pesquisas têm levado ao conhecimento aprofundado "dos mecanismos moleculares e caminhos envolvidos no câncer".

Devemos sempre lembrar que a saúde integral começa pela boca, e também não podemos esquecer o pensamento do sábio chinês Confúcio, que afirmou: "a boca é a porta de entrada de quase todas as doenças". Aduzimos que algumas doenças sistêmicas originam-se em infecção buco-dentária. Outras se manifestam clinicamente na boca, antes ou durante os processos sintomáticos. A higidez dentária é importante na mastigação dos alimentos, na estética e na fala, completada pela saúde dos tecidos bucais, levando o indivíduo a usufruir auto-estima no contexto social, com dicção perfeita, aparência agradável, hábitos saudáveis, excelente digestão, proveitoso relacionamento social e profissional com sorriso franco, revelando bem-estar e qualidade de vida.

A 'ação preventiva e social direcionada à comunidade' começa com os cuidados específicos voltados ao feto, objetivando os dentes da criança em formação, tal como ocorre na disciplina materno-infantil, já existente nos cursos voltados para a área de saúde nas faculdades brasileiras. Esses cuidados resumem-se nos dados nutricionais balanceados da parturiente, inclusive a administração adequada de flúor (fluoreto de sódio), que atuará diretamente nos germes dentários, fortificando-os e tornando-os resistentes aos ataques da doença cárie, tendo o cuidado de que não ocorra a fluorose. É necessária a ingestão de carboidratos complexos e/ou fibras e alimentos antioxidantes, como frutas, cereais e vegetais.

A abolição do tabaco, enfatizamos, previne doenças que ameaçam a vida, como cânceres, doenças cardíacas, pulmonares e periodontais.

O grande desafio da odontologia preventiva, tanto a brasileira como a mundial, é enfrentar a desigualdade social, diminuindo os fatores de risco e elaborando uma política pública saudável de alimentação e higiene bucal.

Através de uma análise crítica direcionada à situação da odontologia como instrumento de saúde, especialmente depois que os avanços da ciência provaram que a saúde bucal é muito mais do que restaurar dentes cariados, a odontologia posicionou-se dentro da medicina como uma ciência médica que preserva e restaura a saúde. Além disso, quando não seguidas as suas ponderações científicas, pode até mesmo levar à morte. Essa verdade pode ser reforçada juntando-se o correlacionamento das pesquisas já comentadas com a do finlandês Kimmo Matilla, cujos resultados mostram a ligação de doenças bucais com o infarto do miocárdio.

Os 21 milhões de brasileiros abordados pela pesquisa do IBGE em 2004 que nunca se submeteram a tratamentos odontológicos são, provavelmente, portadores de doenças originadas na boca. O Brasil pode, perfeitamente, deixar de ser considerado o país dos desdentados, desde que tomadas providências práticas e efetivas no âmbito nacional, como tem feito o Ministério da Saúde com o plano Brasil Sorridente. A Academia Brasileira de Odontologia, a qual tenho a honra de presidir, procura solidarizar-se com o povo brasileiro e lançou, em 2003, um programa de atenção odontológica à população carente. O projeto 'Extremos da Vida', abrange todo o território nacional e propõe a cada cirurgião-dentista do Brasil atender, gratuitamente, uma criança e um ancião carentes em seu consultório. Cada ação realizada recebe uma premiação da instituição.

Hoje, a odontologia brasileira percorre momentos delicados, principalmente devido ao excesso de profissionais nem sempre bem formados, bem como à queda no poder aquisitivo da população. O ensino tornou-se, lamentavelmente, em muitos núcleos de formação, motivo mais de lucro do que de excelência. O resultado é a conservação do subdesenvolvimento, que é sinônimo de ignorância. O curso fundamental falho está provendo as universidades de estudantes que não sabem interpretar textos, ignorantes das regras gramaticais e da semântica. Tal fato está ocorrendo não só na odontologia, mas também nas áreas de medicina, direito e todas as outras. A OAB (Ordem dos Advogados do Brasil) resolveu adotar a seleção dos mais capacitados candidatos ao exercício da advocacia, por meio da realização de exames rigorosos para conceder o direito de exercer a profissão. A porcentagem de reprovados é alarmante. O critério deveria ser estendido a todas as profissões, principalmente as da área de saúde, uma vez que este é o bem maior de que desfruta o ser humano.

Os abandonos intelectuais, somados à espantosa fragilidade moral alastrada pelo país, são as causas primordiais do infortúnio do povo, principalmente dos jovens que se sentem fragilizados pela falta de confiança no futuro e de perspectivas saudáveis para o presente. O que se observa dos acontecimentos diários, cada vez mais graves, bastaria para concluirmos que a educação de qualidade em todos os níveis é o trampolim seguro para o sucesso almejado.

A Unesco, no fim da década de 1970, desenvolveu o conceito de analfabetismo funcional, que engloba 'aqueles que não conseguem utilizar a leitura e a escrita para se inserir plenamente na sociedade'. Desafortunadamente, há muitos na sociedade atual.

Afirmamos que ao moço não se pode negar a esperança e, ao velho, a concretização final de seus projetos desenvolvidos durante a vida e muito menos a destruição do que realizou. A não observância destes conceitos constitui a verdadeira exclusão social.

É preciso que se tenha consciência desses fatos para que se tomem medidas saneadoras, evitando a diplomação de incompetentes. É bom para eles, melhor para a sociedade.

É a 'educação' — os acontecimentos da história mostram — que dará sentido aos formadores de profissionais de todas as áreas do conhecimento humano e orgulho a uma nação expurgada de aproveitadores e aventureiros.

É a 'prevenção', em todos os caminhos da atividade humana, que tornará a globalização isenta de perigos no trato humano e a vereda para que todas as pessoas tenham saúde e objetivos vivenciais saudáveis.

A prevenção em odontologia erradicará da prática odontológica os mais drásticos procedimentos de restauração funcional da boca, como implantes, próteses removíveis, pontes fixas e dentaduras artificiais, pois a prevenção conservará hígidos todos os órgãos dentários, desde a infância até a velhice. Lembremo-nos de que a saúde não é um dom, mas uma conquista diária.

Devemos ousar no pensamento tanto quanto na ação preventiva e saudável dos nossos atos. Esse é o caminho da saúde bucal: ação preventiva e social direcionada à comunidade.

Breve currículo

Placidino Guerrieri Brigagão Nasceu em São Tomás de Aquino, MG. É cirurgião-dentista, ex-professor da Universidade do Brasil (UFRJ), bolsista da OEA, por concurso, e pós-graduado pela Temple University School of Dentistry, Philadélfia, Estados Unidos. Presidente da Academia Brasileira de Odontologia, possui três livros publicados: *Discursos, conferências, artigos*; *Vivência* (poemas) e *Suco de palavras e de idéias* (pensamentos).

A experiência do Sesc nacional

Irlando Tenório Moreira

A apresentação desta experiência mostra as realizações do Departamento Nacional do Sesc (Serviço Social do Comércio), no cotidiano de seus serviços de saúde bucal, objetivando a busca e a produção de novas metodologias, que, em nosso entendimento, representarão a superação de desafios que são postos às organizações sociais da área odontológica.

Inicialmente, podemos conceituar o Sesc como uma federação, no que diz respeito a sua organização e gestão. Podemos, ainda, traçar um paralelo, com o modo de organização administrativo, com o Estado brasileiro. Criado em 1946, por decreto-lei, faz parte de um complexo de organizações conceituadas atualmente como o sistema 'S'. Fazem parte deste sistema o Sesi (Serviço Social da Indústria) e o Senac (Serviço Nacional de Aprendizagem Comercial).

Consideramos, na área de odontologia, o trabalho realizado por essas entidade um caso de sucesso. Apesar das dificuldades enfrentadas e dos recursos financeiros escassos, temos conseguido oferecer serviços de qualidade para a sociedade brasileira.

O Sesc está presente em todo o território nacional e atua nas áreas de saúde, cultura, educação e lazer.

Na odontologia, o Sesc começou a atuar no pós-guerra, em 1947, com a concepção e preocupação voltadas para se estabelecer no país seguindo a tendência mundial vigente, de adoção de políticas de bem-estar social. Naquela época, os modelos de atenção, diversos Estados nacionais, sofreram profundas reestruturações, motivadas principalmente pelas recentes dificuldades decorrentes da Segunda Guerra Mundial. Portanto, o pacto estabelecido entre empresários e trabalhadores apresentou-se como algo inovador e promissor, indicando ainda a necessidade da criação de redes de proteção social. Essas redes seriam consolidadas por meio da prestação de serviços por entidades com capilaridade em todo o território nacional.

O Sesc foi responsável, inicialmente, por atender os trabalhadores do comércio de bens de serviços, porém, atualmente já ampliou seu raio de ação a diversos segmentos da sociedade. Paralelamente, estendeu sua atuação para novos serviços, como no setor de turismo. Atua também na área do lazer, apesar de ser especializado na área da assistência social.

No que se relaciona especificamente à odontologia, os primeiros consultórios foram instalados nas cidades de São Paulo e Rio de Janeiro, pelo fato de representarem as principais cidades brasileiras e, conseqüentemente, por possuírem os maiores contingentes de trabalhadores no comércio.

A partir dessa data, esse sistema procura respostas para os problemas enfrentados pela odontologia, a partir do oferecimento de serviços em diversas especialidades, tomando sempre como referência a fundamentação em conceitos científicos válidos e que podem oferecer resultados impactantes em nossa população-alvo.

O Departamento Nacional do Sesc está localizado na cidade do Rio de Janeiro e elabora diretrizes para todo o território nacional. A entidade está presente nas pequenas cidades (até mesmo no interior, em pleno sertão), de forma significativa, prestando serviços odontológicos de qualidade e com recursos tecnológicos modernos. Assim, entendemos que esses fatores nos diferenciam em relação a outras entidades que oferecem serviços congêneres para a sociedade.

Ao realizar uma análise retrospectiva, verificamos que, no surgimento do Sesc, quase a totalidade do orçamento, em torno de 70 por cento, era destinada ao setor saúde; aquela realidade caracterizava a entidade como uma prestadora de serviço quase exclusiva do setor saúde.

Durante a década de 1950, na medida em que o Estado brasileiro passou a oferecer um painel de serviços mais acessível à população, o Sesc foi redirecionando seus recursos, priorizando outras áreas. No campo da saúde, optou por priorizar a odontologia.

A partir da década de 1990, o Sesc incorporou o conceito de odontologia integral, com o foco na Promoção de Saúde Bucal. Em relação ao pagamento dos serviços realizados, adotamos uma metodologia que possibilita o ressarcimento de pequeno porcentual do investimento realizado. Cuidamos para que não tenhamos nenhuma forma de competição com as clínicas privadas, uma vez que não é este o foco da entidade.

Personalidades da área acadêmica, como o Dr. Outair Bastazini, hoje um dos principais representantes da odontologia em nosso país, corroboram com nossa proposta ao afirmar que estruturas prestadoras de serviços iguais às nossas oferecem melhores oportunidades às classes populares de ter um tratamento odontológico de qualidade. Ficamos satisfeitos com opiniões assim, pois consideramos fundamental a saúde bucal dentre os fatores de qualidade de vida das pessoas, e principalmente na hora de adquirir um novo emprego.

Outro marco na década de 1990 para o Sesc foi a incorporação do conceito da 'promoção de saúde bucal', que no nosso entendimento é uma forma de se fazer prevenção diferenciada. Hoje esta metodologia é desenvolvida por toda a rede do Sesc.

Inicialmente, como projeto piloto de implantação, o Sesc reuniu seis departamentos regionais, e a partir dessa data estabeleceu metas, diretrizes, eixos norteadores que colocaram a promoção da saúde bucal como proposta de atuação para toda a rede de clínicas.

Outra preocupação foi com a 'biosegurança, hoje uma rotina de procedimentos em nossas clínicas que complementa a proposta de uma odontologia segura e de qualidade.

Por fim, não esqueçamos que o que está no centro é a pessoa: é o bem-estar do indivíduo que o Sesc tem como meta principal. O paciente é muito mais do que uma boca, como afirmam os postulados dos livros do dr. Gomes Pinto. Assim, sempre temos em mente que nossos consultórios recebem pessoas que têm família, filhos, que são pais, mães e que vivem em comunidades. Procuramos oferecer serviços que colocam o indivíduo no centro, ou seja, com todas as questões que são inerentes a ele.

Destacamos também que a odontologia do Sesc troca várias experiências com os CROs (conselhos regionais de odontologia), as ABOs (associações brasileiras de odontologia) e com as universidades. Temos uma história muito rica nesse tipo de experiência, com a incorporação, em nossas clínicas, das metodologias de trabalho pesquisadas e desenvolvidas pelas universidades, com comprovada eficácia, e que oferecem um serviço de qualidade para a população de baixa renda.

Uma das questões complexas para o Sesc era restringir o atendimento a sua clientela legal. Como já mencionado anteriormente, o Sesc responde pelo atendimento de uma clientela específica: os trabalhadores do comércio e seus familiares. O decreto-lei que criou o Sesc estabeleceu esta obrigatoriedade. Esses clientes, de maneira indireta, respondem pelo repasse financeiro que custeia as ações do Sesc. Diretamente, são os empresários do comércio responsáveis pela manutenção do Sesc. Este mecanismo é regulado por meio do recolhimento das contribuições oriundas das assinaturas da carteira de trabalho desses trabalhadores. Por esta razão é que temos o dever de atender a essa população, uma vez que é esse recolhimento que custeia as ações do Sesc.

O projeto denominado OdontoSesc é uma clínica totalmente integrada que funciona dentro de uma carreta. Atualmente percorre todo o país levando serviços de odontologia às pequenas cidades, principalmente aquelas que não têm unidades fixas ou sedes de Sesc. As unidades circulam nas cidades, e outras se deslocam para outro município. Uma preocupação constante é com as conclusões dos tratamentos clínicos que foram iniciados. A proposta de atendimento abrange uma preocupação voltada para oferecer maior 'resolutividade', superando o imediatismo dos atendimentos clínicos de urgência. Sempre procuramos iniciar e concluir os tratamentos.

É um projeto que está disponível para atendimento à população em geral, não só o comerciário, mas também seus dependentes. As 50 unidades móveis atendem à comunidade.

Seu financiamento rotineiramente é viabilizado por meio de parceria com o poder público, com ênfase maior para o PSF (Programa Saúde da Família). Atualmente, o Sesc regional do Rio de Janeiro tem o maior número de unidades de carretas móveis (cinco). O projeto está presente em todo o território nacional, com exceção de dois Estados, Minas Gerais e Espírito Santo; nos demais, contamos também com nossas clínicas fixas.

Em seu interior, as unidades móveis possuem uma estrutura que permite a realização do atendimento de diversas especialidades clínicas. A primeira unidade móvel foi montada em 1999. Posteriormente montadas outras seis, no ano de 2000 o projeto viu esse número aumentar para 24 unidades e hoje contamos com 50 unidades oferecendo serviços odontológicos para populações carentes em todo o território nacional.

Apesar das limitações de espaço físico, observamos que existem boas condições de trabalho, possibilitando que essas unidades ofereçam uma odontologia de qualidade.

Outra preocupação do Sesc é trabalhar as várias faces da odontologia, com ações diretas, como a questão da promoção de saúde, com os profissionais da área de educação e saúde. Entendemos que a odontologia só terá pleno êxito a partir do que ela tem se for oferecida e desenvolvida dentro de um conceito mais geral.

Esses eixos norteadores — a promoção da saúde bucal, a biosegurança, o treinamento e o aperfeiçoamento dos recursos humanos — são preocupação constante do Sesc desde 1994. Assim, realizamos o treinamento aos funcionários, permanentemente, a fim de nos mantermos atualizados em relação às necessidades das populações atendidas.

Quanto às dificuldades, destacamos o elevado número de pessoas que necessitam receber atenção. Temos observado que nem sempre oferecemos condições de atender toda a demanda existente, embora nossos esforços estejam sempre voltados para atender a todos da melhor maneira possível, em todas as regiões.

Breve currículo

Irlando Tenório Moreira Odontólogo formado pela Universidade Federal de Pernambuco; pós-graduado em Saúde Pública pela Universidade Federal Fluminense; é coordenador da Clínica Odontológica do Sesc e organizador dos cursos de ACD e THD do Sesc/Rondônia (1985/90). Atualmente exerce a função de gerente de saúde do Sesc — Departamento Nacional.

A experiência do Sesi nacional

Vitor Gomes Pinto

O Estudo Epidemiológico de Saúde Bucal em Trabalhadores da Indústria, realizado em parceria entre o Serviço Social da Indústria (Sesi), o Ministério da Saúde e a Organização Pan-Americana da Saúde/OMS, é representativo para um universo de 4,6 milhões de trabalhadores das indústrias de transformação e da construção civil do setor formal da economia, com duas grandes estratificações: quatro grupos etários (20 a 24 anos; 25 a 34 anos; 35 a 44 anos; e 45 a 54 anos) e três faixas de renda segundo o salário mínimo dos trabalhadores (de 1 a 2,99; 3 a 9,99; e 10 ou acima).

Os seguintes índices e indicadores foram adotados: 'condição dental' segundo o índice de ataque de cárie dental (CPO-D Inovado); 'necessidades de tratamento'; 'índice periodontal comunitário'; 'índice de inserção clínica'; 'condição protética', 'necessidade de prótese'; 'condição da mucosa bucal' e 'localização das lesões'. Além desses, obtiveram-se informações acerca da opinião dos indivíduos quanto à própria saúde bucal por meio do 'índice de determinação de saúde bucal geral' (Gohai), sobre 'freqüência ao dentista' e, com base neste, há quanto tempo/onde foi feito o atendimento e se foi completado ou não.

O universo objeto do estudo — desenvolvido com o apoio da representação no Brasil da Organização Pan-Americana da Saúde e da Divisão Nacional de Saúde Bucal do Ministério da Saúde, como parte da cooperação vigente entre essas instituições e o Sesi — foi definido como o total dos trabalhadores da Indústria de Transformação e da Construção Civil com vínculo trabalhista vigente regido pela CLT que, em 2001, ganhavam acima de um salário mínimo e trabalhavam em empresas de 20 ou mais trabalhadores.

Está disponível em sua versão integral no endereço www.sesi.org.br.

Objetivo

Conhecer a situação de saúde bucal em trabalhadores da indústria brasileira e servir de referência para o planejamento e execução de ações preventivas, educativas e de atenção clínica e protética por parte do Sesi, de empresas e de organizações ligadas à saúde de todo o país.

Resultados

A população adulta, principalmente em seus estratos mais jovens, passa a representar uma nova e clara prioridade em termos epidemiológicos para a área da saúde bucal, na medida em que a doença mais prevalente — a cárie dental — teve sua incidência diminuída e está sendo mantida sob controle em grande parte das crianças brasileiras. A redução dos índices CEO e CPO também foi alcançada nos alunos da rede escolar mantida pelo Sesi (cerca de 230 mil matrículas no ensino fundamental), permitindo que, gradativamente, a ênfase na atenção em saúde bucal fosse transferida para idades mais elevadas, de maneira a abranger os trabalhadores do setor formal das empresas industriais. Apresenta-se, a seguir, um resumo com resultados relevantes obtidos com o estudo.

Índice de ataque de cárie dental

O índice CPO-D permanece demasiado alto, evoluindo da média de 8,41 dentes atacados pela cárie por pessoa no grupo de 20-24 anos para 22,56 entre 45 e 54 anos, com os maiores valores situados na faixa intermediária de renda — 3,99 a 9,99 salários mínimos —, como pode ser visto na Tabela 7.1. Existem diferenças significativas entre as faixas de renda 1 e 2 até 44 anos e entre as faixas de renda 2 e 3 entre 45 e 54 anos.

A participação do fator 'dentes extraídos' na população estudada, embora ativamente crescente de acordo com a idade (17 por cento do CPO entre 20 e 24 anos e 62 por cento entre 45 e 54 anos), perdeu importância em relação a estudos anteriores. No caso, a razão determinante foi a elevada participação do componente 'dentes restaurados', revelando uma maior procura de atendimento por parte dos trabalhadores da indústria. Para todo o universo analisado (20 a 54 anos), considerando 32 dentes por pessoa, 16,5 estão hígidos; 7,5, restaurados; 6, já extraídos e 2, cariados, conforme a Tabela 7.2. O número médio de dentes sadios por pessoa decresce da média de 23,5 no grupo de 20-24 anos para 9,3 no de 45-54 anos.

Tabela 7.1 Índice CPOD médio em trabalhadores da indústria de 20 a 54 anos, segundo o grupo etário e a faixa de renda. Brasil, 2002-2003.

	Faixa de renda (em salários mínimos)			
Grupo etário (em anos)	Até 2,99	3,00 até 9,99	10 e mais	Todas
20 a 24	8,17	9,06	8,16	8,41
25 a 34	13,08	13,71	13,47	13,33
35 a 44	18,18	18,75	18,91	18,52
45 a 54	22,81	22,74	21,12	22,56
Total	14,21	16,13	17,24	15,19

Tabela 7.2 Condição dental e índice CPO-D em trabalhadores da indústria de 20 a 54 anos, segundo a faixa de renda e o grupo etário, em 2002/2003 — médias.

Brasil									
Grupo	Etário em anos	Faixa de renda S.M.	Pessoas examinadas	Cárie de esmalte (A)	Cárie de dentina (B)	Cárie esmalte e dentina (A + B)	Cárie com envolvimento pulpar	Restaurado	Extraído CPO-D
Total	Todas	4.383.869	0,40	1,07	1,48	0,28	7,64	5,80	15,19
	Até	2.379.516	0.52	1,23	1,74	0,36	5,98	6,12	14,21
	3 até 9,99	1.596.495	0,29	0,92	1,21	0,18	9,02	5,71	16,13
	10 e mais	407.858	0,18	0,78	0,97	0,16	11,88	4,24	17,24
20 a 24	Todas	786.941	0,64	1,10	1,74	0,28	4,93	1,46	8,41
	Até 2.99	558.698	0,72	1,28	2,00	0,34	4,30	1,52	8,17
	3 até 9,99	213.089	0,46	0,67	1,13	0,13	6,50	1,30	9,06
	10 e mais	15.154	0,29	0,57	0,87	0,21	5,85	1,23	8,16
25 a 34	Todas	1.759.212	0,45	1,17	1,62	0,27	7,76	3,69	13,33
	Até 2,99	1.002.781	0,57	1,35	1,92	0,37	6,62	4,17	13,08
	3 até 9,99	627.868	0,31	0,97	1,28	0,14	9,06	3,22	13,71
	10 e mais	128.563	0,14	0,77	0,91	0,06	10,26	2,24	13,47
35 a 44	Todas	1.220.777	0,28	0,98	1,26	0,28	9,50	7,48	18,52
	Até 2.99	546.168	0,33	1,09	1,42	0,37	7,39	9,01	18,18
	3 até 9,99	492.603	0,24	0,90	1,14	0,20	10,59	6,82	18,75
	10 e mais	182.006	0,24	0,87	1,11	0,22	12,88	4,70	18,91
45 a 54	Todas	616.939	0,22	0,95	1,17	0,30	7,09	14,01	22,56
	Até 2.99	271.869	0,27	0,95	1,22	0,34	4,28	16,97	22,81
	3 até 9,99	262,935	0,19	1,04	1,24	0,30	8,04	13,16	22,74
	10 e mais	82.135	0,11	0,65	0,76	0,15	13,31	6,91	21,12

No que se refere ao tratamento dental sugerido, a media é de 2,18 entre os mais jovens e de 1,65 entre os de maior idade, com um padrão geral baixo, igual a 1,95 dentes por pessoa.

ÍNDICE PERIODONTAL COMUNITÁRIO

Segundo o Índice Periodontal Comunitário (IPC), 35 por cento dos trabalhadores estão sadios. A maioria dos que têm problemas apresenta cálculos (40 por cento), seguida pelos que têm bolsa superficial (14 por cento), apenas sangramento (8 por cento) e bolsa profunda (3 por cento).

Tabela 7.3 Índice periodontal comunitário em trabalhadores da indústria de 20 a 54 anos, segundo a faixa de renda e o grupo etário em anos, em 2002/2003 — Percentual. *

Brasil							
Grupo etário em anos	**Faixa de renda em S.M.**	**Pessoas examinadas**	**Sadias**	**Com sangramento**	**Com calculo**	**Com bolsa de 4-5 mm**	**Com bolsa de 6 mm**
Total	Total	4.383.869	34,85	7,98	40,40	13,99	2,77
	Até 2.99	2.379.516	34,79	7,17	41,57	13,07	3,40
	3 até 9.99	1.596.495	34,67	8,63	38,84	15,44	2,42
	10 e mais	407.858	35,86	10,16	39,71	13,71	0,57
20 a 24	Total	786.941	46,30	9,30	37,61	6,68	0,11
	Até 2.99	558.698	44,64	9,35	38,83	7,07	0,11
	3 até 9.99	213.089	49,80	9,83	34,62	5,65	0,10
	10 e mais	15,154	58,36	0,12	34,43	7,09	-
25 a 34	Total	1.759.212	36,92	8,25	40,54	12,41	1,87
	Até 2.99	1.002.781	36,50	7,47	40,52	12,71	2,80
	3 até 9.99	627.868	36,46	9,59	39,74	13,44	0,76
	10 e mais	128.563	42,49	7,84	44,59	5,09	-
35 a 44	Total	1.220.777	29,96	8,14	41,02	17,16	3,71
	Até 3.99	546.168	26,40	5,89	45,72	16,46	5,52
	3 até 9.99	492.603	31,45	8,08	38,13	18,44	2,90
	10 e mais	182.006	36,49	14,90	32,23	15,82	0,56
45 54	Total	616.939	22,32	4,86	42,66	22,67	7,49
	Até 2.99	271.869	22,86	3,54	43,18	21,37	9,04
	3 até 9.99	262.935	22,69	6,07	39,70	23,52	8,01
	10 e mais	82.135	19,72	5,07	49,74	23,87	1,60

* Para o cálculo do CPI, não são computadas as pessoas edêntulas.

A Tabela 7.3 apresenta os resultados relativos ao bloco de pessoas sadias, o qual é maior entre os mais jovens, abrangendo 46 por cento do grupo de 20-24 anos, diminuindo para 22 por cento entre os de maior idade. Para o conjunto da população estudada, não há diferença entre faixas de renda quanto à condição periodontal.

PRÓTESE E OUTRAS CONDIÇÕES

O estudo constatou que 75 por cento dos trabalhadores não possuem prótese superior, ou seja, mostram dentes hígidos ou restaurados, mastigam satisfatoriamente com os dentes que possuem ou simplesmente decidiram não substituir elementos eventualmente perdidos. Entre os demais, o contingente que mais se destacou foi o dos que possuem prótese parcial removível (11 por cento), seguido pelo dos que usam prótese fixa (7 por cento), prótese total (6 por cento) e próteses múltiplas.

Quando se visualizam as necessidades de prótese, observa-se que só 27 por cento das pessoas requerem peças superiores, amplamente superadas pelos que precisam de próteses para a arcada inferior — que alcançam o patamar de 43 por cento.

Três grupos se destacam nitidamente em relação aos demais nessa área: em primeiro lugar, os que não têm próteses e não necessitam delas (40,4 por cento); em segundo lugar, os que não têm próteses e necessitam delas para ambas as arcadas (15,3 por cento) e, por último, os que não têm próteses e necessitam delas apenas para a arcada inferior (44,3 por cento).

Em relação aos problemas de mucosa, o diagnóstico feito mostra que, para um volume de 4,4 milhões de trabalhadores da indústria, 459 mil têm lesões de mucosa oral, ou 10,5 por cento, o que se traduz num valor relativamente elevado, levando-se em conta a gravidade real ou potencial dos problemas diagnosticados.

As lesões mais freqüentes foram, pela ordem: ulcerações (aftosa, herpética, traumática), leucoplasia e candidíase. No que diz respeito à localização — e desde logo chamando a atenção para o fato de que uma mesma lesão pode estar distribuída em mais de um sítio —, constatou-se forte destaque para a mucosa vestibular (29,8 por cento das localizações), vindo a seguir os lábios (17,5 por cento), palato duro e mole (15,3 por cento), rebordos alveolares e gengivas (15 por cento), comissuras labiais (6,6 por cento) e, com menor relevância, os sulcos, assoalho da boca e vermelhão dos lábios.

Pela primeira vez, um indicador considerando a opinião dos indivíduos a respeito da própria saúde bucal foi incluído em um estudo de tais dimensões para um estrato populacional específico como o dos industriários. O índice Gohai possibilita à pessoa que responde ao questionário expressar seu julgamento em relação a doze situações que, em essência, correspondem a três funções elementares: física (alimentação, fala, deglutição), psicológica e presença de dor ou desconforto.

Sendo o valor 36 o mais positivo, que significa considerar a própria saúde como ótima, e o valor 12 o mais negativo, os trabalhadores da indústria brasileira alcançaram o invejável limite de 31,11, sem variação significativa entre pessoas com ou sem dentes e entre as três faixas de renda salarial.

Vale destacar algumas das respostas dadas: 79 por cento dos entrevistados indicaram que nunca têm problemas com a quantidade de alimentos que comem devido às condições de seus dentes ou próteses, bem como para morder ou mastigar alimentos sólidos como carne ou maçã; 61 por cento disseram que sempre se sentem felizes com o aspecto de seus dentes ou próteses (contra 24 por cento que responderam às vezes e 15 por cento, nunca); 92 por cento não sentem qualquer desconforto ao alimentar-se na frente de outras pessoas, mas 50 por cento têm sensibilidade nos dentes ou gengivas ao contato com calor, frio ou doces. Mesmo assim, só 22 por cento declararam usar medicamentos para aliviar dores de dentes.

Freqüência ao dentista

Apenas 1,5 por cento dos entrevistados declararam nunca ter ido ao dentista e 10 por cento há mais de cinco anos não vão a um consultório odontológico. No outro extremo, 54 por cento foram ao dentista nos últimos 12 meses, 18 por cento, há mais de um ano, e 14,5 por cento, no intervalo de 2 a menos de 5 anos (outros 2 por cento não responderam).

As diferenças são estatisticamente significantes. Para os que foram a consultório nos últimos 12 meses, por exemplo, a melhor situação foi a da faixa de 10 e mais salários mínimos, com 62 por cento, seguida pela faixa intermediária, com 57 por cento, e pelos de menor renda, com 50 por cento. Os que mais têm freqüentado consultórios ultimamente (últimos 24 meses) são os trabalhadores de 20 a 34 anos.

Entre os que nunca foram ou o fizeram há mais de cinco anos, predominam os de 45 a 54 anos de baixa renda, seguidos pelos de renda média do mesmo grupo e, depois, pelos de baixa renda de 20 a 24 anos. De 28 por cento da população analisada que recebeu atendimento nas unidades odontológicas do Sesi, 73,7 por cento consideraram bons os serviços recebidos; 3,1 por cento deram-nos como regulares e 0,5 por cento, como ruins (22,7 por cento não responderam à questão).

Breve currículo

Vitor Gomes Pinto Gerente de Saúde e Segurança do Trabalho do Sesi — Departamento Nacional.

Características atuais, desafios e perspectivas das doenças cárie e periodontal

Sônia Groisman

A Aboprev, Associação Brasileira de Odontologia da Promoção de Saúde, é uma entidade nacional que vem trabalhando com promoção de saúde há muito tempo. Tem como finalidade levar a base científica do procedimento. Seu nome adveio da evolução odontológica em conjunto com a evolução médica e da sociedade, que visa o atendimento do indivíduo de forma holística, inserido em seu meio social.

E, quando se fala em saúde bucal, imediatamente todos criam em suas mentes a imagem de um sorriso belo e brilhante, um conceito de moda. Atualmente, há uma grande demanda por dentes brancos e brilhantes, o que não implica, necessariamente, o conceito de saúde. A saúde é a presença do elemento dentário, possibilitando relacionamentos sociais, profissionais e amorosos, e também atividades diárias, como a mastigação durante as refeições.

A doença cárie possui característica etiológica, específica e multifatorial, especificamente causada pelo estreptococos do grupo *mutans*, que é transferida de mãe para filho e está diretamente relacionada a hábitos, quantidade e freqüência de ingestão de sacarose e carboidratos fermentáveis.

Em relação aos meios de transmissão da doença, observa-se que ela é passada da mãe via cadeia materna (avós e avôs maternos) para netos e filhos. Faz-se necessário o atendimento odontológico do binômio materno-infantil, diminuindo os níveis salivares maternos para evitar-se a contaminação de seus bebês. Lembramos também que urge a implementação de medidas de orientação de hábitos saudáveis para promoção da saúde, como evitar beijos na boca entre o binômio materno-infantil, assim como evitar os hábitos ditos corriqueiros, que levam à contaminação do filho pela mãe, principalmente, durante a janela da infectividade, que consiste em orientações para não se utilizar utensílios comuns, durante este período, favorencendo a criação de uma geração de crianças ecologicamente protegidas.

A 'janela da infectividade' é a denominação de um período no qual a criança está mais apta a não responder imunologicamente a bactérias oriundas da mãe, e coincide com o período de erupção dos elementos dentários, fator primordial para aderência bacteriana dos estreptococos do grupo *mutans*. Quanto maior o grau de contaminação da mãe e maior a freqüência de contatos salivares dela com seu bebê, maiores serão as chances deste último ser contaminado. O padrão de contaminação por esse grupo bacteriano é definido, no adulto, em sua primeira infância, daí a importância de ele ser submetido a um tratamento integrado, com acompanhamento de pediatra, nutricionista, dentista e odontopediatra, para permitir que a criança seja adequadamente protegida. E embora ela não seja completamente imune aos estreptococos, a presença deles ocorrerá em um nível reduzido, incapaz de promover a doença cárie. Os períodos da janela da infectividade são fundamentais nessa ação conjunta, impedindo a colonização e sua conseqüente manifestação clínica: a cavitação.

É importante salientar que a expressão cárie é, na realidade, uma doença composta de fenômenos com estágios evolutivos da própria doença, até sua manifestação clinica de maior conhecimento, a cavidade cariosa. O pesquisador Nagell Pitts evidenciou que aquilo que vulgarmente é denominado cárie dental é a ponta do iceberg. Os dentistas devem estar atualizados o suficiente para percebê-la, diagnosticá-la e interromper o processo cavitário antes que ele ocorra. Na ponta do iceberg, ou seja, no momento de cavitação, não é necessário ser dentista para observá-la, pois, nesse estágio, está a manifestação mais acentuada de uma doença existente há muito tempo.

Como citado pelo professor Vitor Gomes Pinto, o CPO-D modificado é o índice que afere o número de dentes cariados, perdidos e obturados, abrangendo as primeiras manifestações clínicas de perda de material dentário. É importante salientar que este sinal clínico não é o primeiro de um processo de deterioração do elemento dentário, pois, antes dele, podemos identificar perdas minerais por meio do diagnodente, equipamento a laser, ou ainda pelo método de sondas elétricas.

Por ser uma doença multifatorial, a cárie tem o hospedeiro como um dos elos da cadeia e depende também da presença do substrato, já discutido e expresso pela freqüência e quantidade de ingestão de sacarose A disponibilidade do hospedeiro bem como as implicações dos determinantes sociais vão interferir na ocorrência da doença, tais como o aspecto social, o estresse, a exclusão social, o trabalho, o subemprego, se o indivíduo tem moradia adequada, alimentação, transporte e acesso a um bom plano de saúde. Quanto mais sobrecarregado, mais difícil se torna o processo para que o indivíduo absorva o conhecimento necessário para cuidar de sua saúde e ser auto-responsável por ela. Fatores sociais acarretam estresse, depressão, falta de conscientização em prol dos conhecimentos e hábitos necessários para se adquirir e manter bons hábitos de saúde, priorizando a saúde bucal, como citado no livro de promoção de saúde bucal da década de 1970 do professor Albert Sheiham.

O Brasil precisa, definitivamente, se ajustar e se posicionar nesse novo cenário do mundo globalizado. Isso significa, entre muitas outras questões, oferecer serviço público adequado e capaz de assimilar as modificações necessárias para concorrer neste novo cenário político. A saúde é vislumbrada de uma maneira diferenciada, e a saúde pública passa a ter maior importância, com um viés não considerado anteriormente. Os indivíduos precisam ter saúde, porque esta se traduz em segurança humana e comunitária, e a segurança permite a governabilidade. A saúde pública influenciando a governabilidade é vista sob o prisma que influencia de forma direta a política externa e macroeconômica, levando à sustentabilidade econômica, mais saúde, mais trabalho, mais condição de aquisição, melhor mercado financeiro. A partir dessa perspectiva é que, nos países subdesenvolvidos, notamos o grande desnível entre as classes sociais, onde grupos de indivíduos de nível socioeconômico estável defrontam-se com outros menos favorecidos. Isso geralmente ocorre pelo fato de as políticas públicas priorizarem os benefícios sociais aos desfavorecidos com a finalidade de diminuir as diferenças entre classes e, com isso, espera gerar menores taxas de criminalidade, menos revolta e alcançar a governabilidade estável.

Isso também influencia diretamente a política externa e macroeconômica, levando à sustentabilidade econômica, juntamente com saúde, trabalho, condições de aquisição de bens e mercado financeiro confiável.

Para isso é necessária a união das esferas federal, estadual e municipal, aliadas às empresas privadas e aos indivíduos, que atuam como atores sociais. Uma união compartilhada pela responsabilidade social. Todos somos responsáveis pela saúde de todos. Assim, cremos que os programas de responsabilidade social promovidos pelas empresas, que buscam melhores condições de saúde para os funcionários e seus familiares, representam uma maneira de alcançar igualdade de direitos humanos. Dessa forma, dando saúde ao indivíduo, ele voltaria a ter a consciência de seu ser integral, e não mais a dicotomia de cada área como realizada anteriormente. O trabalho da professora Eliana Kibutz, da Opas (Organização Pan-Americana da Saúde), apresentado em 2004, enfatizou que o desenvolvimento do milênio se dá pela redução da pobreza por meio da construção das responsabilidades mútuas, e que a odontologia, como profissão de saúde, não pode se ausentar deste processo.

Retornando aos índices de saúde bucal no Brasil, pontuado pelo SB Brasil 2003, levantamento em saúde bucal realizado pelo Ministério da Saúde em todo país, evidenciamos que o índice que afere o número de dentes cariados perdidos e obturados na população brasileira é alto na idade adulta e baixo nas crianças. Esses índices refletem médias que nem sempre são a realidade de um país de dimensão continental como o nosso e, por isso, o programa da família preconiza que cada procedimento seja feito com base no levantamento epidemiológico local, cada área geográfica adscrita. Com base nesses dados, evidenciamos que bebês de 18 a 36 meses apresentam 1,7 dentes cariados, índice que podemos considerar baixo, e tenderíamos a achar que está resolvido o problema de cárie em bebês e crianças. Entretanto, esta faixa etária não poderia simplesmente parar de receber incentivos para a continuidade de seu trabalho porque a doença poderia evoluir para altos índices. Ainda consubstanciado pelo SB Brasil 2003, é possível verificar que apesar de o Brasil obter aos 12 anos um índice de CPO-D de 2,78, está bem próximo dos 3,0 recomendados pela Organização Mundial de Saúde para o ano 2000. Para 2010 e 2025, a OMS tem parâmetros ainda menores, os quais dificilmente conseguiremos cumprir.

Entretanto, uma vez que essa população atingiu a meta da OMS em 2000, é chegada a hora de pensar na população adulta. Na realidade, faremos com que esta população infantil atual, se abandonar seus cuidados bucais, como a higienização e o uso de fluoretos, futuramente também seja vítima da alta prevalência da doença, pois sabemos que essas enfermidades da boca, especificamente a cárie e a periodontal, são dinâmicas, podendo reaparecer a qualquer momento, tanto quanto podem estacionar ou progredir.

Este fato foi bastante estudado e evidenciado nas populações de países desenvolvidos, como a Suécia, por exemplo. Este país custeia todo o programa de saúde pública de sua população, desde a gestação até os 19 anos de idade. Assim, durante esse período, é retardada a ocorrência de lesões cariosas e, portanto, o problema está resolvido. Entretanto, não apenas pelas próprias características dinâmicas da doença, mas também pela falta de motivação das pessoas em se tratarem, alguns casos da doença reincidem. Dados desse país registram uma alta incidência de CPO-D nos indivíduos com mais 20 anos de idade.

Os desafios no controle das doenças cárie e periodontal resumem-se a: custos; espera por atendimento; criação de um modelo de ação capaz de fortalecer a promoção e a prevenção das doenças, oferecendo ação integral.

O maior desafio é convencer tanto os profissionais de odontologia quanto os pacientes de que é preciso priorizar a necessidade de saúde dando prioridade à consulta, em vez do atendimento emergencial, que é o atendimento sempre baseado no foco epidemiológico.

A odontologia de promoção de saúde representa a união entre os diversos profissionais de saúde que co-atuam com os odontológicos, tais como os técnicos de higiene dental, os auxiliares de consultório e os agentes comunitários, e outros profissionais da área, como médicos, fonoaudiólogos etc., além dos próprios pacientes, para que todos, juntos, possam interagir informando, motivando e lutando nesse desafio de promover melhores condições de saúde.

Reside nesse modelo de atenção a possibilidade de fazer com que bebês possam chegar à idade adulta sem lesões cariosas mutiladoras ou com perdas de elementos dentários. Outro desafio está na formação cirúrgico-restauradora, que perdurou muitos anos e ainda é o norteador de algumas faculdades de odontologia, a qual é voltada para o diagnóstico baseado na doença, e não em seus aspectos etioepidemiológicos. Este tipo de atuação gera um ciclo vicioso de doenças, acarretando, na maioria das vezes, mutilação ou a perda de elementos dentários e, por fim, exigindo o uso de próteses totais. O diagnóstico da doença leva, efetivamente, a doença em todas as fases, em todos os momentos da vida. Existem maneiras diferentes de trabalhar. A mais eficaz delas é mudando-se o paradigma, deixando-se de trabalhar em uma doença e dedicando-se à saúde como um todo.

Então, quais são as perspectivas? As perspectivas são: 1) formação profissional, humanista e seguindo as normas da Abeno (Associação Brasileira de Ensino Odontológico), a qual, no artigo 5º, inciso 3º, disserta sobre as maneiras de se atuar, ou seja, de acordo com padrões multiprofissionais, interdisciplinares e transdisciplinares, com produtividade na promoção de saúde; 2) basear-se na convicção científica, e de cidadania e ética, para ter resolutividade no SUS.

É preciso formar profissionais com as competências e habilidades necessárias para se trabalhar no SUS; estudar e avaliar a metodologia dos estudos, de modo que, então, seja possível posicionar-se de maneira científica, estar apto para tomar decisões, ser líder e atuar em equipes multiprofissionais. Por fim, para complementar este perfil, é fundamental que o profissional saiba planejar estrategicamente as mudanças contínuas impostas pela sociedade e baseadas em estudos cientificamente elaborados; ele precisa ser capaz de administrar e gerenciar os serviços de saúde e aprender permanentemente.

Vislumbrando novas perspectivas, é necessário abordar o PSF (Programa de Saúde da Família). Concebido em Cuba, este programa existe em várias partes do mundo e é adotado em algumas regiões do Brasil. Iniciou-se na década de 1970, por meio de políticas de ações integradas de saúde, e vem se desenvolvendo no quesito da integralidade na promoção da saúde.

O PSF realizou diversas ações que impactaram positivamente nos índices do CPOD, tais como a campanha do Ministério da Saúde referente aos procedimentos coletivos, tratamentos de grandes números de pessoas com aplicações de flúor, que impactaram na redução nacional do CPOD. Como descrito por Douglas Bratthall, em 1989, experts do mundo todo relacionaram o declínio do CPOD à presença de flúor nos dentifrícios.

O modelo de promoção de saúde, pautado na saúde da família, não é um modelo recente; ele não foi iniciado no governo Lula, mas está sendo implementado agora, e o importante é que ele desenvolve ações nas famílias. Ou seja, estamos mudando o modo de ver a questão e passamos a lidar com indivíduos e não mais coleções de dentes, afinal, as doenças bucais não se esgotam na boca, e a boca não é uma área independente do organismo. Porque a doença periodontal leva ao infarto do miocárdio, ao nascimento de bebê prematuro, à recorrência de úlceras e gastrites, ao ciclo vicioso da doença diabética e a uma séries de outros fatores relacionados. Definitivamente, a doença bucal não está isolada do resto do organismo.

Então, o trabalho multiprofissional é de suma importância para que nós dentistas possamos passar a nossos colegas esses trabalhos de base científica e de metodologia comprovada capazes de contribuir para o indivíduo como um bem total. É fundamental que o ginecologista encaminhe a gestante ao tratamento odontológico. Antes, isso era um mito, hoje é uma realidade. E, como foi descrito pela Organização Panamericana de Saúde, "a equipe de saúde como um todo sempre tem impacto maior do que a soma de cada indivíduo".

E é muito importante não só esse trabalho multidisciplinar dos dentistas, técnicos dentais e ACDs, mas também envolvendo a enfermagem, os médicos, os fisioterapeutas, nutricionistas, agentes comunitários e os próprios usuários. O tripé em que se baseia o SUS: o usuário, a academia (universidade) e o serviço (SUS), para que esse objetivo seja alcançado. O importante é não construirmos castelos de areia, acreditando que centros integrados resolverão problemas, e que dentaduras a baixo custo serão soluções. Temos de focar na atenção primária à saúde, lembrando para isso a importância de se trabalhar continuamente, informando e motivando sobre os cuidados com a saúde bucal e geral.

O processo de educação para a saúde só se reflete em indicadores de saúde no longo prazo e necessita da criação de vínculos entre as equipes de saúde, indivíduos e suas comunidades, para que estes passem de informados a interessados, depois, envolvidos e, finalmente, seguros para a criação de hábitos, transformando-se em agentes multiplicadores de saúde. O importante é tentar sempre passar a importância da boca na saúde geral, do autocuidado e do papel da mãe, do educador infantil e outras competências, como o dentista, no acompanhamento de todo o crescimento.

A odontologia necessita se superar vencendo os próprios desafios, formados em um modelo curador, urgindo atuar em um modelo promotor de saúde, com bases científicas. Pensando em novas gerações, ecologicamente protegidas, na saúde do trabalhador, na necessidade de atuação no mercado de trabalho e no papel de cada indivíduo como cidadão co-responsável pela governabilidade no mundo globalizado. Não podemos esquecer que a população está cada vez mais idosa, que necessita de saúde como um todo, que necessita ter seus elementos dentários para poder se socializar. A luta pela promoção da saúde com base científica, apesar de parecer uma bandeira isolada, é de muitos, é de todos os brasileiros.

Breve currículo

Sônia Groisman Especialista em Periodontia pela UERJ; mestre e doutora em Odontologia Preventiva; pós-graduada em Cardiologia pela Universidade de Lund — Suécia; presidente da Aboprev no biênio 2003-2005. Coordenadora da especialização em Saúde Coletiva da UFRJ e chefe do Departamento de Odontologia Preventiva da UFRJ.

A contribuição do Sesc-Rio

Ana Cristina Couto Pimentel

A odontologia passou a integrar as ações do Sesc no final da década de 1940, de forma pouco organizada, sem linha política e com inúmeros consultórios isolados, dedicando-se, prioritariamente, à assistência médica.

Em 1975, o Departamento Nacional constituiu um grupo de trabalho que, com as diversas regionais, elaboraram as Normas de Serviço Odontológico no Sesc, seguindo os princípios básicos da odontologia social, considerando os aspectos sociais, econômicos, éticos e culturais surgidos da relação do dentista com o indivíduo e a sociedade, de forma ainda tímida.

Tal ação teve como motivador a constatação da ineficiência do modelo tradicional praticado pela odontologia, voltada para as ações curativas, que demonstrava não conseguir sequer atender às necessidades do seu público.

Diretrizes do Sesc-Rio

- Prioridade para os problemas coletivos, em detrimento dos individuais.
- Atenção aos fatores que interferem na origem de todas as enfermidades.
- Integração entre ações preventivas e curativas.
- Melhor aproveitamento dos recursos humanos, com delegação de tarefas ao pessoal de nível médio, devidamente capacitado.
- Racionalização dos espaços, substituindo os consultórios isolados por módulos simplificados.
- Participação comunitária, como condição básica para a democratização da prática odontológica.

Atendimento clínico

Em outubro de 1976, iniciou-se o atendimento clínico realizado por estagiários dos últimos dois períodos do curso de formação, supervisionados por dentistas do Sesc.

Nesta fase, para melhor aproveitamento da hora clínica, foi instituído o atendimento a quatro mãos, com o apoio das auxiliares de consultório dentário, oriundas de curso regulamentado realizado pelo Senac.

Posteriormente, foram introduzidas as especialidades de prótese e endodontia, seguindo-se cirurgia oral menor, odontopediatria e periodontia.

Promoção de saúde

O modelo de promoção de saúde começou suas ações em 1990, com:

- atualização, capacitação e qualificação de todos os profissionais;
- ênfase nas ações que estimulassem as mudanças de comportamentos, com inclusão de hábitos saudáveis no cotidiano dos indivíduos;
- avaliação de novas técnicas e materiais;
- integração entre todas as áreas de ação do Sesc-Rio.

O Quadro 7.1 apresenta uma comparação entre o modelo tradicional e o modelo de promoção de saúde.

Realizações relevantes

Em 1993, foi criado o Projeto Odontologia nas Empresas, com o objetivo de promover ações educativas e atendimento clínico no local de trabalho, evitando o deslocamento do funcionário até os postos do Senac fora das empresas.

Sempre valorizando as questões sociais e as ações integradas, o Sesc-Rio lançou as 'ações comunitárias', em 1995, contemplando todo o Estado. O projeto era realizado nos finais de semana, deixando em cada localidade por onde passava uma semente do trabalho desenvolvido na área de educação em saúde.

Quadro 7.1 A transformação do modelo de atuação

Modelo tradicional	Modelo de promoção de saúde
Tratamento centrado no resultado das doenças	Tratamento centrado nas causas das doenças.
Tratamento não interrompe as causas das doenças	Tratamento visa a paralisar as causas das doenças e impedir sua instalação.
Tratamento não melhora a saúde, não evita as recidivas e novos casos	Tratamento melhora a saúde, evita recidivas e novos casos.
Tratamento baseado em restaurações/cirurgias	Tratamento baseado em: fluorterapia intensiva, controle da alimentação, prática de higiene bucal. Restaurações ultra-conservadoras
Tratamento 'nunca termina'	Tratamento termina e o paciente é colocado em 'manutenção preventiva', de acordo com o risco.

Em 1997, em parceria com a Associação Brasileira de Odontologia, dentro do 13º Congresso Internacional de Odontologia, montou no Riocentro o 1º Pavilhão de Prevenção, sob uma lona de circo, com cerca de mil metros quadrados abrigando 20 consultórios odontológicos e uma área igual dedicada a ações educativas, recebendo escolares da rede pública, com idade entre quatro e 14 anos.

Durante o 2º Pavilhão de Prevenção, realizado em 1999, foi incluído o atendimento aos bebês e às gestantes.

Tal atendimento só foi possível graças às parcerias firmadas com diversas empresas, inclusive fornecedores de materiais odontológicos.

As atividades de promoção de saúde são desenvolvidas de forma lúdica, com linguagem própria, para facilitar o entendimento.

Todos os participantes recebem escovas, cremes e fios dentais e são instruídos sobre sua utilização e importância.

Neste mesmo ano, o programa Educação Social iniciou sua participação nas ações de recreação.

Desde então, o Pavilhão de Prevenção é regularmente realizado a cada dois anos.

Em 2001, foram inauguradas as cinco unidades móveis OdontoSesc, que oferecem atividades de educação em saúde e servem como elemento de estímulo à inclusão de hábitos e atitudes saudáveis, contribuindo para o desenvolvimento da comunidade e do indivíduo.

Em um Estado como o Rio de Janeiro, que apresenta grandes contrastes sociais, assumiu característica singular, respondendo às principais questões relacionadas à prevenção das doenças, sem deixar de realizar o indispensável tratamento clínico odontológico.

CONSIDERAÇÕES FINAIS

Assim, são realizadas restaurações dentárias, extrações, remoções de tártaro, radiografias, escovação supervisionada e aplicação de flúor.

Nas ações educativas, agentes multiplicadores de informações são qualificados, sempre aproveitando lideranças locais, a fim de garantir a evolução do processo, mesmo após a saída da unidade móvel.

O Sesc-Rio possui, hoje, 22 unidades operacionais com ampla infra-estrutura e profissionais especializados em mais de 120 mil metros quadrados de área construída. São 15 ginásios, 12 quadras poliesportivas, 23 piscinas, 91 consultórios odontológicos, 16 teatros e auditórios, 19 bibliotecas e áreas de leitura, 16 espaços para exposições, além de cinco unidades de hotelaria.

Breve currículo

Ana Cristina Couto Pimentel Médica pediatra e gerente de saúde do Sesc-Rio.

CAPÍTULO 8
Uma visão totalizante da previdência

O sistema previdenciário brasileiro e os desafios impostos pela demografia e pelas alterações das relações de trabalho

João Donadon

O sistema previdenciário brasileiro tem por fim atender a cobertura dos eventos de doença, invalidez, morte e idade avançada; a proteção à maternidade, especialmente à gestante; o salário-família e o auxílio-reclusão para os dependentes dos segura-dos de baixa renda e a pensão por morte do segurado, homem ou mulher, ao cônjuge ou companheiro e dependentes.

Esse sistema é constituído por: um regime geral de previdência social, público, de abrangência nacional e de filiação obrigatória, destinado aos trabalhadores do setor privado, urbanos e rurais; regimes próprios de previdência, destinados aos servidores públicos federais, estaduais e municipais, de filiação obrigatória, mas de abrangência restrita aos servidores dos respectivos níveis de governo instituidores; e regimes de previdência complementar, privados, de filiação facultativa, administrados por fundos de pensão abertos ou fechados.

Todos os regimes adotam a modalidade de repartição simples, exceto o de previdência complementar, cujo regime é o de capitalização. O regime geral é administrado pelo INSS (Instituto Nacional do Seguro Social), autarquia vinculada ao Ministério da Previdência Social, e os regimes próprios, inclusive o dos militares, pelos respectivos governos instituidores.

O Regime Geral de Previdência Social é destinado aos trabalhadores em geral e respectivos dependentes, excetuando-se o servidor público civil e o militar, que têm regime próprio de previdência social. Além destes, permite a inscrição, como segurado facultativo, de qualquer pessoa maior de dezesseis anos que não seja filiado obrigatoriamente a outro regime previdenciário, como a dona-de-casa, o estudante e o desempregado. Consideram-se dependentes dos segurados, primeiro, o cônjuge, o companheiro ou companheira e o filho não emancipado, de qualquer condição, menor de 21 anos ou inválido. Na ausência destes, mediante comprovação de dependência econômica, os pais e, na ausência destes últimos, o irmão não emancipado, de qualquer condição, menor de 21 anos ou inválido.

Esse regime compreende as seguintes prestações:

Quanto ao segurado:

- aposentadoria por invalidez;
- aposentadoria por idade: 65 anos para o homem e 60 para a mulher, reduzidas em cinco anos para os trabalhadores rurais;
- aposentadoria por tempo de contribuição: 35 anos para o homem e 30 para a mulher;

- aposentadoria especial devida ao segurado que tenha trabalhado sujeito a condições especiais prejudiciais à saúde ou à integridade física, conforme o grau de insalubridade, durante 15, 20 ou 25 anos;
- auxílio-doença;
- salário-família, ao trabalhador de baixa renda;
- salário-maternidade;
- auxílio-acidente.

Quanto ao dependente:

- pensão por morte;
- auxílio-reclusão, quando tratar-se de trabalhador de baixa renda.

Quanto ao segurado e dependente:

- reabilitação profissional.

A principal fonte de financiamento do regime geral são as contribuições das empresas e dos próprios segurados. As empresas em geral contribuem com 20 por cento sobre o total das remunerações pagas, devidas ou creditadas a qualquer título, durante o mês, aos segurados empregados, contribuintes individuais e trabalhadores avulsos que lhes prestem serviços, mais um adicional de 1, 2 ou 3 por cento, conforme o risco da atividade da empresa, para o financiamento de benefícios decorrentes de acidentes do trabalho, sendo que esses últimos, em relação, exclusivamente, à remuneração do segurado exposto, são acrescidos em 12, 9 e 6 pontos percentuais, conforme a atividade exercida pelo segurado a serviço da empresa permita a concessão de aposentadoria especial após 15, 20 ou 25 anos de contribuição.

O empregador doméstico contribui com 12 por cento do salário de contribuição do empregado doméstico a seu serviço e a contribuição do segurado empregado, inclusive o doméstico, é calculada mediante a aplicação de alíquotas de 8, 9 ou 11 por cento sobre o salário de contribuição mensal deste, conforme a faixa de rendimento, porém sujeita ao limite máximo do salário de contribuição.

Para o contribuinte individual que trabalha por conta própria, a alíquota de contribuição é de 20 por cento sobre a remuneração percebida. Para o contribuinte individual que presta serviços a uma ou mais empresas, a alíquota de contribuição é de 11 por cento sobre a remuneração percebida, descontada e recolhida pela empresa contratante.

Para o segurado facultativo, o salário de contribuição é o valor por ele declarado, e a alíquota de contribuição é de 20 por cento. Alguns segmentos econômicos recebem tratamentos diferenciados estabelecidos por leis especiais, como os produtores rurais, cujas contribuições incidem sobre o valor da receita proveniente da venda da produção; as microempresas e as empresas de pequeno porte, que pagam seus impostos e contribuições de forma unificada, com base no Simples (Sistema Integrado de Pagamento de Impostos e Contribuições); e as entidades beneficentes de assistência social, que são isentas das contribuições sociais patronais.

Além dessa fonte de financiamento específica, há outras contribuições sociais destinadas ao financiamento da seguridade social, que é um conceito mais amplo, o qual, além da previdência social, inclui, também, a saúde e a assistência social. Por fim, a regularidade no pagamento dos benefícios de prestações continuadas é garantida por disposição constitucional que responsabiliza a União pela cobertura de eventuais insuficiências financeiras do sistema.

Os regimes próprios de previdência social dos servidores públicos são mantidos e administrados pelos próprios entes públicos, de natureza pública e obrigatória, com regras próprias para a concessão dos benefícios de aposentadoria e pensão, constitucionalmente estabelecidas — aposentadoria compulsória aos 70 anos de idade e aposentadoria por tempo de contribuição após 35 anos para homens e 30 anos para mulheres.

Os regimes próprios oferecem proteção previdenciária aos servidores da União, de todos Estados e de 2.207 Municípios. Ao todo, entre servidores ativos, inativos e os pensionistas da União e dos Estados, estão cobertas 7.744.158 pessoas.

A Previdência Complementar é voluntária e sua administração é privada, organizada em fundos de pensão abertos ou fechados. Esse regime possui arranjos variados e constitui-se em um complemento ao Regime Geral de Previdência Social e aos Regimes Próprios. A fiscalização e feita pelo MPS (fundos fechados) e pelo MF (fundos abertos).

Os regimes de previdência social — geral, próprio e complementar — são autônomos, estanques entre si, com orçamentos separados e legislação específica para cada um deles.

Ao analisar o sistema de proteção previdenciária de uma população, percebe-se logo que a questão demográfica é de fundamental importância para a formulação ou reformulação de políticas de Previdência Social. No Brasil, como na maioria dos países, a diminuição da natalidade, combinada com o aumento da expectativa de vida das pessoas, está levando ao aumento do contingente de idosos na população.

No caso do Brasil, de acordo com o IBGE (Instituto Brasileiro de Geografia e Estatística), o declínio da taxa de crescimento da população, observada nas últimas décadas, tenderá a ser mantido, também, nas próximas décadas, com acelerado impacto no envelhecimento populacional. A taxa média anual de crescimento da população, que diminui de 3 por cento na década de 1960 para 1,4 por cento na década de 1990, deverá manter a tendência de queda nos próximos 50 anos, chegando a 0,2 por cento entre 2040 e 2050.

Por seu lado, a expectativa de vida do brasileiro tem aumentado consideravelmente. De 1991 a 2003, a idade média aumentou mais de cinco anos, passando de 66 para 71,3 anos, com destaque para as mulheres, cuja idade média saltou de 69,8 para 75,2, enquanto os homens, de 62,6 para 67,6 anos. Esse aumento da expectativa de vida das pessoas não pode ser desconsiderado na formulação de políticas públicas e exige redirecionamentos legais e regulamentares para superação de desequilíbrios financeiros e tendências adversas.

Em 1991, os idosos no Brasil representavam 7,3 por cento da população, o que equivalia a um contingente de 10,7 milhões de pessoas. Em 2000, representavam 8,6 por cento da população, ou seja, 14,5 milhões de pessoas, registrando um crescimento de 35,6 por cento na quantidade total de pessoas idosas. Nesse mesmo período, houve redução de 1,4 por cento na população entre 0 e 14 anos e 23,4 por cento entre 15 e 59 anos de idade.

Aliado a esses fatores, observa-se o fenômeno da diminuição na formalização dos contratos de trabalho. Diversas são as causas desse processo, assim como é variável o valor dado a cada uma delas, dependente de quem as avalia. Alguns são bem conhecidos: o processo de globalização da economia e a conseqüente necessidade de aumentar a capacidade de competição mediante a utilização de modernos meios de produção têm feito com que se reduzam acentuadamente as contratações de trabalhadores, os chamados empregados. A utilização de meios alternativos de contratação de mão-de-obra, seja mediante a terceirização de parte da atividade, seja desenvolvendo a atividade por intermédio de cooperativas de trabalho ou de trabalhadores autônomos, às vezes para realizarem as tarefas em suas próprias residências, faz com que a questão da formalização tenha diminuído bastante. Não se pode deixar de mencionar, também, que há quem considere relevante nesse processo os altos custos dos encargos sociais vinculados à folha de salários como motivação para a busca de alternativas menos custosas.

A década de 1990 foi marcada pela forte redução das relações formais de trabalho. De acordo com a Secretaria de Previdência Social do Ministério da Previdência Social, houve queda de 12 pontos percentuais na participação dos trabalhadores com carteira assinada entre 1990 (57,5 por cento do total de trabalhadores) e 2002 (45,5 por cento). Nesse mesmo período, o número de empregados sem carteira de trabalho pulou de 19,3 por cento para 27,6 por cento e aqueles por conta própria de 18,7 por cento para 22,6 por cento, enquanto os empregadores tiveram queda de 0,4 por cento, passando de 4,5 por cento para 4,1 por cento.

É relevante e preocupante verificar a constante redução da relação entre o número de contribuintes e dos que recebem benefícios do sistema. Na década de 1950 havia oito contribuintes financiando cada beneficiário, na de 1980, a relação indicava 3,03 contribuintes ativos para cada inativo, em 1995, 2,5 e, em 1997, apenas, 1,7, evidenciando a continuidade da tendência de queda, demonstrando claramente a urgência de medidas, como a Emenda Constitucional nº 20, de 1998, que já se revelou insuficiente, sob pena de inviabilidade financeira do sistema no longo prazo.

Em agosto de 2005, o INSS pagou 23,5 milhões de benefícios, dos quais 13,8 milhões eram relativos a segurados urbanos, 7 milhões a segurados rurais (segurados especiais) e 2,7 milhões eram benefícios assistenciais. A quantidade de benefícios mantidos pela Previdência Social tem registrado crescimento constante, tendo saltado de 18 milhões em 1998 para os 23,5 milhões em agosto 2005, cujos valores médios, corrigidos pelo INPC, representavam, respectivamente, R$ 397,61 e R$ 466,22.

Estudo realizado pela Secretaria de Previdência Social com base nos dados da PNAD/2003 (Pesquisa Nacional por Amostras de Domicílios), considerando tão-somente a população ocupada de 16 a 59 anos de idade (71,6 milhões), ou seja, no limite inferior, a idade a partir da qual as pessoas podem oficialmente buscar o mercado de trabalho, e, no superior, 59 anos, visto que a partir dos 60 anos as pessoas são consideradas idosas, tem mostrado que 30,81 milhões são contribuintes urbanos e 7,68 milhões são rurais (segurados especiais) do regime geral, e 5,03 milhões são contribuintes de regimes próprios de previdência social. Dos restantes 28,31 milhões que não são contribuintes de nenhum dos sistemas previdenciários, 1,26 milhão recebe benefício de algum desses regimes, estando, portanto, socialmente desprotegidos 26,85 milhões de pessoas.

Desses, 11,3 milhões têm remuneração inferior a um salário mínimo e, portanto, não tem capacidade contributiva, enquanto os demais 15,2 milhões têm renda igual ou superior a um salário mínimo, cujo esforço para a filiação previdenciária deve fazer parte de programas de inclusão social do governo.

Esse mesmo estudo constatou que, em matéria de proteção social do idoso (60 anos ou mais de idade), no Brasil, cerca de 81,9 por cento estão protegidos por receberem benefícios de alguma instituição de seguridade social, seja do INSS, incluindo aí os assistenciais de prestação continuada, seja da Previdência dos servidores públicos, ou ainda por continuarem contribuindo para algum desses regimes, o que lhes assegurará que em algum momento passarão a receber o benefício. Nesse segmento, verifica-se que dentre os homens 87 por cento estão protegidos, enquanto esse percentual é de 77 por cento entre as mulheres.

Outro dado importante que o mencionado estudo revelou é que o impacto da renda distribuída pela Previdência Social aos idosos na redução da pobreza considerou como tal quem tem renda domiciliar *per capita* de até meio salário mínimo. Incluindo-se a renda previdenciária, 31,71 por cento da população são considerados pobres (53,97 milhões de pessoas) e, excluindo-a, o percentual de pobres subiria para 43,64 por cento da população (74,27 milhões de pessoas). Isto que dizer que a Previdência foi responsável por uma redução de 11,9 pontos percentuais no nível de pobreza, o que significa que 20,3 milhões de pessoas deixaram de ser pobres em razão do próprio indivíduo ou alguém de sua família receber benefício previdenciário.

Essas considerações, ainda que pontuais e apresentadas sem a profundidade necessária, pois não caberia em um artigo, são suficientes para mostrar que é grande o desafio do governo e da sociedade organizada para assegurar um regime de previdência social público, abrangente, de filiação obrigatória e atuarial e financeiramente equilibrado, capaz de assegurar proteção não só à população já beneficiada, mas também aos atuais e futuros contribuintes.

Além das medidas de ajustes paramétricos que devem ser uma constante por parte dos gestores dos regimes previdenciários públicos, para manter ou adequá-los aos novos cenários motivados pelas constantes modificações dos fatores que o influenciam, há outros desafios em estudo e que podem influenciar positivamente sua manutenção e estabilidade:

Gerenciais

- Incentivo à filiação previdenciária, em especial do trabalhador por conta própria e de baixa renda, visando a integrar os milhões de pessoas que têm condições de contribuir e que não estão contribuindo.
- Combate à sonegação e à fraude, que não obstante constituir um programa permanente, deve estar em contínuo aperfeiçoamento para incorporar novas técnicas e avanços tecnológicos para preveni-las e, caso ocorram, identificá-las com rapidez e eficiência.
- Melhoria do serviço de atendimento, para não só dar mais e melhor atenção ao beneficiário, mas também melhorar a imagem do sistema e da entidade gestora, fazendo com que as pessoas passem a acreditar na Previdência e busquem mais facilmente a respectiva filiação. Nessa linha, podemos lembrar a recente criação de uma diretoria de atendimento no INSS, visando a aproximar o órgão do beneficiário.
- Ampliação dos esforços para a recuperação de crédito, mediante a ampliação das formas de atuação e o leque de opções disponíveis, tais como o encontro de contas envolvendo outros órgãos da União; permissão para liquidação de débitos por meio de precatórios incluídos ou em condições de serem incluídos na Lei Orçamentária ou de títulos da dívida pública; dação em pagamento; cessão de créditos de pequeno valor e outros, além dos tradicionais parcelamentos normais ou especiais.

- Aumento da capacidade de fiscalização, melhorando a qualidade das informações recebidas e os bancos de dados, de forma a permitir a apuração, a constituição, a cobrança e a inscrição em dívida ativa previdenciária de forma automatizada dos débitos identificáveis eletronicamente, liberando o contingente fiscal para tarefas mais nobres de auditoria nos sistemas utilizados pelas empresas e no combate a sonegação e fraudes. Nesse item, também pode ser incluído o esforço que o governo está desenvolvendo para unificar os órgãos de fiscalização da Receita Federal e da Previdência.

Relacionados com a saúde e a segurança do trabalhador

- Implementar, de forma definitiva, universalizada e eletrônica, o PPP (Perfil Profissiográfico Previdenciário).
- Dispor em lei complementar, como previsto na Constituição Federal, novas regras para a concessão de aposentadorias especiais, de forma a transformá-la em instrumento eficaz de proteção ao segurado que trabalha sujeito a condições especiais que prejudiquem sua saúde e integridade física, mas também de estímulo aos investimentos em melhoria dos ambientes e das condições de trabalho, rompendo com a situação atual que nada mais é que uma aposentadoria por tempo de contribuição reduzido.
- Rever o enquadramento das empresas para fins de contribuição para o financiamento dos benefícios decorrentes de acidentes ou das condições dos ambientes de trabalho, mediante a utilização de um FAP (Fator Acidentário Previdenciário) que leve em conta o resultado da análise de todos os benefícios por incapacidade concedidos pelo INSS a partir de 2000, considerando-se a freqüência, gravidade e custos desses benefícios, segundo metodologia aprovada pelo Conselho Nacional de Previdência Social. A adoção do FAP permitirá rever o Anexo V do Regulamento da Previdência Social, que trata do enquadramento das atividades das empresas para fins da contribuição de 1, 2 ou 3 por cento, conforme o grau de risco seja leve, médio ou grave, como também implementar o *bônus* e *malos*, que consiste em reduzir em até 50 por cento a alíquota de contribuição ou aumentá-la em até 100 por cento, conforme a situação da empresa perante as demais da mesma atividade econômica, bem como aperfeiçoar o critério de reconhecimento de nexo entre o trabalho e o agravo à saúde do trabalhador, introduzindo a variável epidemiológica na análise pericial do segurado incapaz que busca a Previdência.
- Reavaliar a situação atual da reabilitação profissional e definir uma forma de atuação que beneficie um número maior de trabalhadores e possa ser adotado o mais rápido possível, para reintroduzir o segurado no mercado de trabalho, pois a experiência tem demonstrado que quanto mais o trabalhador afastado demora para retornar ao trabalho, mais difícil torna-se esse retorno. Pode-se pensar em reestruturar o programa para envolver outros atores importantes nesse processo, por exemplo, os ministérios da Saúde e do Trabalho e Emprego, as Confederações Empresariais, inclusive as entidades conhecidas como 'Terceiros' ou como 'sistema s' e dos trabalhadores, e desenvolvê-lo de maneira compartilhada.

- Avançar no sentido de concluir e adotar um plano nacional de saúde e segurança do trabalho, que vem sendo construído em parceria com os ministérios do Trabalho e Emprego e da Saúde, cujas diretrizes básicas já mereceram aprovação do CNPS (Conselho Nacional de Previdência Social).

Em relação aos regimes próprios, também há muitos desafios a enfrentar, por exemplo, implementar as reformas introduzidas pelas EC 41 e 47; inclusive a instituição de um regime de previdência complementar para os servidores públicos; criar sistema de informações e dados dos servidores públicos que permitam melhor controle e concessão eletrônica de benefícios pelos respectivos regimes; aperfeiçoar a regulamentação para melhorar o intercâmbio de informações, incluindo o estabelecimento de contraditório no processo de supervisão e acompanhamento e a possibilidade de extensão dos planos e programas relacionados com a saúde e segurança do trabalhador vinculado ao regime geral também para os servidores públicos.

Breve currículo

João Donadon Diretor do Departamento do Regime Geral de Previdência Social/SPS-MPS. Auditor fiscal da Previdência Social; bacharel em Direito e Matemática; pós-graduado em Gestão Previdenciária pela UFRJ; ex-coordenador geral de arrecadação do INSS e de legislação e normas da SPS; ex-professor assistente de Direito Tributário.

A adesão à previdência complementar

Marília Vieira Machado de Cunha Castro

O atuário é o profissional graduado em ciências atuariais, que trabalha em atividades relacionadas a planos de previdência, planos de capitalização ou seguradoras, normalmente, em serviços que têm como base o risco.

Nosso tema aborda as preocupações que devem estar presentes para aquele que deseja aderir à previdência complementar. Para entendermos a previdência complementar, precisamos, inicialmente, refletir sobre como funciona a Previdência Social.

O plano de benefícios da Previdência Social que ampara os celetistas adota diversos conceitos que resultam no distanciamento entre o valor da remuneração do segurado e do benefício que passa a perceber como assistido.

Alcançando quase todos os segurados, à exceção daqueles que recebem remuneração de valor igual ao do salário mínimo, temos a forma de definição do salário de benefício. Este valor é calculado considerando, entre os salários de contribuição compreendidos de julho de 1994 até o mês imediatamente anterior ao de início do benefício, os 80 por cento maiores valores depois de atualizados. Após a escolha desses salários de contribuição, é calculada a média aritmética simples.

Para aqueles que percebem remuneração superior ao teto de salário de contribuição da Previdência Social, o salário de benefício que serve de base para a determinação do valor do benefício é influenciado por este limite que deve ser observado mensalmente, bem como pelo teto de salário de benefício que é respeitado por ocasião da concessão do benefício.

Para a definição do valor dos benefícios de aposentadoria por tempo de contribuição, idade ou auxílio doença, sobre o salário de benefício é aplicado um percentual compreendido entre 70 por cento e 100 por cento, no caso das aposentadorias por tempo de contribuição ou idade, ou de 91 por cento, no caso de auxílio-doença.

Ainda para os benefícios de aposentadoria por tempo de contribuição ou por idade, temos a aplicação do fator previdenciário. Esse coeficiente é obtido por meio de expressão matemática que leva em consideração a idade do segurado, o tempo de contribuição para a Previdência Social e a expectativa de sobrevivência na data da aposentadoria.

Considerando que a expectativa de sobrevivência é definida a partir de estudos realizados anualmente pelo IBGE, e que tem sido observada sua elevação, registramos que, no primeiro exercício de aplicação desse fator, o indivíduo que contasse 55 anos de idade, 40 anos de contribuição à Previdência Social teria o fator previdenciário igual a 1. Agora, passados 5 anos, para que o fator previdenciário continue igual a 1, além dos 40 anos de contribuição, o segurado precisa contar 59 anos de idade.

Diante dessas diversas possibilidades de perda, percebemos, claramente, que todos precisamos planejar nosso futuro com o auxílio de uma previdência complementar.

A adesão à previdência complementar pode ocorrer como pessoa física, o participante escolhe o plano e adere, ou como pessoa jurídica, o empregador ou instituidor oferece um plano e o participante adere. Por esse motivo, procuramos distinguir o foco que deve ser dado à pessoa física daquele à pessoa jurídica. Caso a pessoa física pretenda participar de uma entidade aberta, aderir ao plano oferecido por uma seguradora ou a plano administrado por entidade fechada precisa, previamente, saber:

Qual é a situação financeira da entidade aberta ou seguradora em análise?

Ao recolher suas contribuições para uma empresa, caso a instituição não esteja bem financeiramente, esta poderá falir e o participante ficará sem suas economias.

A situação é idêntica à de adesão às instituições financeiras, com a diferença de que, no caso da previdência complementar, não há garantias mínimas.

Qual é a situação do plano administrado pela entidade fechada em análise?

A adesão a um plano deficitário, certamente, significa a compra de um problema para o futuro.

Naturalmente, as questões até então colocadas são complexas. A tarefa de fazer a escolha é difícil. Primeiro, porque não há muitas pessoas que conheçam a fundo a previdência complementar. Segundo, porque a própria pessoa que está escolhendo, depois de escolher as informações, tem dificuldade em decidir. Mesmo sendo difícil, é importante, pelo menos, tentar se informar para poder conseguir o melhor resultado.

Quais são os detalhes do plano?

Muitas pessoas aderem a planos de previdência e depois se surpreendem, porque, efetivamente, elas não tiveram a exata noção do que estavam comprando, e a que plano estavam aderindo.

Esse reconhecimento passa pela análise de itens como modelagem dos benefícios, elenco de benefícios, condições para habilitação ao benefício, forma de determinação do valor do benefício forma de manutenção do benefício, institutos, sobrecarga administrativa, simulação de valores e cláusula de rateio da rentabilidade real, apresentados em detalhes a seguir:

- Modelagem dos benefícios:

  É necessário reconhecer a forma de concepção do benefício: Benefício Definido ou Contribuição Definida.

  Esse reconhecimento é bastante importante porque, se for Benefício Definido, o segurado consegue, observando o disposto no Regulamento ou Contrato, estimar o valor do benefício; entretanto, se o benefício é oferecido por entidade fechada, tem de saber que a contribuição pode ser variável ao longo do tempo em função do custo do plano.

  Benefícios concebidos na modalidade de Benefício Definido são apoiados no mutualismo e na solidariedade. A contribuição dos participantes faz parte de recurso comum, e esse recurso pode ser percebido por participantes ou beneficiários, a partir do momento em que preencham as condições previstas no regulamento.

Quando o benefício é concebido na modalidade de Contribuição Definida, tem como base a regra de cálculo do valor da contribuição. O participante sabe com quanto vai contribuir e pode simular quanto vai receber de benefício, mas não há certeza quanto ao valor exato. Os planos de Contribuição Definida privilegiam a individualidade, a poupança pessoal, mesmo no caso de um plano patrocinado, com o auxílio da empresa no recolhimento de contribuições, ou instituído, em que a participação do empregador pode ocorrer ou não.

- Elenco de benefícios:

  O conhecimento do plano passa pela resposta às seguintes perguntas:
  - Quais são os benefícios oferecidos?
  - Como os benefícios de riscos estão cobertos?
  - Existe algum seguro vinculado ao plano?
  - Na inatividade, ocorrendo o falecimento do participante, existe alguma cobertura para a família?

- Condições para habilitação ao benefício:
  - Quando o participante tem direito ao benefício?
  - Para ter direito ao benefício pelo plano o participante precisa estar aposentado pela Previdência Social?
  - Quem pode ser considerado beneficiário?

- Forma de determinação do valor do benefício:
  - O valor do benefício a receber pelo plano é independente do benefício concedido pela Previdência Social?
  - Caso o valor do benefício dependa do valor devido pela Previdência Social, o valor é o efetivamente concedido ou é estimado?
  - Depende de alguma unidade? Qual é o valor da unidade?
  - O participante pode escolher receber, no momento em que solicita o benefício, algum valor de imediato, em pagamento único?
  - Se possível, quais são as hipóteses para esse percentual?
  - Quantos benefícios serão concedidos ao ano? 12, 13, 14?
  - A renda será vitalícia, por prazo determinado ou indeterminado?
  - Nos benefícios concebidos na modalidade de Contribuição Definida, qual é a tábua de mortalidade e a taxa de juros que serão adotadas para definir o valor do benefício?
  - Comparando exemplos extremos, podemos afirmar que um acumulado de R$ 500.000,00 pode resultar em um benefício de R$ 3.343,45, se calculado considerando a tábua de mortalidade AT 49 e a taxa de juros de 6 por cento a.a. ou R$ 1.381,59, se calculado considerando a tábua de mortalidade AT 2000 e taxa de juros de 0 por cento a.a.
  - Essas bases técnicas podem ser alteradas ao longo do tempo?
  - Há previsão de reversão em pensão?

Exemplos: fazer a contribuição durante 30 anos, ficar aposentado durante um mês e depois morrer sem deixar pensão podem ocorrer, se o plano tiver sido concebido sem reversão em pensão. Neste caso, mesmo com toda a contribuição feita para o plano, o participante só usufrui do benefício por um mês. Pode parecer que há algo de errado, mas, na realidade, está tudo certo, porque o plano foi concebido assim.

Se aquele que adere ao plano não percebe esse detalhe, pode gerar frustração em seus familiares.

- Forma de manutenção do benefício:

A renda vitalícia é aquela paga enquanto o participante está vivo e é atualizada periodicamente pela variação de um indexador. Neste caso, pergunta-se: qual será o indexador a ser adotado pelo plano?

Existe também a possibilidade de pagamento do benefício enquanto o participante está vivo, por um prazo indeterminado, só que não há promessa com relação a atualização deste valor. O valor é redimensionado periodicamente.

O benefício também pode ser pago por prazo determinado, definido pelo plano ou escolhido pelo participante, sendo este o período no qual o participante estará coberto. Terminado o prazo, não há mais pagamentos a serem feitos. O erro nessa escolha pode trazer sérias dificuldades financeiras.

- Institutos:

São os direitos que o participante tem quando se desliga do patrocinador ou instituidor, quando quer se desligar do plano ou perde remuneração. Foram introduzidos por meio da Lei Complementar nº 109/2001, que regula a previdência complementar.

- RESGATE: saque de recursos para desligamento do plano.
- PORTABILIDADE: transferência de recursos de um plano de benefícios para outro plano de benefícios.
- BENEFÍCIO PROPORCIONAL DIFERIDO: manutenção de recursos no plano para recebimento posterior de beneficio.
- AUTOPATROCÍNIO: desligamento do patrocinador ou instituidor e manutenção da inscrição no plano.

Quais são as condições para ter direito a optar por um dos institutos? Quais são os direitos decorrentes dessa opção?

Estas informações são importantes. A adesão a um plano de previdência complementar funciona como um casamento, com a possibilidade de divórcio, onde os institutos representam as regras pré-estabelecidas para o divórcio.

- Sobrecarga administrativa:

A manutenção de um plano de previdência requer que ele seja administrado, e, certamente, para existir essa administração, há necessidade de que parte dos recursos seja destinada ao custeio administrativo.

O reconhecimento do custo administrativo passa pelas seguintes informações:

Qual é o percentual relativo à administração? Qual é a base da incidência desse percentual?

A base de incidência pode ser sobre as contribuições vertidas ao plano e sobre o patrimônio acumulado. Considerando a existência de bases diferentes, a comparação entre o que é cobrado por diversos planos torna-se muito difícil.

Essa situação pode ser explicitada pelos exemplos a seguir apresentados:

Cenário: modalidade do benefício — Contribuição Definida

Período previsto para a acumulação de contribuições: durante 10, 20 ou 30 anos.

Exemplo 1:

A administradora cobra 0,13 por cento sobre o patrimônio que está sendo aplicado, em função das corretagens e outras despesas e, além disso, 5, 10 ou 15 por cento das contribuições recolhidas ao plano mensalmente.

Neste exemplo, a cada R$ 100,00 de contribuição temos:

1º caso — R$ 5,00 destinados à administração e R$ 95,00 ao plano.
2º caso — R$ 10,00 destinados à administração e R$ 90,00 ao plano.
3º caso — R$ 15,00 destinados à administração e R$ 85,00 ao plano.

Da comparação desses exemplos, constatamos que quanto maior o percentual incidente sobre a contribuição destinado à administração, menor é o acumulado obtido, considerando o mesmo tempo de acumulação.

Exemplo 2:

A administradora cobra 1 por cento sobre o patrimônio que está sendo aplicado, em função das corretagens e outras despesas e, além disso, os mesmos percentuais admitidos no Exemplo 1, incidentes sobre as contribuições recolhidas ao plano mensalmente.

Comparando os exemplos 1 e 2, constatamos que:

- Em 10 anos de capitalização, pagar 0,13 por cento sobre o patrimônio e 10 por cento sobre a contribuição resulta em acumulado idêntico àquele decorrente do pagamento de 1 por cento sobre o patrimônio e 5 por cento sobre a contribuição.
- Em 20 anos de capitalização, pagar 0,13 por cento sobre o patrimônio e 15 por cento sobre a contribuição resulta em acumulado levemente inferior àquele decorrente do pagamento de 1 por cento sobre o patrimônio e 5 por cento sobre a contribuição.
- Em 30 anos de capitalização, pagar 0,13 por cento sobre o patrimônio e 15 por cento sobre a contribuição resulta em 6 por cento acumulado superior àquele decorrente do pagamento de 16 por cento sobre o patrimônio e 56 por cento sobre a contribuição.

Concluímos que o ônus do custeio administrativo incidente sobre o patrimônio do plano é mais acentuado que o ônus do custeio administrativo sobre a contribuição.

Além disso, nos planos, às vezes existem outras sobrecargas, como a taxa de corretagem, publicidade etc.

O participante precisa ter noção exata de que parte do valor da contribuição está sendo alocada no plano, efetivamente, e qual está sendo destinada à cobertura dos benefícios.

- Simulação de valores:

  Na modelagem de contribuição definida, durante o período de acumulação de recursos, é importante o desenvolvimento de simulação da contribuição necessária para o alcance do benefício ideal.

  Essas simulações são desenvolvidas a partir de programas e, para que possamos confiar no resultado obtido, é preciso conhecer as bases técnicas utilizadas, isto é, taxa de juros, tábua de mortalidade etc.

  Simulações desenvolvidas a partir de bases técnicas são pouco prováveis de ocorrer. Normalmente, são ótimos argumentos de venda, mas podem frustrar o participante.

- Cláusula de rateio da rentabilidade real:

  Alguns planos, após o desconto do custeio administrativo, repassam toda a rentabilidade obtida para o plano.

  Outros repassam o percentual referente a um indexador e o excedente é rateado entre o plano e o administrador.

  Caso a contratação venha a ser feita por pessoa jurídica, além das preocupações pertinentes à pessoa física, temos a acrescentar:

  - avaliação da probabilidade de elevação do custo do plano;
  - os riscos que estão embutidos no regulamento;
  - a possibilidade de a patrocinadora interferir na administração do plano;
  - compatibilidade entre o plano e política de recursos humanos adotada pela empresa, para evitar conflitos em relação a permanência ou demissão do empregado.

Diante do exposto, abraçando com carinho as dificuldades, constatamos que conviver no ambiente de previdência complementar é extremamente gratificante para quem faz a previdência complementar acontecer, bem como para aqueles que usufruem os serviços oferecidos.

Breve currículo

Marília Vieira Machado de Cunha Castro Diretora do Instituto Brasileiro de Atuária para os assuntos relativos às Entidades Fechadas de Previdência Complementar; sócia da ATUAS – Atuários Associados S.C. Ltda. e da VMC Consultoria Atuarial, atua na assessoria para criação e manutenção de planos de benefícios.

A contribuição da Previi

Renato Sobral Pires Chaves

A Previ (Caixa de Previdência dos Funcionários do Banco do Brasil), maior fundo de pensão da América Latina, é uma entidade fechada de previdência complementar constituída por contribuições de seus associados e patrocinadores — o Banco do Brasil e a própria Previ, na qualidade de empregadora. Criada em 1904, inicialmente com o objetivo de oferecer um plano de montepio (para os casos de invalidez permanente e morte), a Previ pauta sua atuação na busca de excelência comprovada por indicadores em práticas de gestão de ativos e passivos, satisfação dos participantes, custo administrativo (relação custo *versus* benefício), responsabilidade socioambiental, produtos/serviços previdenciários e política de pessoal.

A atuação dos fundos de pensão em nosso país é regulada por legislação própria e normas do Conselho de Gestão de Previdência Complementar e do Conselho Monetário Nacional, e existe um modelo de fiscalização que, além da Secretaria de Previdência Complementar, tem a participação dos associados e de auditorias interna e externa independentes. No caso específico da Previ, ainda temos a auditoria regular do patrocinador Banco do Brasil. O modelo de gestão do sistema de previdência complementar fechada pode ser considerado um dos mais modernos, pois a participação dos associados não se limita à fiscalização. Na Previ a gestão é paritária; metade dos dirigentes é indicada pelos associados e a outra metade pelo patrocinador Banco do Brasil. Podemos afirmar que houve uma grande evolução do modelo de governança das entidades com a criação das leis complementares nº 108 e 109, ambas de 2001.

A capacidade de investimento dos fundos de pensão, com compromissos de médio/ longo prazos, sem perfil especulativo, faz com que esses agentes sejam vistos como parceiros ideais para investimentos em infra-estrutura, pois esses investimentos costumam oferecer uma rentabilidade pouco volátil, com prazo de maturação condizente com os compromissos previdenciários e baixo risco.

Previ: maior investidor nacional

A gestão do dia-a-dia da Previ é feita por uma diretoria composta por seis membros: a presidência atua como coordenadora de todo o trabalho da diretoria executiva, além de comandar as áreas de assessoria jurídica, controles internos, comunicação e planejamento estratégico; a diretoria de investimentos faz a compra e venda de ativos, além da gestão da carteira de renda fixa e precificação de ativos; a diretoria de participações faz a gestão das carteiras de renda variável (participações com controle acionário ou relevantes) e imóveis (shopping centers e edifícios comerciais); a diretoria de seguridade é responsável pelo passivo (elaboração de premissas e cálculos atuariais), além de gerir o relacionamento e as operações com participantes (empréstimos pessoais e imobiliários); a diretoria de planejamento atua na construção da política de investimentos, orçamento e gestão de risco; e a diretoria de administração coordena a infra-estrutura da entidade.

Abrangendo um universo de mais de 75 mil associados ativos e 55 mil aposentados, além de mais de 2 mil contribuintes ativos externos (sem vínculo empregatício com empregadores) e 18 mil pensionistas, chegamos a uma população de mais de 400 mil pessoas relacionadas direta ou indiretamente com a Previ. O volume de contribuições vertidas ao longo desses anos, devidamente rentabilizadas, faz com que o patrimônio atinja o incrível volume de R$ 70 bilhões. O volume de pagamentos efetuados em 2004 superou R$ 4 bilhões, o que certamente é uma das maiores folhas de pagamento do Brasil. Ao compararmos esses complementos de aposentadoria com os valores médios pagos pelo sistema de seguridade social oficial, verificamos que os complementos pagos pela Previ representam quase três vezes o valor do INSS (R$ 4,7 mil *versus* R$ 1,3 mil do INSS). No caso de complemento de pensão, a realidade é semelhante — R$ 2,9 mil da Previ *versus* R$ 1,1 mil do INSS.

Nossos investimentos: compromisso com o crescimento econômico

A distribuição desse enorme volume de recursos é feita com base em regra emanada pelo Conselho Monetário Nacional, que estabelece volumes máximos de alocação por segmentos — essa diversificação busca reduzir os riscos inerentes a qualquer investimento. Sob essa ótica, é permitido alocar até 15 por cento dos ativos em operações com participantes (empréstimos pessoais e financiamento imobiliário), até 50 por cento em renda variável, até 14 por cento na carteira de imóveis para renda e até 100 por cento em renda fixa.

A gestão dos ativos começa com uma fase de planejamento, com análises setoriais, de cenários, atratividade e dos fluxos de caixa; dessa forma são estabelecidas políticas e diretrizes de investimentos, limites para aplicações e classificações de bancos. Na fase seguinte, de execução, é feita uma análise pormenorizada dos ativos a serem comprados ou outras oportunidades, como o aumento de capital em empresas participadas e participação em movimentos de expansão construtiva de shoppings centers. O grande volume de recursos aplicados em ações, que gera atualmente um desenquadramento em relação aos limites legais estabelecidos, nos obrigou a apresentar um plano para permitir o enquadramento até o ano 2012.

Quando se tem um perfil de investidor de longo prazo, a fase de controle ganha um destaque todo especial, especialmente por vivermos uma situação diferenciada em relação aos demais fundos de pensão. Somos um fundo maduro, com volume de pessoas aposentadas superior ao número de contribuintes em atividade; deste modo, a entidade arrecada menos do que paga, o que faz do gerenciamento da alocação de ativos e passivos uma ferramenta permanente para apurar o risco das carteiras. Sob essa ótica, ganha importância o fluxo de dividendos e demais rendimentos (como aluguéis de imóveis e rendas de títulos de renda fixa) como forma de equilibrar nosso fluxo de caixa.

O modelo de prestação de contas, aplicado nas empresas participadas, também é praticado dentro de casa; além do encaminhamento obrigatório de nossas demonstrações contábeis para os associados, regularmente são realizadas reuniões nas principais capitais para apresentar os resultados para nossos participantes. De forma pioneira entre os fundos de pensão, passamos a apresentar nossos números para a sociedade por intermédio da imprensa e das associações de analistas de investimentos.

Fato é que a forte presença no mercado de ações faz com que a Previ esteja presente em quase todos os setores da economia; podemos destacar a área de agroindústria (com participações relevantes nas principais indústrias do ramo — Perdigão e Sadia), petroquímica e mineração/siderurgia, onde a Previ é a maior investidora individual do mundo, com mais de R$ 15 bilhões de reais alocados em empresas como Cia. Vale do Rio Doce, Usiminas e Belgo Mineira, e nossos investimentos em infraestrutura, principalmente nos setores de energia elétrica (com mais de R$ 5 bilhões), telecomunicações (mais de R$ 2 bilhões investidos), ferrovias, portos, rodovias e saneamento (a relação completa pode ser consultada no endereço eletrônico www.previ.com.br).

Toda essa gama de investimentos aumenta o compromisso da Previ com as boas práticas de governança corporativa; no mercado de capitais nacional, onde a Previ se destaca por ser o maior investidor institucional, o uso do ativismo como forma de influenciar os rumos das companhias é a nossa prática; além disso, buscamos consolidar os mecanismos de fiscalização por parte dos acionistas minoritários, com a instalação de conselhos fiscais de caráter permanente em todas as empresas listadas na Bovespa, e incentivamos a adesão aos níveis diferenciados de listagem da bolsa de valores (níveis 1 e 2 e o Novo Mercado). Esse movimento foi consolidado com o lançamento do Código Previ de Melhores Práticas de Governança Corporativa, em julho de 2004 (também disponível em nosso endereço eletrônico), fruto da experiência adquirida pelo corpo técnico da entidade ao longo de anos de acompanhamento de nossos ativos de renda variável.

Breve currículo

Renato Sobral Pires Chaves Bacharel e mestre em Ciências Contábeis, com especialização em Ciências Contábeis e Finanças/Mercado de Capitais. É titular da diretoria de participações da Previ desde fevereiro de 2003 e presidente dos conselhos de administração das empresas que compõem o grupo Neoenergia.

A contribuição da Petros

Wagner Pinheiro de Oliveira

A Petros (Fundação Petrobras de Seguridade Social) é uma entidade fechada de previdência complementar de direito privado, sem finalidade lucrativa e com autonomia administrativa e financeira. Essas regulamentações estão na legislação brasileira e, obviamente, no estatuto da Petros e de todas as entidades fechadas de previdência complementar do Brasil, sejam elas patrocinadas por empresas estatais, sejam patrocinadas por empresas privadas. Muitas vezes, e no momento atual em particular, com a contribuição de parcela da imprensa e de políticos da oposição, cria-se uma confusão na sociedade em relação à natureza jurídica das EFPCs (entidades fechadas de previdência complementar). Além disso, como temos visto nos últimos tempos, procura-se nivelar o sistema inteiro, que inclui mais de 300 entidades de previdência complementar, com dois ou três fundos de pensão nos quais foram encontrados problemas.

Tenta-se jogar todos dentro de um saco só e propagar que o sistema está cheio de falhas etc., o que é um equívoco muito grande. É importante frisar também que temos uma legislação bastante rígida hoje em dia. As EFPCs recebem contribuição de patrocinadores e trabalhadores e, com base nessas contribuições, fazem a gestão dos recursos, com regras e legislação próprias, para contratarem empresas, definirem as formas de investimentos e sua própria governança.

Feito o registro, destaco que a Petros tem como objetivo instituir, administrar, executar planos de previdência complementar e prestar serviço de administração na execução de benefícios de natureza previdenciária. Enfim, nosso objetivo é ser uma entidade multipatrocinada, e não vinculada somente ao Sistema Petrobras. Essa estratégia foi se desenhando a partir do processo de privatização, ocorrido nos anos 1990, em função da privatização de uma série de empresas associadas à Petrobras. Pelo fato de existirem planos de previdência na Fundação, a Petros foi transformada em uma entidade multipatrocinada para poder continuar gerindo o plano de previdência das novas empresas que surgiram.

Com isso, encontrou uma possibilidade de apostar no multipatrocínio, ao mesmo tempo em que a legislação brasileira evoluiu bastante no assunto. O atual governo, principalmente, vem incentivando sobremaneira o crescimento da previdência complementar, que encontrou um novo nicho de mercado junto às associações de classe e sindicatos de trabalhadores, segmentos nos quais a Petros tem procurado atuar e avançar.

Como missão e visão de futuro, a Fundação busca ser reconhecida por toda a sociedade como uma das líderes de mercado por sua competência e eficácia. No longo prazo, o objetivo da Petros é usar a experiência acumulada em seus 35 anos, principalmente na gestão dos planos de previdência do Sistema Petrobras, para poder oferecer esse diferencial ao mercado, às empresas patrocinadoras, aos trabalhadores e ao sistema financeiro brasileiro.

A Petros tem hoje 25 patrocinadoras, entre estatais e privadas, 11 instituidores (sindicatos, associações de classe e conselhos de classe), que patrocinam planos para 93.500 participantes. Somos um fundo de pensão maduro, pois temos 53 mil aposentados para 40 mil contribuintes ativos. A grande maioria é pertencente ao Sistema Petrobras, que representa mais de 92 por cento em todos os quesitos: recursos, número de participantes e em valores e quantidade de benefícios pagos. Hoje, e durante muito tempo, a Petrobras será a grande patrocinadora da Petros.

Para o total arrecadado de R$ 482 milhões até julho de 2006, pagamos benefícios de R$ 970 milhões, e estima-se que, ao final do ano, tenhamos gastado até R$ 1,7 bilhão para uma arrecadação de cerca de R$ 800 milhões de reais em contribuições de participantes e patrocinadoras. Nossas despesas administrativas, nesses sete meses, foram de R$ 43 milhões. O total de ativos investidos é de R$ 25,7 bilhões, e a carteira de investimentos — quando se exclui as reservas para gestão administrativa, as reservas de fundo previdencial (a parte do dinheiro que tem de ser, obviamente, a grande maioria dos recursos, que está alocado para garantir o benefício do participante) — é de R$ 24,998 bilhões.

Na área de seguridade, o planejamento estratégico para o período de 2004 a 2008 busca consolidar a Fundação como uma entidade multipatrocinada. Apontamos hoje em dia para novos planos, muito provavelmente a grande maioria para planos de contribuição definida, mas também para um bom potencial de planos mistos. Nessa modalidade, o participante recolhe uma contribuição definida e a patrocinadora paga também ao final, mas sobre o montante arrecadado do recurso monetário acumulado ao longo de sua vida de contribuição, e não de acordo com a perspectiva de salário passado. A partir daí, tem-se um benefício de renda vitalícia, e essa é uma alternativa que temos trabalhado bastante.

Como já dito anteriormente, também temos a figura da instituidora, composta por sindicatos e associações de classe, e que não tem a parcela do patrocinador. Um dos sindicatos que aderiram à Petros, o dos médicos de São Paulo, por exemplo, não faz contribuição para seus associados, somente a categoria (o trabalhador sindicalizado) contribui. Esse grupo tem a possibilidade de fazer a acumulação conjunta nesse plano administrado pela Petros, em que o custo é unicamente de 6 por cento na contribuição, a taxa de administração cobrada pela Petros. Afora isso, não há nenhuma cobrança por parte da Fundação, e toda a rentabilidade dos investimentos é revertida para a conta dos participantes na hora da concessão de seu benefício.

Em relação aos planos de previdência administrados pela Fundação, iniciamos falando do Plano Petros, um plano de benefício definido, criado em 1970, que está em fase de reestruturação. Tem sido uma dificuldade muito grande a modificação e reestruturação de um plano de benefício definido, pois existe um histórico de avaliações atuariais com premissas não-aderentes à realidade dos participantes. Temos os já citados planos das empresas que foram privatizadas e outras patrocinadoras que têm seus planos administrados pela Petros. Ressalto ainda a Sanasa, que é a companhia de Saneamento de Campinas, no Estado de São Paulo; também temos a Triunfo, enfim, várias patrocinadoras conquistadas depois de 2001.

Fazem parte de nosso portfólio, ainda, os instituidores, com um contingente muito grande de pessoas que podem se associar. Os sindicatos dos médicos de São Paulo e do Paraná, por exemplo, têm um plano conjunto com potencial de 21 mil médicos sindicalizados, assim como o Conselho Regional de Odontologia, hoje nosso maior plano de previdência na modalidade. Portanto, estamos diante de um filão considerável, com enormes possibilidades de expansão.

Mas tudo isso requer um trabalho de convencimento e conquista muito grande, que exige investimentos vultosos por parte da entidade, pois trata-se de um maneira diferenciada do plano patrocinado, que tem a contribuição do empregador. Essa contribuição, por sinal, representa um incentivo natural, uma vez que, para cada real colocado, normalmente o patrocinador coloca mais um real. No plano instituído, o indivíduo paga sozinho.

Além disso, os clientes estão espalhados pelo Brasil. No Conselho Regional de Odontologia do Rio de Janeiro, por exemplo, são 37 mil dentistas que nós temos de captar. Não se trata de uma tarefa fácil, é preciso adotar uma nova abordagem é há um custo de investimento para conquistar essas pessoas. Além disso, são cerca de 90 mil pessoas associadas aos sindicatos e associação de classe que possuem planos instituídos conosco. Portanto, apenas os instituidores para os quais já administramos planos possibilitariam à Petros, no médio prazo, dobrar o número de participantes. Um desafio bastante grande.

Todos esses planos instituídos nasceram com a Lei Complementar 109 que, com a Lei Complementar 108 (voltada para fundos de pensão de estatais), formam a atual legislação do sistema de previdência complementar. Uma legislação moderna, elaborada durante dois ou três anos antes de 2001, amplamente discutida no Congresso Nacional e na sociedade. Ela deu novo patamar de gestão para a previdência complementar, com uma exigência de fiscalização muito maior, uma governança muito mais clara, transparente e participativa. Essa legislação trouxe uma nova visão, uma nova linha de conduta para o sistema de previdência complementar no Brasil. A aprovação da legislação 2001, sem sombra de dúvida, foi um momento de inflexão na previdência complementar fechada no Brasil.

Internamente, na gestão da Petros, buscamos a segurança e a rentabilidade dos investimentos, austeridade administrativa e uma governança que busca transparência e participação. Temos hoje, como já foi afirmado anteriormente, R$ 25 bilhões aplicados, sendo 68 por cento em renda fixa e 23,5 por cento em renda variável. Em julho, especificamente, em virtude da recuperação dos investimentos em renda variável nos últimos meses, essa correlação já mudou, indicando que deveremos chegar ao fim do ano com 67 por cento em renda fixa e 25 por cento em renda variável, com as operações de participantes e a participação de imobiliárias correspondendo a 4 por cento.

Durante os últimos dez anos em relação a investimentos, rentabilidade e meta atuarial, é importante frisar que em 2000 houve um aporte grande de uma dívida que a Petrobras resolveu saldar e colocar em títulos públicos federais naquele ano e ao final de 2001. Essa operação visou a custear o benefício de um grupo de pessoas que eram garantidas pelo estatuto da Petrobras, antes da criação da Petros, em 1970; são os clientes que convencionamos denominar os 'pré-70'. Em relação à meta atuarial e à rentabilidade, é digno de nota que a Petros não cumpriu a meta atuarial em 1995 e em 1998. Em todos os outros anos, a Fundação cumpriu a meta, cujo índice é igual à inflação mais seis por cento ao ano. Quanto à nossa gestão, especificamente, a despesa administrativa em relação à receita, a Petros cobra seis por cento de cada real contribuído por participante e patrocinador e, portanto, tem de buscar gastar um percentual equivalente. No entanto, devido ao valor aportado pela Petrobras em 2000 e 2001, formou-se um fundo administrativo, uma reserva destinada a ajudar a cumprir despesas administrativas.

Antes da posse da atual gestão, a Petros gastava 11,9 por cento de suas receitas previdenciais, contra 6 por cento de arrecadação. Mantida a correlação, esse fundo administrativo iria acabar em 2016 e chegaria em uma situação onde se teria de aumentar a taxa de administração. Então, o que temos feito ao longo desse período? Incentivando e buscando o aumento da receita previdencial com o aumento de participantes dos planos instituídos, principalmente, procurando outros patrocinadores e tentando diminuir os gastos na área administrativa. Com isso, já alcançamos um índice de 9,7 por cento no acumulado de 2003 e 2004 e, em 2005, a gente deve chegar a 9,1 por cento de despesas administrativas, sempre buscando o objetivo de, no médio prazo, alcançar a meta de 6 por cento. Mas mesmo com esse gasto, já vislumbramos que a estrutura administrativa da Petros está garantida até 2045.

Em relação à nossa governança corporativa, é importante destacar que temos um Conselho Deliberativo e um Conselho Fiscal formados paritariamente, metade eleita pelos participantes e metade indicada pelas principais patrocinadoras. A Petrobras, como detém o maior número de participantes e o maior montante aplicado, indica a Diretoria Executiva, integrada pelo presidente e diretores financeiro e de investimentos, administrativo e de seguridade, que executam as normas estabelecidas pelo Conselho Deliberativo. Temos também um Comitê de Investimentos — que avalia todos os investimentos —, comitês gestores específicos para cada plano de benefício (hoje, um total de 26), auditoria externa contábil e atuarial, planejamento estratégico e a política de investimentos, aprovada para cinco anos e revista anualmente. Conduzida pela Diretoria Executiva, essa política deve também ser aprovada no Conselho Deliberativo e avaliada pelo Conselho Fiscal semestralmente e depois disponibilizada aos participantes.

O resultado é publicado no balanço anual e também nos demonstrativos analíticos de investimentos trimestrais. Podemos dizer, então, que temos uma governança bastante transparente, com relatórios anuais, mensais, trimestrais, além de editar uma revista mensal e um portal nos quais os investimentos são demonstrados aos participantes. Também temos diretrizes e políticas de responsabilidade social, um balanço social publicado anualmente, uma política de contratação interna aprovada no Conselho Deliberativo e fiscalizada pelo Conselho Fiscal. Há ainda uma série de controles internos e uma política de valorização e promoção de recursos humanos estabelecida e também aprovada no Conselho Deliberativo.

Para concluir, posso dizer que, em 2005, vivemos no sistema de previdência complementar uma realidade completamente diferente do que se viveu nos anos 1980 e 1990, com uma legislação muito mais rígida, com controle e fiscalização também bastante rígidos. Tenho usado, inclusive, o exemplo do Banco Santos, que sofreu intervenção do Banco Central no final do ano passado. Foram constatadas algumas irregularidades pelo órgão fiscalizador dos fundos de pensão, a SPC (Secretaria de Previdência Complementar) em investimentos naquele banco por fundos de pensão. Alguns deles, que aplicaram mais dinheiro do que era permitido pela legislação, já foram punidos e autuados pela SPC. Esse é um exemplo real e recente para mostrar dois sistemas que lidam com a economia popular e com recursos de milhões e milhões de brasileiros. Serve para mostrar como a legislação trata hoje os erros administrativos, financeiros e erros de avaliação na previdência complementar e no sistema financeiro.

É uma legislação muito mais ágil e rígida e que autua e define punições muito mais rapidamente do que o próprio sistema financeiro brasileiro. É um caminho longo que nós estamos percorrendo, e o ponto de inflexão é a legislação de 2001. E eu tenho certeza de que a previdência complementar no Brasil está junto com as outras instituições brasileiras. Avançando bastante rumo a um sistema consolidado, transparente, com participação na gestão não só dos patrocinadores, mas também dos participantes e contribuindo com a consolidação de nossa sociedade e com a melhoria da qualidade de vida de toda a população brasileira.

Breve currículo

Wagner Pinheiro de Oliveira Presidente da Petros, Fundação Petrobras de Seguridade Social, e presidente do ICSS (Instituto Cultural de Seguridade Social).

A contribuição da Abrapp

Fernando Antonio Pimentel de Melo

O sistema brasileiro de previdência complementar, nos moldes atuais, nasceu nos anos 1970, por meio da Lei 6.435, que vigorou até 2001, quando foi substituída pela Lei Complementar 109, um marco regulatório forte que nos equipara aos países mais avançados do mundo, como Estados Unidos, Inglaterra e França. Em 2004, em um seminário para dirigentes de fundos de pensão, apresentamos uma agenda de 17 itens para discussão em 2005. Perguntei se estavam todos satisfeitos com aquela agenda, se ela correspondia, de fato, às preocupações e demandas de nosso sistema, atualmente, no Brasil, e a resposta foi positiva. A agenda, então, foi aprovada. Mas aquele documento, expliquei em seguida, não era um programa de trabalho nosso, era uma relação de temas presentes em discussão nos países da OCDE (Organização de Cooperação e de Desenvolvimento Econômicos), que coincidem, ponto por ponto, com o estágio em que nos encontramos no Brasil. Este fato mostra a grande evolução experimentada pelo nosso sistema de fundos de pensão nos últimos anos.

Por ocasião das eleições presidenciais de 2002, apresentamos ao candidato Luiz Inácio Lula da Silva uma pauta de reivindicações de nosso sistema, de requisitos que considerávamos essenciais para que ele retomasse o ciclo de crescimento que havia sido interrompido. O candidato comprometeu-se publicamente com ela e, depois de eleito, dedicou-se a cumpri-la. Pela primeira vez, a previdência complementar brasileira figurou no topo das prioridades do governo, ensejando a oportunidade de fazê-la avançar. Foi a partir daí que surgiu um conjunto de medidas modernizadoras, que levaram seu marco regulatório ao patamar dos países desenvolvidos. A instituição da previdência associativa, uma nova e larga porta de acesso ao sistema complementar, foi uma das conquistas mais importantes.

Hoje há 2,3 milhões de brasileiros associados à previdência complementar fechada, 1,7 milhão ativos e 600 mil aposentados e pensionistas, abrangendo algo em torno de cinco milhões de pessoas, incluídos os dependentes. É muito pouco como percentual de uma população de 170 milhões de pessoas, mas o arcabouço regulatório está pronto para ensejar um grande crescimento, seja por meio da previdência associativa, seja por meio dos fundos multipatrocinados, que possibilitarão o ingresso dos trabalhadores das pequenas e médias empresas cujo porte não permita a constituição de entidades próprias. A previdência complementar do servidor público, atualmente em fase de deliberação no Congresso Nacional, será outra grande porta de entrada e outro poderoso fator de crescimento do sistema.

Há consistente expectativa de que o sistema entrará em um novo ciclo de mais rápido desenvolvimento, na quantidade de planos, de empresas patrocinadoras, de sindicatos e associações instituidoras e do contingente de trabalhadores com futuro protegido. Vivemos em um novo cenário, fortemente apoiado em políticas públicas favoráveis, e um novo pano de fundo constitucional, legal e normativo, além de um modelo tributário à altura dos melhores exemplos conhecidos no mundo. São esses fatores que sustentam nosso otimismo. Práticas envolvendo o melhor da governança corporativa, ao lado de controles internos muito mais apurados, estão presentes hoje em todas as atividades desenvolvidas nos fundos e, particularmente, entre as equipes que cuidam dos ativos garantidores dos benefícios futuros. Na grande maioria dos fundos funcionam comitês de investimentos, de modo que uma pessoa não está autorizada a decidir sozinha. As deliberações e responsabilidades são compartilhadas. E os conselhos fiscais agora são responsáveis também pelos controles internos.

Os trabalhadores seguem cada vez mais de perto a gestão de suas entidades e, simultaneamente, ganham melhores meios para fazer esse acompanhamento, elegendo representantes para os vários órgãos colegiados de suas entidades. Gestores que, porventura, tenham conduta inadequada serão punidos individualmente, uma vez que o Brasil já dispõe de legislação disciplinar rigorosa focada no administrador, e não na fundação. Ou seja, se uma irregularidade é cometida, a penalidade será aplicada ao dirigente faltoso, e não a sua entidade.

Outro ingrediente dessa nova governança vem sendo a crescente profissionalização dos dirigentes e de suas equipes. Contribui para isso um intenso 'programa de treinamento'. Todos os anos, mais de 3 mil profissionais, vindos, indistintamente, de fundos de pensão ligados aos setores público e privado, passam por quase quatro dezenas de cursos e seminários.

No mundo todo, fundos de pensão são tratados com grande seriedade, porque em todos os lugares se reconhece o papel insubstituível da poupança previdenciária não só como garantidora da aposentadoria dos trabalhadores, mas, também, como fonte de financiamento estável e de longo prazo das atividades produtivas do país. Esse papel transcendental impõe a todos os que nos relacionamos, direta ou indiretamente, com essas instituições o dever de agir de maneira conseqüente e responsável.

Temos confiança na nossa possibilidade de repetir no Brasil a história de sucesso que os *pension funds* escreveram nos Estados Unidos e em muitas nações da Europa. Basta voltar os olhos para o quadro internacional para percebermos que a previdência complementar encontra-se fortemente consolidada em todo o mundo desenvolvido. Nos Estados Unidos, seu patrimônio alcança US$ 6,4 trilhões e, no Canadá, US$ 440 bilhões.

Na Europa, a previdência complementar nasceu de uma costela da Previdência Social e, com exceção de Itália e França, que têm sistemas razoavelmente recentes e, por isso, ainda apresentam espaço para expansão, a expectativa é de um crescimento mais lento daqui para a frente. Na França a previdência estatal ainda é fortemente hegemônica, e a complementar até agora não definiu mais claramente a tendência que vai seguir.

Como nos países da Ásia e da Oceania não se espera uma presença muito mais marcante do que a conseguida até agora, o grande salto no mundo em matéria de previdência complementar deverá acontecer na América Latina. Em nosso continente, muitos países, como Argentina, Uruguai e Colômbia, saíram recentemente de amplas reformas que modernizaram suas estruturas previdenciárias, tornando mais real a expectativa de um acentuado crescimento no contingente de trabalhadores beneficiados, no volume dos patrimônios acumulados e, conseqüentemente, no montante da poupança interna que vai ajudar a alavancar a economia e, com isso, criar empregos e prosperidade.

A Previdência Social

A previdência social brasileira está no cerne de nossas preocupações porque se acha acometida de enfermidades fatais, cujo tratamento não pode mais esperar. A sociedade ainda não está conscientizada da dimensão real dos problemas da previdência, o que retarda sua abordagem e aprisiona a solução de outros problemas do país cujas energias estão atrofiadas pelo vultoso déficit desse sistema.

A questão da aposentadoria por idade é um dos mais sérios desafios a ser enfrentado. A Alemanha e outros países estão se encaminhando para soluções desse tipo, que têm como base a nova realidade demográfica do mundo que se caracteriza pelo fenômeno da longevidade. A cada geração a longevidade aumenta três anos, mas estamos ainda presos a uma legislação antiga, superada, que possibilita às pessoas terem, com freqüência, tempo de aposentadoria superior ao tempo de contribuição.

Outro problema é a idade de elegibilidade menor para a mulher, pois sabemos, sem sombra de dúvida, que ela é mais longeva do que o homem. A equiparação impõe-se não só por justiça social, mas por imperativo econômico. Não há como sustentar esse favorecimento que não se explica mais à luz de qualquer fenômeno socioeconômico.

Um terceiro item da agenda de reformas, para ficarmos apenas nas três grandes linhas mestras desse processo, é a desvinculação do benefício previdenciário do salário mínimo. O provento de aposentadoria destina-se a 'repor' renda, não a 'incrementar' renda. O salário mínimo, entretanto, tem sido utilizado como mecanismo de transferência de renda, o que impacta a previdência de modo perverso.

Permeando todas essas questões, figura uma questão central, a comunicação com a sociedade, missão que os meios de comunicação não têm cumprido. A sociedade ignora a previdência complementar, seus fundamentos, sua realidade, seu papel, e ignora também a previdência social, alvo permanente de criticas, mas sem a abordagem adequada das distorções que precisam ser corrigidas para que ela cumpra sua missão. Enquanto a sociedade brasileira não alcançar um nível de informação razoável a respeito de seu sistema previdenciário, a classe política também irá ignorá-lo e nós marcharemos para o imprevisível. É necessário elevado grau de profissionalismo, ao lado de uma aguda compreensão das responsabilidades por parte das autoridades, porque as novas condições que estão surgindo abrem tanto oportunidades como riscos.

Breve currículo

Fernando Antonio Pimentel de Melo Advogado formado pela Universidade Federal de Pernambuco. Presidente da Abrapp (Associação Brasileira das Entidades Fechadas de Previdência Complementar), nas gestões 2002/2004 e 2004/2006. Presidente da Fass (Fundação Atlântico de Seguridade Social).

CAPÍTULO 9
Programas sociais

- O exemplo da prefeitura de São Paulo
  Marta Suplicy
- A responsabilidade social de Furnas Centrais Elétricas — princípios e estratégias
  Gleise Maria Couto Peiter
- Responsabilidade social empresarial e políticas públicas
  Caio Maio Magri
- A experiência da Petrobras
  José Carlos Vidal
- A experiência da Eletrobrás
  Sérgio Barbosa de Almeida
- O Senac e as políticas públicas de formação de recursos humanos para a saúde
  Mercilda Bartmann

O exemplo da prefeitura de São Paulo

Marta Suplicy

Na prefeitura de São Paulo, tivemos uma experiência inovadora e muito bem-sucedida entre os anos de 2001 e 2004. Tratou-se da criação dos 21 Centros Educacionais Unificados, os CEUs, um programa tão ambicioso quanto abrangente, que atendeu os bairros mais pobres da cidade. A capital paulista é a metrópole mais rica do Brasil, onde estão as maiores fortunas, as matrizes de todos os bancos, os principais veículos de comunicação e, também, uma imensa pobreza. Tanto é assim que mais de 2,5 milhões de pessoas moram em favelas ou cortiços. A desigualdade é evidente. É possível andar quilômetros por lugares onde não existe interferência do poder público, onde não há, sequer, um parque ou uma praça. As distâncias são enormes e os moradores da periferia chegam a gastar duas horas e meia para ir de casa ao trabalho.

Um dos grandes desafios que tive como prefeita foi buscar alternativas para enfrentar essa situação de exclusão, em todos os sentidos. Fizemos uma programação com várias ações sociais, entre elas o Renda Mínima e o Bolsa Família, que beneficiaram quase 400 mil famílias. Implementamos o Bilhete Único, que permite ao passageiro usufruir uma, duas, três conduções ou mais, no período de duas horas, pagando somente o preço de uma passagem. Isso representou uma economia de R$ 60,00 a R$ 100,00 por mês para o usuário.

Mas o resultado não foi somente na economia financeira. Uma vez, ouvi a seguinte história de um passageiro: "Eu tomava uma condução todo dia para entregar mercadoria e passava na frente da casa da minha mãe, que estava doente. Mas eu não podia entrar porque, se eu descesse e tomasse outro ônibus, era outra condução, e esse dinheiro eu não tinha no bolso. Agora, eu vou, entrego a mercadoria, volto, visito a minha mãe e pago uma vez só". Outra conquista foi a rapidez no transporte público possibilitado pelos corredores de ônibus. O passageiro passou a economizar de 30 a 40 minutos e ter mais tempo para o lazer, descanso ou convívio familiar.

Nossas iniciativas em outras áreas administrativas foram intensas. Por exemplo, na saúde, formamos 700 equipes do Programa de Saúde da Família, voltado à periferia. Na educação, aplicamos 33 por cento de nosso orçamento. Além disso, realizamos uma transformação gigantesca com a ampliação do número de vagas escolares. E não estou falando dos CEUs e suas 50 mil novas vagas. Construímos 189 novas escolas.

Tivemos o cuidado de trabalhar para o aprimoramento dos professores da rede pública. Três mil e quinhentas pessoas freqüentaram o curso universitário, pago pela prefeitura. Três mil e novecentos funcionários de creches — muitos dos quais não possuíam nem o ensino fundamental — passaram a cursar e ter diploma de magistério. Uma das ações inclusivas que fizeram enorme diferença para as crianças mais pobres foi a oferta do uniforme escolar. Quando se trata de São Paulo os números são multiplicados. Um milhão e cem mil crianças da rede pública municipal ganharam uniforme para ir à escola. Por que fazer isso? Quando assumimos o governo não haviam saído os últimos dados do IBGE, mas o empobrecimento era muito visível. Nas áreas mais carentes da cidade, os professores diziam: "olha, as crianças faltam porque só têm uma roupa, se chove muito, a roupa não seca e elas não vêm para a escola".

Outra questão que cuidamos com o maior carinho foi o material escolar. Os professores davam aula, mas muitas crianças não tinham lápis nem papel. "Como dar aula?" Esta era a pergunta dos professores que nos chamou a atenção. Quem é o sujeito da educação? A criança. Se essa criança não consegue chegar à escola ou se não tem condições de assistir à aula, é fundamental que o governo tome alguma providência. Tínhamos o problema da merenda, que era muito ruim. Em nossa gestão passou a ter carne, ovo, frango, enfim, o necessário para garantir uma alimentação adequada.

Havia famílias na periferia que pagavam de R$ 60,00 a R$ 80,00, por mês, para o transporte escolar de seus filhos. Qual família pobre tem recursos para isso? Fizemos um levantamento e a prefeitura pôde arcar com esse custo por meio do programa Vai e Volta, que atendeu a 105 mil crianças. Quando assumimos o governo, em 2001, a evasão escolar era de 2,3 por cento. Quando saímos, em dezembro de 2004, já estava em 1,3 por cento, e a principal redução ocorreu nos bairros mais pobres.

Em relação aos CEUs, é preciso lembrar, antes de tudo, do grande educador Anísio Teixeira, que escreveu muito sobre essa proposta para jovens de 0 a 18 anos inseridos em uma educação global que se concretizasse por um parque que tivesse música, teatro e outras atividades, além das aulas normais. Esta idéia foi posta em prática, no Rio de Janeiro, pelos CIEPs. Foi o princípio que, provavelmente, estimulou a adoção do mesmo tipo em São Paulo, na gestão de Luiza Erundina, em 1992. Mas, naquela época, os arquitetos da prefeitura pensaram em um projeto arquitetônico, muito mais do que pedagógico, que, entretanto, não se efetivou.

Na prefeitura, eu tinha a percepção de que não se tem muito a fazer para enfrentar essa situação das crianças e suas famílias se não se quebrar o ciclo de pobreza. Este é o problema. Muitas das crianças que estudam na periferia têm o pai e a mãe semi-analfabetos. A informação é precaríssima, a escola é razoável, e o professor vem da mesma região, enfrentando as mesmas deficiências. Essa criança não tem um livro em casa, não tem acesso a um jornal, não tem nada que a auxilie a romper aquilo que o pai e a mãe já carregam por gerações. Portanto, não há possibilidade de esse futuro adulto entrar no mercado competitivo cursando a escola nos moldes de sempre e sem nenhuma ação afirmativa por parte do governo.

Isso nos levou a pensar em algo que pudesse não só abrir uma janela para essa criança, mas que permitisse a ela saber que existe outra coisa no mundo além da profissão do pai e da precariedade em que ela vive. Direcionou-nos a proporcionar um ambiente no qual ela tivesse uma convivência com a qualidade, com algo estético de outro tipo e uma aprendizagem estimuladora para desenvolver seu potencial. Nossa motivação foi, especialmente, elevar sua auto-estima e a de sua família. Começamos a pensar como fazer isso. Com o mapa da exclusão social nas mãos, localizamos as áreas onde havia o maior índice de analfabetismo, violência, homicídio, gravidez na adolescência e pobreza. E nessas regiões construímos os 21 CEUs.

Quando começamos as obras, as pessoas chegavam e diziam: "o que vai ser aí?". Levávamos a maquete para mostrar o que seria feito. Quando as piscinas estavam sendo construídas, uma senhora me perguntou: "Mas o que vai ser mesmo aí, prefeita?". Falei: "Olha, vão ser as piscinas, o que você imaginou que fosse?"; "Ah, onde põe aquelas águas que intoxicam a gente". Esta era a visão das pessoas que moravam nas imediações dos futuros CEUs. Elas não acreditavam que pudesse ser verdade que aquilo tudo seria construído para elas.

Cada um dos CEUs custou R$ 13,5 milhões, além da aplicação de mais R$ 1,5 milhão, aproximadamente, para a pavimentação e melhoria do entorno. Eles foram erguidos todos em menos de um ano, alguns em seis, sete meses. Cada unidade, que atende a 2.400 crianças, custava R$ 700 mil por mês. Em nossa administração, os CEUs atendiam a crianças de 0 a 14 anos até o ensino fundamental. Havia crianças com fraldas, com até três anos, que entravam na creche às seis horas da manhã e saíam às seis da tarde. Havia crianças de quatro a seis anos na escola de educação infantil por um período diário de seis horas.

A experiência da implementação dos CEUs foi riquíssima, representou um aprendizado mútuo. Por exemplo, cada bloco cultural do CEU possui um teatro de 450 lugares com ar-condicionado. Essa estrutura foi oferecida após um retorno muito curioso. O projeto inicial era para termos teatros de arena, porque a obra era mais econômica e servia para multiuso. As pessoas da comunidade acompanhavam, fotografavam, reuniam-se e davam sugestões. Houve um momento em que uma diretora falou: "Existe um problema, quando chega na questão do teatro, os moradores do bairro ficam mudos e vimos que não estão gostando". Descobriu-se o que provocava a reação dos moradores: "Isso é teatro de pobre, a gente gostaria de um teatro igual à televisão, com poltrona e um palco". Ao ouvir isso, tínhamos de tomar uma nova decisão, apesar de tudo estar equacionado e essa nova demanda popular custar mais caro. Então pensei: "Nossa iniciativa precisa elevar a auto-estima das pessoas porque, senão, metade do que fizermos não adiantará". E decidimos: o teatro não recebeu somente poltrona estofada, mas, também, ar-condicionado.

Eu lembro que a Denise Stoklos fez o circuito dos CEUS, e foi surpreendente. Ela é uma atriz que trabalha com mímica, e nossos espectadores nunca tinham assistido a uma apresentação daquelas. Em um primeiro momento, ficaram quietos, olhando, acharam esquisito, como se não estivessem gostando muito. Em seguida, perceberam do que se tratava. Quando acabou a apresentação, não queriam ir embora, queriam aprender a fazer aquilo, foi uma troca muito interessante durante todo o tempo. A atriz Regina Duarte fez uma turnê pelo CEUs, depois da nossa gestão, e, surpresa, afirmou que nossos teatros eram iguais ou melhores do que os do centro da cidade.

Todos os CEUs têm biblioteca com 10 mil livros e telecentro — um local para aprendizagem e uso de computadores, aberto à população —, que provocaram um efeito positivo muito grande na periferia. Nessas unidades foram construídas, ainda, pista de skate, quadra esportiva coberta e descoberta, salas de dança e música.

Como a idéia era democratizar a utilização, levantamos o número de escolas que havia nas regiões, seja do município, Estado ou particular, e fizemos uma programação, durante a semana, com as municipais para que nossos alunos também pudessem usar a infra-estrutura de esportes e cultura dos CEUs. Nos finais de semana, abríamos os espaços para toda a comunidade. Foi um sucesso enorme. Tínhamos mais de 1,5 milhão de crianças das redondezas utilizando os CEUs. Eram mais 5 mil pessoas por fim de semana. Ouvi até mesmo o seguinte: "Foi a primeira vez que eu fui num teatro na vida". Uma pesquisa feita no CEU Jambeiro, em Guaianazes, zona leste da cidade, mostrou que 100 por cento dos freqüentadores — repito, 100 por cento — nunca havia entrado em um teatro, e 80 por cento nunca havia freqüentado cinema.

O interessante é que cada CEU se transformou em um pólo de cultura da respectiva região da cidade. Trabalhamos também na integração com a educação e o esporte. Uma parte da programação era realizada pela Secretaria da Cultura e outra pela própria comunidade. Em uma oportunidade, fui a um CEU e não acreditei: havia um espetáculo com 'paquitas' dançando. Perguntei o porquê daquela exibição. A gestora me explicou que havia 82 inscrições locais e não tinha condição de se assistir a todas as propostas para avaliá-las e escolher quais entrariam na programação. Então a escolha era feita por ordem de inscrição. A partir de então concluímos que deveria ser nomeada uma pessoa, um programador cultural, exclusivamente para o trabalho de seleção e organização das apresentações.

Nos CEUS, há um conselho gestor formado por pais de alunos, funcionários e pessoas da comunidade. Decididamente, a experiência dos CEUs foi fascinante e é positiva. Um dia, uma menininha falou: "Prefeita, eu moro ainda aqui na favela, mas, agora, quando perguntam onde eu moro, falo que é do lado do CEU Meninos" (uma das unidades educacionais localizada na zona sul da capital). Nossa iniciativa mexeu profundamente com as famílias e ofereceu uma possibilidade totalmente diferente. Quando você tem acesso às melhores coisas do mundo, seja na arte, seja na informação, enfim, em tudo, surgem novas oportunidades em sua vida.

Outro ponto, que é dos mais interessantes, são os corpos musicais dos CEUs. Possibilitamos a montagem da fanfarra, da *big band* e de uma orquestra de cordas. Lembro que não tínhamos recursos para comprar os instrumentos de cordas. Quando fomos comprar os violinos, por exemplo, descobrimos que não existia produção suficiente no Brasil e teríamos de importá-los, o que seria difícil e demorado para a prefeitura, em razão da necessidade de se abrir um processo de licitação. Por fim, o Banco Santander/Banespa nos presenteou com 21 mil instrumentos, e os professores de música foram contratados pelo Grupo Pão de Açúcar.

Em uma das apresentações da orquestra de cordas, um professor-maestro contou-me que tínhamos um aluno de violino, Wesley, de 11 anos de idade, bastante franzino, aparentando ter nove anos, que mostrava o desempenho de um gênio. Eu disse ao professor que providenciaríamos uma bolsa para que o estudante pudesse se desenvolver e ele me revelou: "O problema é que nosso aluno tem tido dificuldade para tocar porque chega nas aulas com as mãos inchadas. Perguntei ao garoto o que estava acontecendo e ele respondeu que ajudava o pai em uma obra na casa da família dele, aos sábados e domingos". Essas são as crianças que freqüentaram os CEUs e tiveram acesso às oportunidades que criamos.

Como governantes, muitas vezes não conseguimos tirar todas as crianças da favela, mas, em São Paulo, conseguimos tirar a favela de dentro das crianças!

Breve currículo

Marta Suplicy Presidente do Instituto São Paulo de Políticas Públicas; prefeita de São Paulo (2001-2004); presidente da United Cities and Local Governaments CGLU (2004-2005); deputada federal (1994-1998).

Em seus mandatos, presidiu o Grupo Parlamentar Interamericano sobre População e Desenvolvimento. Psicóloga formada pela PUC-SP com mestrado em Psicologia Clínica pela Michigan State University e pós-graduada na Stanford University; membro da Sociedade Brasileira de Psicanálise–SP.

A responsabilidade social de Furnas Centrais Elétricas – princípios e estratégias

Gleyse Maria Couto Peiter

Introdução

Furnas Centrais Elétricas S.A. é uma empresa de economia mista de capital fechado, controlada pelas Centrais Elétricas Brasileiras — Eletrobrás. Tem como atividade principal a geração, transmissão e comercialização de energia elétrica na região abrangida pelo Distrito Federal e pelos Estados de São Paulo, Minas Gerais, Rio de Janeiro, Paraná, Espírito Santo, Goiás, Mato Grosso e Tocantins.

Furnas é responsável por 12 por cento da geração total de energia do Brasil. Por seu sistema de transmissão passam 49 por cento da energia consumida no país.

Com o objetivo de consolidar seu compromisso no campo da cidadania empresarial, comprometida com o combate à pobreza e a promoção da cidadania, bem como incorporar a nova concepção de responsabilidade corporativa à cultura organizacional, a companhia implantou, em 2002, sua Política de Responsabilidade Social e Cidadania Empresarial, definindo diretrizes e conceitos.

Para atingir esse patamar, a empresa traçou sua trajetória social desde 1993, quando houve o movimento pela ética na política e a discussão da ação da cidadania. Nesse momento, houve um grande marco na empresa: a criação do COEP (Comitê de Entidades no Combate à Fome e pela Vida). Furnas, a partir daí, passou a ter uma nova postura em relação às ações sociais. Deixou de ter as ações compensatórias decorrentes da sua atuação nas comunidades que estavam próximas e passou a ter uma ação mais proativa. Em 1995, lançamos um programa de combate à fome e à miséria; em 1998, incorporamos a grande discussão no Brasil sobre responsabilidade social corporativa (RSC), trazendo essa discussão para dentro da gestão empresarial.

Em 2003, criou-se uma coordenação específica (Coordenação de Responsabilidade Social), ligada à presidência, para articular e coordenar essa ação na empresa.

A proposta deste texto é apresentar um panorama, não das ações em si ou dos resultados das ações, que são muitos, mas, de alguma maneira, mostrar um pouco da estratégia construída e utilizada por Furnas no sentido de ajudar a formatar a área de responsabilidade social, para obter resultados efetivos.

Esses resultados dizem respeito às contribuições que podemos dar para melhorar os índices sociais brasileiros.

A REALIDADE SOCIAL BRASILEIRA

Considerando como parâmetro os Oito Objetivos de Desenvolvimento do Milênio — assumido por 191 países, incluindo o Brasil, em 2000, na ONU —, podemos acompanhar a evolução dos índices socais brasileiros.

Recentemente, foi demonstrado e divulgado o último resultado do relatório do Ipea (Instituto de Pesquisa Econômica Aplicada), que é o acompanhamento das metas definidas para os Oito Objetivos do Milênio, cujos dados podem ser observados a seguir: existe uma trajetória de queda da extrema pobreza no Brasil. Os dados de 1990 demonstravam um índice de pobreza em torno de 9,9 por cento da população; em 2002, o índice atingiu a marca de 7,3 por cento; já em 2003, os índices demonstraram que havia 10 milhões de pessoas em estado de muita pobreza, o que representava 5,7 por cento da população. Evidenciamos, pois, que houve uma queda bastante significativa da proporção de pessoas muito pobres no Brasil.

Esses números dependem do método utilizado na pesquisa. Se considerarmos US$ 1,00 por dia, *per capita*, de renda, ou 1/4 de salário mínimo, esses números mudam. De qualquer maneira, se pensarmos em números absolutos, 10 milhões de pobres ainda é muita gente. Apesar de estarmos com a trajetória em queda, tal fato é muito importante; logo, devemos estar atentos à realidade brasileira.

Em 1992, 20 por cento dos mais pobres representavam 3 por cento do total de renda das famílias, o que equivale dizer que 20 por cento dos mais ricos atingiam a marca de 55,7 por cento do total da renda. Já em 2003, 20 por cento dos mais pobres apresentavam 4 por cento do total de renda e 20 por cento dos mais ricos, 55,9 por cento do total da renda. Além disso, observamos que 86 por cento dos mais favorecidos são brancos e 65 por cento dos mais pobres são negros ou pardos. Ou seja, a pobreza tem cor. E se considerarmos a questão de gênero, constatamos que, embora com mais anos de estudo que os homens, as mulheres têm remuneração menor. Portanto, observamos uma questão importante aqui: temos os índices relativos à extrema pobreza e à fome em queda, mas a distribuição de renda continua desigual e injusta, demonstrando que muito ainda há por fazer. A desnutrição infantil, dado importante para todos os países, apresentava o seguinte quadro: de 1990 a 1999, o índice percentual era de 19,8 por cento; já, em 2004, passou a ser de 7,7 por cento; portanto, existe um processo de queda de desnutrição infantil importante. As políticas públicas estão dando conta disso, mas existe uma outra questão da desnutrição crônica: a disponibilidade de alimentos no Brasil determinava 2.216 calorias por pessoa, em 1961. Em 2001, foi alterada para 3.002, e o mínimo recomendado pela FAO é de 1.900 calorias por pessoa, ou seja, há uma produção suficiente no Brasil para todos; entretanto, o que existe é uma dificuldade de acesso. Por isso, voltamos àquela questão da distribuição de renda. A partir dos dados da realidade apresentados, o que precisamos fazer? Quais são os projetos, quais são as ações que precisamos realizar juntos para podermos trabalhar e mudar essa situação? É necessário um compromisso de toda a sociedade brasileira — empresas, organizações, indivíduos — para mudar um quadro tão injusto. Portanto, falar em desenvolvimento econômico sem levar em consideração desenvolvimento social é impossível.

A RESPONSABILIDADE SOCIAL CORPORATIVA E O DESENVOLVIMENTO

Ao analisar o papel das empresas, sabemos que elas precisam gerar lucro, participar e melhorar a economia. Mas, ao mesmo tempo, precisamos saber qual é o papel delas no desenvolvimento social, qual é o compromisso que essas empresas têm com a sociedade, ou o nome de uma empresa não seria 'razão social'.

Neste momento, começamos a discutir a questão da responsabilidade social corporativa em relação à lógica econômica — a lógica deste ente tão poderoso, o 'mercado'. Existe um diferencial competitivo para a empresa que é socialmente responsável e é importante que ela se dê conta disso, mas é muito mais importante não trazer para a área social a estratégia do mercado, a da competição, de que é impossível se fazer uma parceria. As empresas que têm negócios parecidos entre elas não conversam, apenas disputam clientes. Penso que deve haver uma outra lógica! Os dados apresentados anteriormente tiveram como objetivo mostrar que, se nós temos uma situação dessas no Brasil, somos também responsáveis por estes dados, e precisamos começar a pensar diferente. A responsabilidade social corporativa nada mais é do que a compreensão de que cada empresa pode ter um outro olhar para o próprio negócio, um olhar social: em uma empresa de pesquisa de alta tecnologia, por exemplo, como mudar esse olhar? Talvez tornando disponível para aqueles que não têm acesso ao conhecimento os resultados de suas pesquisa, que podem ser aplicados em benefício de outros.

Os custos dos projetos de ações sociais estão na ordem do dia das empresas: "Estamos gastando muito, esse orçamento está muito elevado". Mas esse não é um custo, é um investimento para mudar efetivamente aqueles dados que mostramos anteriormente, mudar a realidade brasileira dos excluídos.

Uma empresa poderia ter uma gestão técnica, econômica, voltada apenas para os resultados econômicos, o lucro, e ignorar todas as pessoas que estão passando fome, assim como alguns ainda ignoram a situação em que se apresenta hoje o continente africano. Mas não estaríamos sendo éticos. Estaríamos ferindo o primeiro princípio dessa ação de responsabilidade social da qual estamos falando, a de estabelecer uma relação transparente e ética com o outro, um compromisso social transformador.

A ESTRATÉGIA DE FURNAS

Em Furnas, estamos tentando mudar esse quadro. Construímos usinas, subestações e linhas de transmissão para gerar energia. Hoje, acreditamos que estamos também iluminando vidas.

Baseados nos dados sociais da realidade brasileira e em nossa Política de Responsabilidade Social, bem como na parceria com o Coep, estruturamos essa ação em nível estratégico, institucional e comunitário. Os níveis estratégico e institucional trabalhando juntos para que possamos ter uma mudança efetiva na situação em nível comunitário.

O Coep é uma rede social, e achamos que seja importante valorizar a participação de uma empresa em uma rede social. Então, estamos fazendo parte de uma rede que nos traz ganhos importantes em termos de metodologia, de investimento, de retorno. É por causa dessa articulação que os ganhos são importantes em nível estratégico. Quanto ao nível estratégico, temos realizado uma grande articulação com os programas sociais governamentais, como o Fome Zero e tudo o que ele significa; alguns projetos com o Ministério da Educação (alfabetização, capacitação técnica em escolas), com a Secretaria Especial de Direitos Humanos (capacitação de conselhos tutelares), Secretaria Especial de Políticas para as Mulheres (enfatizando a discussão sobre gênero) e Secretaria de Promoção da Igualdade Racial (projetos com quilombolas). A participação em prêmios, seminários e eventos divulga esse trabalho por meio da troca de experiências e iniciativas e forma nossa ação estrategicamente.

Em nível institucional, temos como meta a incorporação do conceito de RSC em toda a empresa, em nossas 44 bases geográficas, nos Estados em que atuamos. Para compartilhar esse processo com todos os funcionários, criamos um comitê interdiretorias que discute quais são as melhores práticas de ação social e as de responsabilidade social que podem ser disseminadas na empresa como um todo. Temos 1.200 voluntários, o que representa 20 por cento da força de trabalho da empresa e um investimento cultural visando também à inclusão. Todos os investimentos e patrocínios que fazemos na área cultural são, de alguma maneira, uma tentativa de inclusão de quem não tem chance para se apresentar. Nesse caso, temos um espaço cultural que faz isso, assim como um patrocínio próprio. Toda ação é centrada em quatro eixos: 1) geração de trabalho e renda, 2) segurança alimentar e nutricional, 3) promoção da cidadania e dos direitos e 4) alfabetização e capacitação para o trabalho.

Em nível comunitário, atuamos desenvolvendo projetos de ações sociais próprios e criando pontes para implementar as políticas públicas hoje disponíveis. Essa atuação acontece por meio de um programa de desenvolvimento comunitário, com a metodologia criada pelo Coep: são identificadas as principais demandas e potencialidades das comunidades e construídos os mapas de atuação social da empresa. Fazemos um encontro, tentando articular projetos e ações que atendam a essas demandas.

Nosso principal objetivo, em nível comunitário, é mudar a relação com aquela comunidade que está do nosso lado. Gostaríamos de ser vistos como parceiros das comunidades, nossas vizinhas, e temos caminhado neste sentido, criando programas de desenvolvimento local e espaços de capacitação, ampliando a atuação voluntária dos funcionários e, principalmente, gerando energia com cidadania.

Como dizia Betinho:

> E todas as empresas públicas ou privadas, sejam grandes ou pequenas, nacionais ou multinacionais, só fazem sentido, só valem a pena, se elas contribuírem para construir um país onde todos possam ter o atendimento a suas necessidades fundamentais.

Ele disso isso em 1993, e acredito que ainda seja válido. Portanto, devemos continuar, e todos devem lutar para isso.

Breve currículo

Gleyse Maria Couto Peiter Engenheira, funcionária de Furnas Centrais Elétricas, atua como superintendente de responsabilidade social, coordenando a atuação social da empresa em todas as suas 44 bases geográficas, em várias regiões do país, em parceria com a rede do COEP, incorporando as funções exercidas até então.

De 1999 até 2002 foi responsável pela elaboração e implantação da Política de Cidadania Empresarial e Responsabilidade Social de Furnas, pela implantação do Programa de Apoio à Atuação Voluntária e pela coordenação da elaboração e publicação do balanço social da empresa desde 1997.

Desde 2000, é secretária executiva do COEP Nacional, atuando em todo o território nacional na mobilização de suas mais de 950 associadas — em 27 Estados e mais de 10 municípios — e na articulação de parcerias para o combate à pobreza. Desde a criação do COEP, em 1993, trabalha na articulação dos projetos e ações sociais desenvolvidas no âmbito do comitê.

Responsabilidade social empresarial e políticas públicas

Caio Maio Magri

Uma empresa pode contribuir para melhorar o nível de educação de nossas crianças? Se o fizer, não estará fazendo o papel do Estado? Em meu trabalho, como gerente de parcerias do Instituto Ethos, tenho respondido a estas e outras questões do gênero, feitas tanto por empresários quanto por estudantes, trabalhadores e cidadãos preocupados com os destinos do Brasil. De modo geral, esses temas têm a ver com a relação entre responsabilidade social empresarial e políticas públicas, não necessariamente de governos, mas aquelas voltadas para atender a demandas específicas da sociedade. Tentarei analisar esse assunto com um pouco mais de profundidade neste artigo.

Existem diferentes níveis de combinação entre ações empresariais e políticas públicas, com variados padrões de engajamento. No entanto, seja qual for a empresa ou a ação, há algo em comum em que todas se baseiam para definir o que fazer: os critérios de responsabilidade social empresarial. Adotar esses critérios e fazer parcerias com políticas ou programas sociais de governos é uma atitude voluntária, pois não existe uma lei que obrigue uma empresa a desenvolver esse tipo de ação. Há, sim, uma forte necessidade de a sociedade construir mecanismos indutores deste novo tipo de relação público-privada.

Nas empresas públicas, dirigidas por executivos afinados com determinado princípio e programa de governo, o desenvolvimento de parcerias voltadas para ações sociais faz parte das estratégias, aliás, da natureza dessas organizações. O dilema se impõe quando tratamos das empresas privadas. É preciso criar um espaço de atuação para elas, e não tem sido outro o trabalho do Instituto Ethos, desde sua criação, em 1998. Nosso objetivo é criar e/ou ampliar cada vez mais os espaços privilegiados para a promoção da relação responsabilidade social das empresas + programas sociais de governos. Em nível federal, essa relação materializou-se na constituição do Conselho de Desenvolvimento Econômico e Social, bem como no Conselho Nacional de Segurança Alimentar. Ambas vêm sendo instâncias fundamentais para o debate, a articulação e a mobilização da sociedade civil organizada para a promoção dos programas sociais de combate à pobreza e à desigualdade. No plano municipal, o Fórum Empresarial de Apoio ao Município ocorreu em 2000, na cidade de São Paulo, uma experiência bem-sucedida de diálogo transparente que permitiu a celebração de cerca de 500 parcerias para cumprir uma agenda de prioridades sociais definidas pelo governo municipal.

Outra experiência bem-sucedida com um fórum municipal teve lugar em Jaraguá do Sul, Santa Catarina. E outro exemplo inovador é a Agência de Desenvolvimento do Grande ABC, envolvendo empresas, organizações e governos municipais de todas as cidades do ABC paulista, em um constante diálogo e mobilização em prol das políticas sociais desses municípios.

RSE E METAS DO MILÊNIO

Essas experiências ocorreram na mesma época em que se começava a divulgar os Objetivos de Desenvolvimento do Milênio (ODMs) da ONU. Eles foram importantes porque serviram de indicadores para as ações sociais das empresas. Esses indicadores são, na verdade, ferramentas importantes para difundir valores e também para comprovar a efetividade da ação adotada. Neste aspecto, tornam-se importantes porque permitem 'medir' até onde chegamos com nossas atividades e o que falta fazer. O Instituto Ethos desenvolveu os Indicadores de Responsabilidade Social justamente para tirar o caráter de 'marketing' e mostrar que a responsabilidade social pode ser 'medida', auditada. Os sete temas desses indicadores (valores, transparência e governança; público interno; fornecedores; consumidores e clientes; comunidade; governo e sociedade; e meio ambiente) relacionam-se diretamente com os ODMs. Portanto, para nós do Instituto Ethos, ficou evidente que poderíamos e deveríamos realizar a conexão entre eles e os ODMs. Essa conexão significa ligar as políticas públicas, os programas governamentais, os Objetivos do Milênio e os indicadores de responsabilidade social.

No banco de práticas do site Web do Instituto Ethos — acessível a qualquer internauta — há uma série de iniciativas empresariais que mostram como apoio a projetos ou implementação de programas próprios podem impactar as metas do milênio. Vão desde ações para melhorar a merenda escolar das escolas públicas, medidas que contribuem para combater a fome em áreas rurais, para gerar renda e emprego, até programas de gestão interna, como a decisão de contratar aprendizes e deficientes. Essas práticas têm um impacto forte nos programas de qualquer instância governamental. Vale ressaltar que, se uma empresa decide levar esses indicadores para sua cadeia de valor, o impacto muitas vezes é potencializado. É possível estabelecer ações para coibir o trabalho infantil, para erradicar o analfabetismo, para ampliar a contribuição aos fundos municipais da criança e do adolescente, para adotar medidas de proteção e preservação ambiental.

O engajamento das empresas com questões sociais, em um país tão desigual quanto o Brasil, é fundamental para o próprio negócio. Não há como um país ser competitivo sem um IDH (índice de desenvolvimento humano da ONU) compatível. Não terá vida longa o negócio baseado na competitividade que cresce à custa da precarização das relações de trabalho, na exploração de recursos naturais, nas relações comerciais desiguais que não garantem sustentabilidade. Dos 20 países relacionados com maior índice de competitividade, 15 deles ocupam os primeiros lugares no índice de desenvolvimento humano, e isso não é mera coincidência.

Uma grande parceria entre empresas, governos e sociedade em torno das metas do milênio pode, de fato, trazer uma convergência de agendas que permita desenvolver a gestão socialmente responsável em conjunto com políticas públicas e programas de governo que de fato levem o Brasil a um outro patamar de desenvolvimento. Assim, teremos um país mais justo e um crescimento sustentável.

Breve currículo

Caio Maio Magri Sociólogo, gerente de parcerias do Instituto Ethos de Empresas e Responsabilidade Social.

A experiência da Petrobras

José Carlos Vidal

Temos três eixos no planejamento estratégico da Petrobras: rentabilidade, crescimento e responsabilidade social e ambiental. O último possui certa redundância, necessária, contudo, em virtude da importância do aspecto ambiental nas atividades de uma empresa energética como a Petrobras. Nosso foco aqui abstrai o aspecto ambiental. Vamos tratar do social *stricto sensu*.

A Petrobras apostou no mutirão nacional de combate à fome, e não fez por menos: colocou na designação de seu programa social a expressão Fome Zero. Esta bandeira conseguiu afirmar-se em meio a embates políticos e tentativas de desqualificação, felizmente frustradas. Hoje, o Fome Zero deixou de ser um mero programa para tornar-se uma política de governo, como deixou claro o secretário nacional de assistência social do Ministério do Desenvolvimento Social e Combate à Fome (MDS). Ela engloba muitas ações importantes em vigor, entre elas o Bolsa Família, vetor essencial do Fome Zero, que já alcança cerca de 8 milhões de famílias.

Em abril de 2003 foi constituído o Comitê de Gestão do Programa Petrobras Fome Zero. Em maio desse mesmo ano foi estruturado o programa e, em setembro, ele foi lançado no Palácio do Planalto, com a presença do presidente Lula.

Foi estruturado, em 2003, um pacote de ações no montante de R$ 303 milhões para o quadriênio 2003/2006. Ao projetar o que já foi realizado até o momento, podemos antever que, ao final de quatro anos, estaremos nos aproximando de R$ 400 milhões. No primeiro ano foram R$ 96 milhões, no segundo, R$ 94 milhões. Esses números já são suficientes para termos uma idéia do ritmo em que as coisas estão acontecendo.

Gostaria agora de assinalar o seguinte: temos a preocupação constante de não incidir em assistencialismo. Assistencialismo é uma distorção da assistência social legítima, necessária. Quando se faz assistência na tradição beneficente, e nada mais, sem criar oportunidades para que a massa reduzida à mendicância supere essa condição, pode-se estar incorrendo em mero assistencialismo, no pior sentido da palavra. A ação beneficente pode acabar contribuindo para reproduzir as condições que vão perenizar o problema. Talvez até consolide essa realidade deprimente, em vez de transformá-la.

Evitamos, portanto, o assistencialismo. É claro que estamos envolvidos em ações emergenciais formuladas no Fome Zero Federal. Recebemos uma proposta para uma parceria em restaurante popular em Coari, Estado do Amazonas, já no âmbito do trabalho que estamos preparando em relação ao gasoduto Coari/Manaus. Bem entendido: ações emergenciais não são certamente o forte de nossas intervenções. Nossa atenção está voltada especialmente para a geração de trabalho e renda e a educação.

Temos aqui alguns elementos sobre as diretrizes do Programa Petrobras Fome Zero. O primeiro destaque a ser feito diz respeito ao conceito de protagonismo social. Temos a participação da comunidade na gestão das atividades em curso como essencial para o êxito do trabalho. O protagonismo contribui para a organização das bases deserdadas, e sem ele nunca se resolverá a questão social neste país.

Não se pode negar que a Petrobras, em seus 52 anos de idade, tem se destacado também por ações de natureza social que empreendeu. Elas estavam, todavia, muito desarticuladas. Na atual administração, estamos imprimindo uma dinâmica diferente, integrando essas ações e multiplicando seu alcance material. Temos linhas de atuação que incluem geração de emprego, geração de trabalho e renda, educação, garantias do direito das crianças e adolescentes e empreendimentos sociais. A última delas (empreendimentos sociais), por sinal, demanda uma explicação. Trata-se do nosso jargão para as iniciativas tomadas fora da área corporativa, realizadas por unidades de negócios da Petrobras espalhadas pelo país — unidades de exploração e produção, refinarias, terminais etc. Elas têm autonomia suficiente para isso.

Temos um apanhado dos prêmios que nosso programa recebeu em 2004 e 2005, demonstrando que estamos conseguindo melhorar progressivamente a qualidade de nossas ações. Gostaria de destacar o último — uma premiação recente feita pela Financiadora de Estudos e Projetos (Finep). Trata-se do Projeto Carnaúba Viva, iniciativa de um trabalhador da Petrobras no Rio Grande do Norte. Ele trabalha com revestimentos de dutos que transportam vapor d'água muito quente, em campos de extração de petróleo em terra. Normalmente, um material industrializado reveste esses tubos. Ele teve a idéia de substituí-lo por esteiras de palha de carnaúba, revestidas de um produto de petróleo. Testaram a inovação e agora o uso das esteiras já é um procedimento corriqueiro nessa área. Muitos quilômetros de tubos estão assim revestidos no sertão do Rio Grande do Norte. Foi um verdadeiro achado, porque, além da economia realizada pela Petrobras, cria oportunidades de geração de renda para as comunidades desses municípios, onde a carnaúba está disponível em grande quantidade. Em Carnaubais, RN, por exemplo, há um verdadeiro mar de carnaúbas, a perder de vista.

Em relação aos projetos de alfabetização, uma política que tenho defendido é a de não admitirmos que haja analfabetos em comunidades beneficiadas por nossos projetos. Quando chegamos a uma comunidade, estamos imbuídos da idéia de desenvolvimento local. Não se pode admitir, portanto, que haja ali analfabetos sem perspectiva de superar essa condição ultrajante. Temos várias ações de combate ao analfabetismo, mas as principais são: o Projeto Mova Brasil, em parceria com o Instituto Paulo Freitas, e o Projeto Todas as Letras, um convênio mais recente e igualmente de alcance nacional, que também integra o Programa Brasil Alfabetizado do Ministério da Educação.

O Projeto Posto Escola já treinou mais de 2 mil alunos, em vários locais do país. A BR Distribuidora pilota esse projeto. Trata-se do treinamento de frentistas, lubrificadores etc., que, com esse aprimoramento profissional, ganham maior empregabilidade.

Este projeto — o dos Telecentros — foi inspirado diretamente na experiência da ex-prefeita Marta Suplicy, em São Paulo, contando com ajuda de pessoal que trabalhou na capital paulista e que nos ajudou a aproveitar ao máximo essa experiência. Estamos hoje com 50 unidades em vários Estados do Brasil. Não estamos oferecendo recursos digitais à classe média; nosso projeto é dirigido à população de baixa renda, exatamente como fez a prefeita em São Paulo.

A Lei 10.097/2000 exige que as empresas tenham uma cota de aprendizes, proporcional ao número de empregados. A Petrobras vem, desde 2003, elaborando esse projeto, em parceria com o Ministério do Trabalho. Foi difícil, mas conseguimos aparar as arestas e agora estamos quase prontos para implantar o Programa Jovem Aprendiz. É um trabalho arrojado e relevante, considerando que teremos quase 3 mil jovens na faixa etária de 15 a 18 anos obtendo a oportunidade do primeiro emprego.

Também temos o Projeto Molhar a Terra, que se estende a vários segmentos. O primeiro consiste na reativação de poços de água no semi-árido. O semi-árido brasileiro tem cerca de 100 mil poços, furados ao longo de campanhas ditas 'contra a seca' (hoje, felizmente, não se usa mais esta expressão, e sim 'convivência com a seca'). Desses 100 mil poços, mais da metade é de água de alta salinidade — salobra ou salgada, em diferentes graus. São poucas as áreas que têm água doce.

Realizamos um piloto para experimentar algo que tem potencial para tornar-se uma política pública: reativar o poço de água doce e, ao mesmo tempo, estimular a produção agro-pastoril, com ações educacionais nas comunidades adjacentes aos poços, começando pelo problema do analfabetismo.

Um outro segmento do Projeto Molhar a Terra começará agora: um projeto de cisternas de placas. Claro que não se compara, em termos de escala, com o que já está em curso — o Ministério do Desenvolvimento Social tem patrocinado cisternas às dezenas de milhares. A Petrobras está entrando agora, são apenas mil cisternas. Uma observação: queremos fazer também uma experiência de otimização da oferta hídrica em alguns desses locais. Existe o império do carro-pipa nessa região. O carro-pipa significa água poluída e cara, mesmo quando doada pelo prefeito. Estamos, então, combinando várias tecnologias hídricas com o objetivo de emancipar essas comunidades do carro-pipa.

A cisterna de placa garante água para beber e cozinhar. É uma grande conquista, mas, em geral, não é suficiente para enfrentar a estiagem, quando ela se prolonga. O poço reativado também não é garantia em todos os casos. São poços rasos, suscetíveis de secar em determinados momentos da estiagem. Começaremos este projeto piloto em regiões onde quase não há água doce, os Estados de Sergipe e Alagoas. Usaremos dessalinizadores, em parceria com o Ministério de Meio Ambiente, que promove o Projeto Água Doce, com a Universidade Federal de Campina Grande. Apenas metade da água que chega ao dessalinizador torna-se potável, e, aliás, de excelente qualidade.

O projeto Fomento ao Cooperativismo está presente nos Estados do Rio de Janeiro, Minas Gerais, São Paulo, Paraná, Rio Grande do Sul e outros. Somente as atividades de reciclagem envolvem cerca de 20 mil catadores nesses Estados.

O Fundo dos Direitos da Criança e do Adolescente recebeu mais de R$ 50 milhões em 2003 e 2004 do nosso Projeto FIA. A empresa pode direcionar para esse fundo 1 por cento do imposto de renda devido. É uma escolha: em vez de entregar ao Tesouro Nacional, coloca essa parte do imposto de renda no FIA. Antes da nossa administração, a Petrobras não adotava essa prática. No período 2003/2005 foi prevista a distribuição de quase R$ 100 milhões, entre dezenas de projetos dos Conselhos da Criança e do Adolescente nas áreas federal, estadual e municipal.

Ao ouvir a exposição do Secretário de Assistência Social do MDS, dei-me conta de mais uma área potencial de parceria entre aquele ministério e a Petrobras. Trata-se do combate à exploração infantil. O Projeto Siga Bem Criança tem foco neste problema. É, evidentemente, algo modesto em face da dimensão das ações que o MDS está realizando, mas ficou claro para mim que podemos capturar sinergias e potencializar nossas ações, à medida que avançarmos juntos nesse terreno.

Essas são as várias ações do Projeto Empreendimentos Sociais. São centenas de ações realizadas pelas diferentes áreas de negócios da Petrobras em todo o país — as unidades de exploração e produção, entre elas a Bacia de Campos, a Espírito Santo, a Bahia, a Sergipe/Alagoas, a Rio Grande do Norte/Ceará, as refinarias, a Engenharia, e assim por diante.

A Seleção Pública de Projetos Sociais é outra novidade na Petrobras. Trata-se de um concurso público de projetos lançado em 2005, que permite a pessoas de natureza jurídica sem fins lucrativos acessar parte dos recursos da Petrobras para a área social. A Petrobras tem também seleção pública de projetos ambientais e culturais. No ano passado foram R$ 15 milhões, mais de 5 mil projetos recebidos. Receberam apoio financeiro 73 projetos. A Seleção seguinte totalizou R$ 18 milhões, com mais de 3 mil projetos inscritos.

O projeto Voluntariado Corporativo está com mais de 30 iniciativas em andamento, em vários locais do país, beneficiando milhares de pessoas de baixa renda. Participam dessas atividades mais de mil integrantes da força de trabalho da Petrobras.

Por fim, eu gostaria de afirmar que nenhuma dessas ações tem sentido se não for colocada em prática tendo como principal preocupação a sustentabilidade. Sob a égide do Programa Aliança, realizam ações ambientais e sociais à medida que avançam no lançamento dos tubos. Este programa baseia-se em recursos de compensação, uma certa proporção dos investimentos realizados na implantação dos gasodutos, algo muito relevante. Um dos segmentos que examinamos há pouco chegava a algo em torno de 70 milhões. A semeadura das dezenas de ações importantes que estão previstas exige a seguinte pergunta: Quando a Petrobras afastar-se daquela localidade, o que acontecerá com a iniciativa promissora desencadeada lá atrás?

Essa preocupação está presente em todos os momentos de nossas atividades no Programa Petrobras Fome Zero. Procuramos, assim, criar condições para que as iniciativas não se percam futuramente, quando a Petrobras se afastar da região.

Uma certa solução de continuidade tem sido característica também da alternância das administrações da Petrobras. Daí a importância de convencer os participantes/beneficiários desses projetos da relevância do protagonismo e da rede local de sustentabilidade, da parceria, da importância de participar da gestão do projeto. A rede local de sustentabilidade tem, claro, de estar integrada por instâncias da prefeitura, do governo estadual e dos órgãos do governo federal presentes na área, das entidades do terceiro setor, das empresas, das associações religiosas etc. Essa rede é fundamental para que o trabalho realizado não se perca.

Breve currículo

José Carlos Vidal Ph.D. em Ciências Econômicas pela Universidade de Illinois (Urbana-Champaign). *Docteur* em Economia Política pela Universidade Paris I (Panthéon-Sorbonne). Consultor do presidente da Petrobras e coordenador do Programa Petrobras Fome Zero.

A experiência da Eletrobrás

Sérgio Barbosa de Almeida

A Eletrobrás foi criada em 1962 pelo governo brasileiro para atender à necessidade de ampliar o parque gerador de energia elétrica do país. A abundância de rios caudalosos em nosso país foi determinante para a constituição de um sistema de produção, transmissão e distribuição de energia elétrica baseado em fontes hidráulicas. Esta opção, por sua vez, torna economicamente imperioso que a operação e a expansão das instalações desse sistema, particularmente as de geração e transmissão, sejam realizadas de modo planejado e integrado nacionalmente. O ganho de energia resultante do planejamento da expansão, e da operação das usinas hidrelétricas e outros elementos do sistema, é da ordem de 40 por cento em relação à energia que poderia ser extraída das mesmas usinas, no caso hipotético de que seu funcionamento fosse pautado pela maximização dos ganhos de diferentes proprietários, isoladamente.

Na 'grande' década de 1990 a 2002, particularmente no governo do presidente Fernando Henrique Cardoso, foram retiradas atribuições de planejamento em âmbito nacional da Eletrobrás, além de ter sido realizado um grande movimento para privatização das grandes empresas geradoras e transmissoras de energia do país: Eletrosul, Furnas, Eletronorte e Chesf. Apenas a Eletrosul teve sua geração passada ao capital privado, enquanto as demais não sofreram modificação na condição de empresas de economia mista, tendo a Eletrobrás como sua principal acionista, representando a União. Além dessas, o Grupo Eletrobrás é integrado pela Eletronuclear, pelo Cepel (Centro de Pesquisas de Energia Elétrica), pela CGTEE (Companhia de Geração Térmica de Energia Elétrica) e por empresas remanescentes do processo de privatização das companhias de distribuição de energia. Como foi atribuído à Eletrobrás o papel de gestora da privatização das próprias companhias que integram o grupo, um dos desafios com que a empresa se defronta na conjuntura atual, em que a proposta de privatização das empresas do grupo foi descartada, é o de resgatar seu papel de liderança corporativa junto às suas já referidas controladas.

Evidentemente, as medidas anteriormente mencionadas repercutiram negativamente também na área de responsabilidade social. Neste caso, deve ser ainda levado em conta que a incorporação do conceito de responsabilidade social é relativamente recente nas empresas em geral e, no caso do Grupo Eletrobrás, merece ser destacada a atuação de Furnas, precursora dos trabalhos na área, por meio da participação no Comitê de Combate à Fome e à Miséria, criado pelo saudoso Betinho.

Algumas questões que têm ocupado os profissionais das áreas de responsabilidade social são: 'Com que finalidade as empresas — públicas ou privadas

— devem despender recursos em ações que não digam respeito às suas respectivas atividades fins?'. 'É correto que recursos que poderiam ser revertidos para os acionistas sejam alocados em atividades que não dão retorno a estes?'. Ou ainda, 'A alocação de recursos em atividades dessa natureza dá visibilidade à empresa e, em última instância, reverte em benefício dos seus acionistas?'. Evidentemente, as respostas para estas questões não são simples. Mas o fato notável é que o debate sobre a responsabilidade social está incluído na agenda de políticas empresariais, e dificilmente uma grande empresa pode progredir sem levar em consideração tais questões. De qualquer modo, julgamos importante assinalar que, na visão das empresas do Grupo Eletrobrás, a realização de ações de responsabilidade social contribui para estabelecer marcos de referência, e não pode, em nenhuma hipótese, ser tratada como alternativa às políticas públicas das diversas esferas de governo.

Desde 2003, a Eletrobrás tem realizado esforços para sistematizar as diversas ações de responsabilidade social que vinham sendo desenvolvidas pelas empresas do grupo, de modo a nivelar as informações no interior da corporação, com o objetivo de articular e potencializar as ações do grupo.

O que está bastante claro para nós, da Eletrobrás, é que a principal função da coordenadoria é fortalecer o exercício da responsabilidade social e a promoção da cidadania em todas as atividades do Grupo Eletrobrás, desenvolvidas pelas chamadas 'partes interessadas' — *stakeholders*, na denominação em inglês. Estas compreendem a força de trabalho das empresas (empregados contratados, terceirizados, estagiários, pró-menores etc.), fornecedores de bens e serviços, consumidores de energia elétrica, comunidades, acionistas e sociedade em geral. Em outras palavras, temos consciência de que a responsabilidade social de uma empresa não é uma atribuição específica de determinada área, devendo caber a esta, quando muito, a tarefa de 'incentivar' os demais setores e quadros a se integrarem ao exercício dessa atribuição.

Para efeito meramente pedagógico, estamos propondo a classificação da atuação das empresas na área de responsabilidade social em quatro grandes blocos: um interno e três externos. Esta não é uma proposta fechada de classificação, mas resultou de diversos debates dentro da Eletrobrás e em alguns encontros com representantes das empresas do grupo. Parece-nos que dá conta de forma satisfatória do universo de tarefas de responsabilidade social que temos desenvolvido.

No bloco 'interno', enquadramos as atividades que dizem respeito à responsabilidade social da empresa para com sua força de trabalho, conforme anteriormente definido. Neste ponto, faz-se necessário assinalar que a participação em programas de responsabilidade social no ambiente exterior ao da empresa deve guardar coerência com a prática interna. A título de exemplo desse comentário, podemos citar um caso que para nós foi emblemático. Atendendo ao chamado do MEC (Ministério da Educação), a Eletrobrás integrou-se ao Fórum das Estatais para a Educação, onde eram propostas várias possibilidades de participação às empresas estatais. Inicialmente, nos propusemos a realizar gestões junto ao MME (Ministério de Minas e Energia) para antecipar a oferta de energia elétrica, realizada no âmbito do Programa Luz para Todos, às comunidades rurais onde havia um elevado número de escolas públicas ainda não atendidas. Em determinado momento da discussão sobre alternativas de colaboração com o MEC, nos demos conta de que havia prestadores de serviço à Eletrobrás, do setor de limpeza — que, em última instância, realizam tarefas relacionadas com a salubridade do ambiente de trabalho do quadro permanente de empregados da empresa —, que se encontravam na condição de analfabetismo, formal ou funcional. Bem, não é razoável apoiar um programa de educação externo à empresa quando se convive com colaboradores que têm dificuldades para a leitura. Decidimos, então, organizar um programa de alfabetização de adultos para esse público, que o acolheu com enorme entusiasmo.

Ainda no eixo interno, outras iniciativas na área de recursos humanos, como ginástica laboral, pesquisa de clima organizacional, programas de controle de obesidade e outros, vêm sendo adotadas ou planejadas.

No bloco externo, três grandes grupos de atividades foram identificados: os que envolvem populações atingidas por empreendimentos elétricos das empresas do grupo, as políticas públicas de cunho social, cuja responsabilidade de desenvolvimento está atribuída aos ministérios e, por fim, demandas da sociedade civil que não se enquadrem nas duas categorias anteriores.

Em relação ao primeiro dos três grupos, é preciso assinalar que a implantação dos empreendimentos necessários à geração e à transmissão de energia elétrica, a exemplo de outras instalações de infra-estrutura, invariavelmente produz impactos na área onde se situam e em localidades próximas, exigindo, em conseqüência, a adoção de medidas mitigadoras desses efeitos. As políticas públicas nesse sentido têm evoluído com o passar do tempo, normalmente acompanhando a elevação do nível de consciência das populações afetadas sobre seus direitos cidadãos e o grau de participação na defesa de seus respectivos interesses.

Por conta dessa evolução, e de medidas insatisfatórias adotadas no passado, algumas comunidades têm reivindicado junto às empresas de energia a adoção de medidas compensatórias para os problemas que percebem como decorrentes da usina hidrelétrica, de seu reservatório ou de uma linha de transmissão. Para fazer frente a essa demanda, a Eletrobrás, em conjunto com as demais empresas do grupo, instituiu o Prodesca (Programa de Desenvolvimento Econômico e Social das Comunidades Atingidas por Empreendimentos Elétricos), cujas ações específicas são implementadas em parceria com as populações demandantes desde a fase de concepção até o monitoramento dos resultados. A guisa de exemplo, a Chesf (Companhia Hidro Elétrica do São Francisco) está iniciando um programa de urbanização de uma área originalmente utilizada por operários não especializados durante a construção da usina hidrelétrica de Xingó, no rio São Francisco, que após a conclusão da obra foi paulatinamente se degradando. Hoje, as antigas habitações são ocupadas por uma população não necessariamente remanescente da obra, em condições extremamente precárias. Na região sul, a CGTEE também está empreendendo um programa de urbanização de uma vila residencial erigida sobre um depósito das cinzas resultantes da queima do carvão utilizado na geração de energia. Ainda na região sul, a Eletrosul está trabalhando em um programa para integração à economia regional de uma comunidade situada sob a faixa de domínio de uma grande linha de transmissão de energia de sua propriedade.

O tratamento adequado às populações atingidas por empreendimentos elétricos parece-nos medida indispensável, seja por razões éticas, seja por razões de negócio. Em nossa visão, as empresas que assim não procederem serão rejeitadas pela sociedade e perderão competitividade. Naturalmente, estamos diante de um enigma a ser decifrado pelas empresas, que é o de conciliar 'a maximização de seus lucros com a ampliação de gastos com retorno incerto'. O caminho lógico que pode ser vislumbrado é o estabelecimento de uma política de tratamento dessa questão à qual todos os agentes interessados no 'negócio' da energia elétrica deverão aderir, sendo permitido a estes a incorporação dos custos com essas políticas no valor global de seus investimentos, com vistas ao estabelecimento das tarifas de energia que poderão cobrar. No segundo grupo das ações de responsabilidade social do bloco externo enquadram-se as relacionadas às políticas públicas às quais as empresas venham a aderir. Os exemplos apresentados a seguir parecem-nos elucidativos dessas ações.

Em parceria com a Seppir (Secretaria Especial para a Promoção de Políticas de Igualdade Racial), a Eletrobrás patrocinou o programa Energia Quilombola, destinado a capacitar lideranças de comunidades remanescentes de quilombos para a elaboração de projetos, contendo as justificativas, planilhas de custos e outras informações necessárias para que essas comunidades se habilitem a pleitear recursos junto a entidades financeiras ou empresas que desejem colaborar no atendimento de suas demandas.

No âmbito do já citado Fórum das Estatais para a Educação, sob a coordenação do MEC, a Eletrobrás integrou-se ao programa Escola de Fábrica, destinado à formação técnica de 200 jovens oriundos de áreas de baixa renda. Ainda no campo da educação, a empresa patrocinou atividades de alfabetização e educação ambiental levadas à frente pelo Movimento dos Atingidos por Barragens. Esta decisão proporcionou à Eletrobrás a oportunidade de aproximação com um setor organizado da sociedade brasileira com o qual ela historicamente se confrontava. Tendo em vista a necessidade de ampliação das instalações de energia para atender às demandas futuras, esse estreitamento nas relações entre as partes certamente trará benefícios tanto para a viabilização de novos empreendimentos elétricos quanto para as populações que vierem a ser por eles afetadas.

Em apoio à Secretaria Especial de Políticas para as Mulheres, a Eletrobrás destinará recursos para o programa Disque Atendimento à Mulher, que consiste na instalação de uma central telefônica, com acesso gratuito, para o fornecimento de informações e atendimento a mulheres vítimas de violência. Além disso, a empresa integra o Comitê Permanente para as Questões de Gênero, coordenado pelo MME.

Na área das políticas públicas de esporte, a Eletrobrás está elaborando uma programação destinada à implantação de modelos do programa Segundo Tempo, coordenado pelo Ministério dos Esportes, voltado à ocupação do turno vago de jovens carentes de dez capitais brasileiras cursando o nível básico de ensino. Está sendo cogitado também o patrocínio da iluminação eficiente de quadras públicas, em locais a serem indicados pelo Ministério dos Esportes.

Em parceria com a Senad (Secretaria Nacional Antidrogas), a empresa patrocinou a edição e o encarte em jornal de grande circulação de 300 mil exemplares da cartilha *O jovem de cara limpa.*

O terceiro grupo de ações de caráter externo refere-se a demandas da sociedade civil organizada. Dentre estas, a título de exemplo, destaca-se o apoio ao grupo Nós do Cinema, composto por jovens cineastas, alguns deles oriundos de população de rua, que ministram aulas de elaboração de filmes para jovens pobres.

Outra iniciativa extremamente gratificante para a Eletrobrás foi o apoio concedido à Cufa (Central Única das Favelas) para a realização do I Campeonato

Nacional de Basquete de Rua. Neste caso, o retorno para a imagem institucional da empresa foi notável, tendo em vista que o evento, realizado durante sete sábados dos meses de julho e agosto passados, teve a cobertura da maior rede de televisão do país.

No âmbito das atividades classificadas como de caráter social, a Eletrobrás tem a seu encargo a administração de alguns bens da União, teoricamente inservíveis, mas que poderão ser aproveitados em programas demandados por comunidades próximas às suas respectivas localizações.

Para finalizar, tendo em vista a multiplicidade de demandas de patrocínio de projetos, enquadrados em uma das categorias descritas anteriormente, e a limitação dos recursos disponíveis para esse fim, as empresas do Grupo Eletrobrás estão buscando estabelecer critérios para a seleção e a classificação de projetos de responsabilidade social. Embora o trabalho ainda esteja em fase preliminar, alguns desses critérios já foram esboçados. De forma telegráfica, são: replicabilidade (possibilidade de o projeto servir de experiência para aplicação em outros locais), visibilidade pública (que contribui para dar o retorno 'exigido' pelos acionistas das empresas), auto-sustentabilidade (possibilidade de que os projetos prescindam do apoio contínuo das empresas), participação dos beneficiários desde a fase de concepção do projeto até sua implantação, relação com os objetivos estratégicos das empresas e sintonia com as políticas sociais do Governo Federal.

Breve currículo

Sérgio Barbosa de Almeida Engenheiro civil pela UFRJ; mestre em Hidrologia Aplicada pela UFRGS; especialista em Políticas Públicas pela UFRJ; presidente do Sindicato dos Engenheiros do Estado do Rio de Janeiro (1995-2001); engenheiro da Eletrobrás desde 1976; chefe da Coordenadoria para o Desenvolvimento Humano e Responsabilidade Social da Empresa desde setembro de 2004.

O Senac e as políticas públicas de formação de recursos humanos para a saúde

Mercilda Bartmann

O Senac (Serviço Nacional de Aprendizagem Comercial), criado em 1946 e que, portanto, completará 60 anos em 2006, é uma instituição de caráter privado, mantida por empresários do Comércio de Bens e Serviços. A criação do Senac, assim como do Sesc (Serviço Social do Comércio), foi uma concreta manifestação de responsabilidade social por parte dos empresários desse segmento daquela época, e que tem tido continuidade nos dias atuais.

A missão do Senac é "preparar pessoas e organizações para o mundo do trabalho". Para cumprir sua missão, o Sistema Senac possui um órgão central de coordenação — o Departamento Nacional — e as Unidades Executivas — os Departamentos Regionais, localizados em todos os Estados da Federação e no Distrito Federal.

O Senac realiza cursos em todas as modalidades de educação profissional, para as áreas de informática, comércio e gestão, imagem pessoal, design, artes, comunicação, saúde, conservação e zeladoria, turismo e hospitalidade, idiomas, lazer e desenvolvimento social, meio ambiente, tecnologia educacional e telecomunicações.

Embora o Senac tenha sido criado e seja mantido pelos empresários do comércio de bens e serviços, não é necessário ser comerciário ou funcionário de empresas desse segmento para fazer cursos na instituição. Portanto, qualquer pessoa pode se qualificar para ingressar profissionalmente no mundo do trabalho, e os já profissionais podem se aperfeiçoar e/ou se especializar nesses cursos.

Na área de saúde, o Senac atua nas subáreas de: biodiagnóstico, enfermagem, estética, farmácia, hemoterapia, nutrição e dietética, radiologia e diagnóstico por imagem em saúde, reabilitação, saúde bucal, saúde visual e saúde e segurança no trabalho. A cada ano, o Senac forma e/ou aperfeiçoa cerca de 100 mil profissionais para a área de saúde. Além de possuir um variado portfólio de cursos, a instituição realiza uma série de ações nas comunidades com vistas à promoção da saúde e prevenção de doenças.

Para atender a demanda nacional, o Senac conta com uma ampla infra-estrutura física, composta por mais de 500 unidades operativas polivalentes espalhadas pelo país, um Centro Especializado em Saúde, todos eles dotados de laboratórios para os cursos de enfermagem, estética, farmácia, odontologia, ótica etc., e um campus universitário.

Vale destacar as 16 unidades do Programa Senac Móvel (15 carretas rodoviárias específicas de saúde e uma balsa escola polivalente), montadas com equipamentos, mobiliários e instrumentos de última geração que permitem aos alunos de pequenas localidades ter contato com ambientes reais de trabalho e freqüentar cursos com a mesma qualidade daqueles realizados nas capitais estaduais.

SENAC — PARCEIRO DAS POLÍTICAS PÚBLICAS DE FORMAÇÃO DE RECURSOS HUMANOS PARA A SAÚDE

O Senac tem sido um freqüente parceiro do governo na implementação das políticas públicas de formação de recursos humanos para a saúde. O exemplo mais marcante foi o trabalho da instituição no Profae (Projeto de Profissionalização dos Trabalhadores da Área de Enfermagem), tendo-se tornado, devido a sua capilaridade, o primeiro e grande parceiro privado do maior programa para capacitação de recursos humanos para a área, iniciado pelo Ministério da Saúde em 2000 e continuado no atual governo.

O Profae é uma solução criada pelo Ministério da Saúde que tem como objetivo final dar um grande salto de qualidade nos serviços de saúde públicos, privados e filantrópicos que compõem a rede instalada em todo o país, por meio da profissionalização intensiva de 225 mil trabalhadores que atuam no SUS e não têm a qualificação necessária para o exercício da enfermagem. Por outro lado, a profissionalização resultará em resgate da dívida social com esses trabalhadores que alcançarão a regularização e legalização de sua atividade profissional, ao mesmo tempo em que se amplia sua empregabilidade.

O Profae espera formar profissionais mais universalizados e cidadãos mais engajados na luta pela melhoria dos indicadores sociais que impactam na saúde de indivíduos e da população.

O projeto foi iniciado em 2000 e tinha uma duração prevista de quatro anos, mas teve seu tempo estendido até o final de 2005. Foi previsto um investimento da ordem de US$ 370 milhões, recursos oriundos de empréstimo junto ao BID (Banco Interamericano de Desenvolvimento), do Tesouro Nacional e do FAT (Fundo do Amparo ao Trabalhador). A Unesco (Organização das Nações Unidas para a Educação, a Ciência e a Cultura) oferece suporte e cooperação técnica como agência de cooperação internacional.

ESTRUTURA E FUNCIONAMENTO DO PROFAE

A Coordenação nacional do Profae feita pela Gerência Geral do Projeto (GGP/Profae) inicialmente esteve vinculada à Secretaria de Gestão de Investimentos em Saúde (SIS/MS). Atualmente, é um projeto do Departamento de Gestão da Educação na Saúde — Secretaria do Trabalho e da Educação na Saúde/MS.

A estrutura do Projeto é composta por dois componentes: *Gerência do Componente 1* e *Gerência do Componente 2*:

- O componente 1 tem por objetivo ofertar cursos de auxiliar de enfermagem e de complementação de técnico em enfermagem por meio de instituições de educação profissional denominadas 'operadoras' e de 'executoras'. As operadoras podem oferecer diretamente os cursos ou subcontratar as executoras para realizar esse papel. São supervisionadas pelas Agências Regionais (AR) e são entidades de direito público ou privado contratadas ou conveniadas pelo Ministério da Saúde.

- O componente 2 destina-se a garantir a sustentabilidade dos resultados alcançados pelo componente 1. Do componente 2 fazem parte os seguintes subcomponentes: fortalecimento e modernização das escolas técnicas/centros formadores de saúde do SUS-ETSUS; sistema de informação do mercado formador e de trabalho de enfermagem; Sistema de Certificação de Competências de Auxiliares de Enfermagem; formação pedagógica para docentes de educação profissional de enfermagem.

O Senac atuou/atua no Componente 1 como operadora e executora em 22 Estados da Federação e no Distrito Federal, e só deixou de atuar na totalidade dos Estados porque alguns departamentos regionais não conseguiram preencher todos os pré-requisitos exigidos pelo projeto.

Desafios enfrentados

Foram grandes os desafios que o Senac precisou vencer para poder cumprir integralmente o compromisso assumido com o Ministério da Saúde:

- negociar as áreas geográficas de atuação com outras operadoras/executoras;
- formar turmas de alunos nos distantes lugares onde eles se encontravam;
- criar infra-estrutura física e de materiais e equipamentos nesses locais;
- conseguir o número exigido de professores;
- capacitar pedagogicamente os professores contratados;
- munir os alunos de livros, mesmo quando os produzidos pelo Ministério da Saúde atrasaram;
- encontrar campos de estágio em qualidade e quantidade suficientes, uma vez que uma das exigências do Projeto era que todas as turmas iniciassem ao mesmo tempo;
- fazer parcerias com as secretarias de educação para garantir a complementação do ensino fundamental para os candidatos que ainda não possuíam o respectivo certificado de conclusão (somente nos primeiros contratos);
- atuando como operadora, coordenar o trabalho de outras instituições de educação profissional (caso específico de Mato Grosso do Sul);
- manter o funcionamento dos cursos, mesmo quando o Ministério da Saúde atrasou os pagamentos, o que ocorreu durante a transição do Governo Federal.

Resultados alcançados

A Tabela 9.1 mostra os resultados alcançados em nível nacional: 964 cidades atendidas, 39.544 alunos formados e 645 em processo.

Tabela 9.1 Participação do Senac no Profae

DR	Ano de Adesão	Situação	Cidades atendidas	Alunos	
				Concluintes	Em processo
AC	2002	Concluiu	11	797	
AL	2001	Concluiu	9	568	
AM	2002	Concluiu	23	2.628	
AP	2001	Concluiu	7	877	
BA	2000	Concluiu	5	535	
DF	2001	Trabalhando	1	1.014	614
GO	2000	Concluiu	10	1.524	
MG	2000	Concluiu	40	4.887	
MS	2001	Concluiu	24	3.360	
MT	2000	Concluiu	90	1.837	
PE	2000	Concluiu	93	2.467	
PI	2002	Concluiu	10	511	
PR	2000	Concluiu	23	709	
RJ	2000	Trabalhando	30	3.684	31
RN	2001	Concluiu	13	1.022	
RO	2001	Concluiu	26	2.289	
RR	2003	Concluiu	1	209	
RS	2003	Concluiu	87	2.000	
SC	2001	Concluiu	293	3.692	
SE	2001	Concluiu	45	2.050	
SP	2000	Concluiu	29	1.059	
TO	2001	Concluiu	104	1.825	
Totais parciais	964	39.544	645		
			Total geral :	40.189	

Fonte: Senac DN, setembro/2005.

A dedicação demonstrada pelo Senac foi reconhecida pelo Ministério da Saúde ao conferir para o Senac Minas, em 2002, o prêmio Unesco/Profae de incentivo à gestão escolar.

Desdobramentos do trabalho conjunto com o Profae

Além dos bons resultados alcançados, o que mais nos gratifica em ter participado do Profae foram os desdobramentos gerados por ele. Muitos e interessantes trabalhos iniciados durante a vigência do Profae expandiram-se e continuam a ser realizados pelo Senac. Como exemplo, cito o Programa de Prevenção da Violência Doméstica Contra a Criança e o Adolescente, um trabalho de extensão que o Senac de Paulista, interior de Pernambuco, iniciou com os alunos dos cursos de auxiliar e técnico em enfermagem do Profae em 2002 e continua oferecendo até hoje. Esse programa tem como objetivo sensibilizar os alunos para o problema, de modo que aprendam a identificar e encaminhar os casos que encontram. Com esse trabalho, buscam formar profissionais mais envolvidos com os movimentos sociais e, portanto, mais cidadãos — grande objetivo do Profae e também do projeto político-pedagógico do Senac. O programa acontece fora do horário escolar e as atividades são realizadas com professores de todas as disciplinas, uma vez que o tema é transversal.

O Senac aprendeu muito com o Profae e acredita ter contribuído para o sucesso do projeto, que previu até o final de 2005 a profissionalização de 315 mil trabalhadores como auxiliares e técnicos em enfermagem, superando, portanto, em muito, a meta de 225 mil trabalhadores de enfermagem qualificados. Da experiência vivida, ficou a convicção de que a parceria do Ministério da Saúde com o Senac na formação de recursos humanos para a saúde é possível, e o melhor: dá certo!

Breve currículo

Mercilda Bartmann Enfermeira formada pela Universidade do Rio Grande do Sul (UFRGS), com licenciatura e mestrado em Enfermagem pela Universidade do Rio de Janeiro (UniRio). Desde 1991, é assessora técnica da Diretoria de Educação Profissional do Senac Nacional, onde é responsável pela área de saúde.

CAPÍTULO 10
A contribuição da academia

Oferta e demanda agregada: um *approach* alternativo

Istvan Karoly Kasznar

Para dimensionar e projetar para um ano específico a DAS (demanda agregada por serviços de saúde), seria necessário dispor de um conjunto de dados e informações especialmente grande, complexo e atualizado, que não está disponível no atual estágio do país.

Contudo, é possível desenvolver uma 'aproximação técnica' adequada, ou *approach*, que gera uma estimativa satisfatória para essa questão.

Essa aproximação técnica não resolve o problema do dimensionamento da DAS em sua integridade, mas contribui com passos decisivos nessa direção. Senão, veja-se a seguir a sugestão de 'rota de cálculo' que se pode oferecer para este caso, centrando-se a atenção para o ano de 1999, o último da série estatística de dados que se produziu neste estudo.

Num 'mercado em equilíbrio', a demanda agregada e a oferta agregada devem igualar-se. E à demanda há de corresponder uma oferta igual ou ligeiramente superior. No caso de existir equilíbrio entre demanda e oferta, tudo aquilo que se pede é suprido, e não existe demanda insatisfeita, ou reprimida, a dado preço de equilíbrio. No caso de existir uma demanda inferior à oferta, há um certo grau de ociosidade no setor produtivo, que permite atendimentos adicionais sem, necessariamente, acender a pira inflacionária com toda a sua força.

Contudo, é importante perceber que, no caso da demanda e da oferta de serviços e produtos de saúde, há uma componente que pode ser satisfeita por meio dos mecanismos de mercado, e há uma segunda parte que não o é, porque em função da alta miséria e pobreza em que vive grande parte da população, é preciso suprir saúde mediante políticas públicas, de cunho social, adequadas.

Neste segundo caso, a despesa com saúde, é preciso mirar-se no interesse social, e não no interesse mercantil. E o que concerne à parte do provimento popular, de pessoas destituídas de condições para assegurarem os recursos que beneficiarão sua própria saúde, ou seja, o interesse social, é normalmente provido pelas três esferas de poder, pelo Estado, por intermédio do fornecimento de verbas públicas, aprovadas mediante orçamentos federais, estaduais e municipais.

O objetivo deste artigo é responder a três questões correlatas, a saber:

- Qual poderia ser a oferta anual 'padrão' de saúde para o Brasil em 1999?
- Qual poderia ser a demanda anual 'padrão' de saúde 'para o Brasil em 1999?

- Qual seria o 'ponto de equilíbrio' mínimo, em valor financeiro, aparente, do 'mercado de saúde'?

A demanda pode ser estatuída e mensurada por quantidades, logo, o número de vezes em que ocorre um fenômeno ou serviço de saúde, como consultas, internações, exames médicos, cirurgias, operações e intervenções variadas. Ademais, embora não seja propriamente demandada, há de ser prevista uma 'demanda preventiva', para evitarem-se danos causados por epidemias, pandemias e endemias que devem ser sempre combatidas, mas não necessariamente cedem, por fatores de ordem diferente à saúde (pobreza, guerras, violência e assemelhados).

A essas quantidades é preciso associar preços pela realização dos serviços prestados. Surge então a ótica do dispêndio, do gasto em saúde.

A oferta pode considerar como parâmetro de referência a infra-estrutura disponível no ramo, para gerar o suprimento necessário (hospitais, postos de saúde, clínicas, ambulatórios e afins) e os elementos associados que o geram (leitos, máquinas e equipamentos, ambulâncias, profissionais e afins).

A título de projeção e estimativa, pode-se, portanto, calcular a demanda e a oferta agregadas de serviços de saúde com a criação de algumas equações básicas, formadas por variáveis que se relacionam mediante somas e multiplicações.

Antes de fornecer as expressões, há um conjunto de premissas iniciais que se podem considerar, para gerar uma expressão 'robusta' e que espelha a 'realidade' do setor. São elas as seguintes:

- A demanda há de ser satisfeita para toda a nação, vale dizer, a população total (Poptot) do ano que for analisado.
- A demanda atende a determinados padrões comportamentais, normalmente. Estes padrões, em nível internacional, são levantados pela OMS (Organização Mundial da Saúde). E é de bom alvitre que se utilizem esses padrões, vinculados a países emergentes que possuem uma estrutura populacional similar à brasileira, para empreender esses cálculos. Valores para esses padrões encontram-se no *paper* do DPEA, intitulado "Perfil da saúde no Brasil", texto para discussão número 472, abril de 1997, de André César Médici, com a finalidade diferente desta, de analisar determinados índices do Brasil, comparando-os com os da OMS. Eles servem, neste caso, como referência.
- A demanda por saúde pode expandir-se na medida em que há meios de pagá-la e de provê-la. Há portanto, ano após ano, uma certa 'demanda que se atende', ou uma 'demanda mínima', que aparece, porque é atendida, logo, suprida. Os registros consideram como demanda o que se produziu de fato, como atendimentos, consultas, exames e internações. Mas pode haver esses elementos não realizados, causados pela falta de médicos, leitos insuficientes e problemas correlatos.
- A 'demanda mínima' efetivamente atendida leva então a um conceito de formação, para seu atendimento, de um 'custo mínimo padrão de atendimento'. Este custo ou dispêndio deve ser um 'custo médio ponderado padrão' de saúde, por tipo de atendimento solicitado, que multiplique o número de atendidos, que multiplique o preço de cada modalidade de atendimento ou serviço realizado ou solicitado.

- A oferta agregada haveria de atender a 'demanda agregada mínima padrão' e satisfazê-la. O ato de satisfação a favor da população corresponde à geração de uma provisão orçamentária completa, proveniente dos setores público e privado, ao mesmo tempo.
- A oferta agregada inclui a parte do suprimento que ocorre no Brasil, sem somar importações ou valores de serviços feitos no exterior a brasileiros. Logo, a projeção é em regime de 'economia fechada'.
- Dada a complexidade do setor de saúde, podem haver outros fatores e variáveis que não serão considerados. Neste caso, poderá incorrer-se em uma subestimativa de demanda. Portanto, o que decorre da primeira equação a expor, e de suas expressões paramétricas, é uma demanda mínima a atender, que pode expandir-se com a agregação de outros parâmetros. Os preços dos serviços de saúde são altamente discrepantes, variados e diferenciados por gerador de serviço. Não há um 'preço único', necessariamente. Da mesma maneira, os padrões de consumo são altamente discrepantes por Estado, por município e por cidade ou vila, no Brasil. Isto leva a uma difícil escolha do que sejam preços representativos e padrões representativos de atendimento para o Brasil. Neste caso, será necessário trabalhar com padrões universalmente aceitos e com preços médios padrão praticados por estabelecimentos que operam dentro do SUS e de grandes organizações de saúde. Esse trabalho fornece uma indicação, um caminho de cálculo. Os valores necessitarão de maior referenciamento, para chegar-se a um valor mais 'verdadeiro', por tipo de serviço, por macroregião, por Estado, por município, e assim por diante. Como estão, são geradores de uma boa *proxy*.
- Na prática, os preços são altamente variados, e são sujeitos a políticas de precificação pública e privada que atendem a critérios políticos e de mercado. Pode-se utilizar as tabelas referenciais de preços propostos pelo SUS para serviços fornecidos pelo setor público e para repasses de recursos ao setor privado pelos serviços prestados neste setor; também são úteis os dados fornecidos por grandes seguradoras de saúde e provedoras de planos de atendimento, como Bradesco Saúde, Unimed, Golden Cross, Amil, SulAmérica Saúde e similares. Portanto, os dados aqui utilizados possuem como fontes de entidade a OMS, o Ipea, o Ministério da Saúde, o SUS e as instituições privadas denominadas.
- O uso dos padrões propostos pela OMS é útil quando há efetiva capacidade de comparação entre os países e as diferenças sociais são menos graves. É preciso sujeitar a teste esses padrões, pois as diferenças sociais no Brasil são exacerbadas e a economia é sujeita a uma volatilidade que não encontra par em países mais desenvolvidos, europeus ou norte-americanos.

Em função das premissas anteriores, pode-se estatuir que algumas observações mereçam a atenção do analista, a saber:

- Um estudo mais apurado deveria abrir uma 'superequação', que geraria uma DAS mais específica.

- Um estudo mais apurado com a citada 'superequação' entraria no microdetalhe, que não é objeto deste artigo. Nele, calcularia-se a demanda por tipo de doença, cirurgia, exame, consulta, internação, cirurgia e operação; localidade, preço (de consulta, internação, exame, cirurgia e operação); medicamento a prover, aparelho a utilizar, transporte a oferecer, alimentação a fornecer, profissional para realizar o procedimento, localidade em que o paciente está (Estado, município, cidade, bairro) etc., para obter-se o dispêndio mais 'realista' sobre o assunto.
- Os preços no Brasil sofrem com a inflação elevada e diferenças regionais. Eles são voláteis. Portanto, eles se sujeitam à grande instabilidade potencial e efetiva. Para um ano específico, o ideal é considerar os preços médios praticados no ano. Neste estudo, será praticada essa aproximação.
- Há uma componente de demanda social, afeita ao provimento de serviços e infra-estrutura que combatam preventivamente doenças que podem gerar sérias epidemias e criar tragédias sociais e comunitárias de grande porte. Este é o caso do combate à dengue, ao impaludismo, ao sarampo, à paralisia infantil, à desidratação, à peste bubônica e outras. A esta componente pode-se chamar de Demanda por Campanhas de Prevenção (DPCPr). No caso desta *proxy*, o valor será zerado, para mostrar quanto será a demanda sem o uso desta componente, essencial, e que, ao não ser gerada, cria o seguinte problema: será preciso tratar dos doentes, por falta de prevenção.

O modelo e equação de Demanda Agregada por Saúde (DAS) que emerge é dado pela expressão:

$$DAS = ncp \times Poptot \times pcp + ndip \times Poptot \times aip \times pip + nep \times Poptot \times pep + ncip \times bci \times Poptot \times pci + DPCPr$$

Sendo que:

ncp é o número de consultas padrão realizadas por pessoa (paciente), ao ano, segundo a OMS, e que afeta a toda a população — todos devem se submeter a consultas para avaliar seu estado. O número de consultas recomendadas é de quatro por habitante, ao ano.

Poptot é a população total brasileira de determinado ano, no caso, 1999, que se arredondou para 165 milhões. O tratamento médico é universal e irá beneficiar a todos, sem distinções. Portanto, anualmente, todo brasileiro há de ter acesso e freqüência a consultas, exames, eventuais cirurgias e operações, internações, campanhas de prevenção, medicamentos e bens e serviços que promovam e mantenham sua saúde e a de sua comunidade.

pcp é o preço da consulta, considerado médio (R$ 30,00) para todos os tipos de consulta, com base naqueles praticados pelos estabelecimentos de saúde. A ponderação utilizada considerou as taxas de participação aparentes dos subsetores público e privado, no setor.

ndip é o número padrão de dias de internação. No Brasil, esse número ainda é considerado elevado, comparativamente com países mais desenvolvidos. Este número foi estatuído em cinco ao ano, por paciente.

aip é o coeficiente técnico *a*, que indica que porcentegem da população total deveria ser internada, pelos padrões da OMS. Seu valor é 12 por cento.

pip é o preço médio ponderado das internações efetivadas nos estabelecimentos de saúde, por dia, seguindo-se o valor pago no âmbito do Ministério da Saúde e nas empresas do ramo de saúde privada (por exemplo, Bradesco Seguros, Unimed, SulAmérica Seguros). A ponderação utilizada no setor considerou as taxas de participação aparentes dos subsetores público e privado.

Este valor, em 1999, correspondia a R$ 90,00 ao dia. Ele é manifestamente baixo, podendo chegar a R$ 270,00 ao dia, ou três vezes mais. Ou seja, ao computar a internação a preço baixo, gera-se uma 'pressão de demanda' menor, inclusive de recursos financeiros, sobre esta componente.

nep corresponde ao número de exames por pessoa, ao ano. Esses exames são os de laboratório, em clínicas radiológicas e de problemas coronarianos e cardíacos, e onde se faz o estudo de características físicas e mentais pessoais. O coeficiente é quatro, ou seja, quatro exames por pessoa ao ano. Este indicador é baixo, e gera uma correspondência e uma razão de um para um entre consultas médicas e exames. Em países ricos, desenvolvidos, este indicador pode subir para 16 exames por habitante/ano, como nos Estados Unidos (16,3) e na Alemanha (15,2), em 1997. Portanto, há uma subestimativa neste cálculo associado a exames, criando a partir da expressão DAS um valor 'mínimo', logo a menor demanda que se poderia e deveria esperar.

pep equivale ao preço médio ponderado padrão dos exames médicos, que foi centrado no valor unitário de R$ 50,00. Vale afirmar que o preço individual dos exames é altamente diferenciado. Há exames que custam de R$ 5,00 a R$ 25,00 por unidade, ou menos (sangue, alergias e gravidez, por exemplo) e outros que custam R$ 12 mil por unidade (tomografias computadorizadas avançadas, associadas a exames cardiológicos e afins, em 'seqüência e bateria de testes consorciados', segundo definição de médicos do Hospital Silvestre, no Rio de Janeiro. Então, dispor de um 'preço médio' é assaz complicado e também neste caso serve de referência).

ncip é o número de cirurgias, operações e intervenções ao qual é submetida a população. Uma pessoa pode não desejar uma intervenção cirúrgica, mas a questão pode ser de vida ou morte e, em geral, a decisão é médica. Com baixa renda, o brasileiro freqüentemente postecipa as intervenções, aumentando a gravidade de suas moléstias, e, não raro, precisa enfrentar filas e atrasos de atendimento em estabelecimentos de saúde. As cirurgias correspondem a um percentual sobre a população, logo, uma fração desta passa por uma intervenção, por ano. Neste caso, entende-se que, em média, a população seja submetida a uma cirurgia por ano.

bci O coeficiente *b* corresponde ao percentual de pessoas submetidas a intervenções cirúrgicas, por ano. O coeficiente usual é de 2 por cento, ou seja, por ano, 1 em cada 50 brasileiros é submetido a algum procedimento cirúrgico. Em países desenvolvidos, este coeficiente sobe para até 4,5 por cento, segundo dados da OMS. A experiência dos países desenvolvidos mostra que, à medida que a população envelhece, este coeficiente sobe. Portanto, o valor é diminuto, caso se considere as 'necessidades reprimidas' da população brasileira, a tendência de envelhecimento e a extensa lista de intervenções possíveis de serem realizadas, o que envolve um problema conceitual complexo (o que é uma intervenção necessária? Por exemplo, uma plástica é, de fato, um evento relacionado à melhora da saúde ou está relacionado somente a vaidade? Cirurgias que corrigem deficiências visuais, como miopia, hipemietropia, astigmatismo, deslocamento da retina e outros, podem envolver 'intervenções necessárias' e 'intervenções para melhorar a aparência'). O coeficiente de 2 por cento está associado na expressão que virá a uma demanda mínima.

pci é o preço médio das cirurgias, operações e intervenções realizadas nos estabelecimentos de saúde públicos e privados. A disparidade de preços exercidos por cada tipo de intervenção é elevada e compreensível. Há diferenças colossais entre o preço de uma operação simples, como uma sutura em alguém que cortou a mão ou o supercílio, e uma cirurgia cardíaca, pulmonar ou do estômago, ou mesmo a realização de um parto. Portanto, dispor de um 'preço médio' é demasiadamente complicado e, neste caso, o valor levantado serve apenas como referência. O método utilizado considerou as taxas de participação aparentes dos subsetores público e privado.

Para o ano de 1999, foi usado o preço médio ponderado de R$ 350,00 por operação realizada.

É importante salientar que, em 1997, o gasto médio total por internação foi de R$ 339,06, conforme o Quadro 46B do 5° relatório. No Brasil, a fonte é o Ministério da Saúde/SE/DataSUS. Portanto esses valores são altamente compatíveis, dentro de um intervalo de confiança.

A Abraspe levantou, para as suas conveniadas, um custo médio de paciente ao dia de R$ 589,00, considerando uma amostra de 39 empresas. Mas os valores variam enormemente, segundo o tipo de internação realizada. Vinte e três conveniadas da amostra forneceram valores que oscilam entre R$ 72,00 e R$ 1.472,00 ao dia; as 16 não vinculadas apresentaram planilhas de custos que variam entre R$ 81,00 a RS 3.570,00.

DPCPr é a despesa padrão anual efetiva gerada nas campanhas de prevenção de doenças. Em geral, ela é 100 por cento efetivada pelo governo, portanto, é uma despesa pública, para eliminar as seqüelas de males que se tomam gerais, públicos. O orçamento do governo, nas três esferas de poder, é que estabelece este valor. Ele pode oscilar de ano para ano.

DT ciec é a despesa total incorrida com consultas, internações, exames, cirurgias, operações e intervenções diversas.

Uma 'demanda mínima' poderia gerar o ato de não se investir nesta rubrica, por falta de recursos, por não se dar importância ao assunto ou por decisão política. Isso corresponde a zerar esta expressão.

Uma demanda efetiva considera os elementos realizados de fato, o que depende da definição que se escolher para a DPCPr. A seguir, abre-se uma sugestão de DPCPr, como a realizada neste estudo para o ano de 1999.

Neste campo, o que pode incluir as seguintes contas e totalização de valores: combate às carências nutricionais, R$ 59 milhões; erradicação do *aedes aegypti* (duas contas), R$ 124 e R$ 77 milhões, ou um total de R$ 201 milhões; outros programas, aproximandamente R$ 43 milhões; vigilância sanitária, R$ 50 milhões; e controle de epidemias, R$ 166 milhões. Essa conta soma um total de R$ 519 milhões para o DPCPr de 1999.

Naturalmente, caberia à oferta agregada ser dada por uma infra-estrutura completa, capaz de satisfazer na hora certa as necessidades da população total, havendo verbas para a sustentação das necessidades explicitadas pelos que demandam serviços e produtos de saúde.

Feitas as considerações anteriores, pode-se mostrar para o ano de 1999 a DAS, aparente, pelo seu 'valor mínimo', que é dado conforme segue:

DAS 1999 = 4 x (165 s lOe6) x 30 + 5 x (165 x 10e6) x 0,12 x 90 + 4 x (165 x 10e6) x 50 + 0,02 x (165 x 10e6) x 350 + 519 DAS 1999 = 63.384 x 10e6 = RS 63.384.000.000,00

Sendo que 10e6 corresponde a R$ 1 milhão, ou dez elevado à sexta potência. Ou seja, a 'DAS mínima', branda, correspondente ao mínimo que a população demanda, é de R$ 63,38 bilhões no ano de 1999. De acordo com o valor total bruto registrado do PIB pelo Peem/FGV, R$ 80,53, este valor corresponde a 78,71 por cento do valor efetivamente gasto e gerado, registrado no ano de 1999, pelas projeções realizadas.

Se a população fosse saudável, rica e dispusesse de todas as facilidades propostas pelos serviços de saúde dos tempos modernos em tempo real, esta razão seria, aparentemente, muito satisfatória.

Contudo, conforme as evidências levantadas por meio das estatísticas da PNAD (Pesquisa Nacional por Amostra de Domicílios), da PPV (Pesquisa sobre Padrões de Vida), do Ipea, do Ministério da Fazenda e do Banco Mundial, pode-se concluir que este mínimo, de fato, não é satisfatório em sua integridade para o Brasil.

Este estudo se propõe então a medir um 'outro extremo', sem o uso, contudo, de dados extremos, como os fornecidos pela Abraspe.

Caso fossem usados dados de custos de internação como os da Abraspe, a 'demanda reprimida', visualizável pelo diferencial entre o que 'se deveria gastar' e o que é o 'PIB de fato', aumentaria, e muito. Sendo o 'PIB de fato' definido como o valor em R$ do PIB Total Bruto do Brasil; neste caso, no ano de 1999, foi de RS 80,529 bilhões.

Seguindo o raciocínio anterior, mudem-se certas premissas, como as seguintes:

- Ainda não há plenas condições de se adotar no Brasil, integralmente, o padrão proposto ou utilizado por países emergentes. A crise econômica e social é grande demais; a sociedade muda lentamente seu comportamento para favorecer os mais destituídos; além disso, em geral faltam verbas para executar o que seria desejado.
- Nem toda a população é saudável, porque o nível de pobreza e de indigência no Brasil é elevado.
- As diferenças sociais no Brasil são permanentes e serão necessárias décadas para se alterá-las. Isto implica a continuidade da adoção de políticas sociais de

grande envergadura, para que se insira a comunidade pobre e se reverta esta realidade.

Então, é preciso mudar os valores das variáveis antes expostas para uma 'realidade brasileira mais aproximada'. Cada grupo de estudiosos poderá argumentar a favor do aumento ou da diminuição do valor de certos coeficientes e parâmetros apresentados neste artigo. Propõe-se o *broad method*, pautado em indicadores universalmente aceitos, no contexto da OMS, isto é, a aceitação de certos parâmetros dentro de uma amplitude mental que considere as propostas de valores que serão mostrados como "lógicos e de bom sentido, em face da realidade brasileira e mundial".

Cada grupo de analistas poderá fazer sua análise decorrente de sensibilidade (variação e diferenciação entre o PIB realizado e o PIB máximo demandado), chegando a valores diferentes dos que seguem, mas semelhantes.

Os valores dos parâmetros podem subir, para expressar o que 'a população deseja', e que a OMS propõe serem "padrões aceitáveis". A OMS trabalha com valores padrão que refletem o que é realizado, ofertado, no exterior.

Ademais, faz sentido expandir a expressão, ampliando-a com contas efetivamente realizadas e que não constam no mínimo anterior, obtidos do Ministério do Planejamento, Orçamento e Gestão, da Coordenadoria Geral de Orçamento e Finanças e expostos em valores nominais, como as seguintes: aquisição e distribuição de medicamentos, R$ 351 milhões; aquisição e distribuição de medicamentos para a prevenção contra DST/Aids, R$ 219 milhões; e saneamento básico (que parece ser um valor 'baixo'), R$ 142 milhões.

Como conclusão deste artigo, pode-se afirmar que o valor do suprimento de saúde, para os anos de 1994—1999, foi 'substancial'. Houve um evidente empate de capital no setor. Existiu esforço social e do país em alocar recursos nele. Mas há evidências claras de que existiu uma demanda reprimida, não satisfeita. E ela foi 'alta'. Portanto, é de bom alvitre envidar esforços para aumentar o provimento anual de investimentos e dispêndios em saúde no Brasil.

Breve currículo

Istvan Karoly Kasznar Economista; Ph.D. pela California Coast University (EUA) em Business Administration; mestre em Economia pela UFRJ e pela FGV. Desenvolve pesquisas avançadas em economia da saúde, contas nacionais e estratégias corporativas empresariais. Desde 1987 é coordenador geral do Programa de Estudos dos Estados e Municípios, que propõe e sugere diretrizes de desenvolvimento regional. Atua também na Ebape (Escola Brasileira de Administação Pública e de Empresas/FGV) e coordena — como especialista em economia da saúde, dos esportes e de finanças avançadas — importantes seminários na FGV.

Vida financeira

Marcelo Néri e Luisa Carvalhaes

A teoria do ciclo da vida de Franco Modigliani é freqüentemente apresentada como a principal motivação para demanda de longo prazo de ativos financeiros pelas pessoas físicas. De acordo com a teoria, a queda da renda na terceira idade induziria à acumulação prévia de ativos financeiros a fim de financiar um padrão estável de consumo ao longo da vida. No Brasil, temos o hábito de questionar a validade de teorias globais em prol de conjecturas locais. Será que a motivação de poupança de prazo tão longo como a proposta por Modigliani sobriveveria ao conhecido 'curto prazismo' tupiniquim? Qual seria o papel de diferentes ativos — em particular a previdência social e a complementar — neste processo de suavização de consumo ao longo do ciclo de vida?

Na versão simplificada da teoria, exposta na *Nobel Lecture* de Modigliani, ele supõe que as pessoas já nasçam trabalhando, vivam 40 anos e tenham 10 anos sem aposentadoria. Nas contas de Modigliani, segundo esse modelo simplificado, as pessoas teriam o estoque médio de riqueza acumulado em torno de quatro vezes a sua renda média. E na verdade, quando você olha o estoque de riqueza nos Estados Unidos, em relação à renda, é quatro. Ou seja, o estoque de riqueza das pessoas, e da sociedade, é quatro vezes maior que o PIB. Então, como é que uma teoria tão simples consegue um número tão próximo da realidade? Se usarmos as estimativas do estoque de capital brasileiro retiradas do trabalho de Lucilene Morandi, esta razão está a níveis próximos do norte-americano. Na verdade, as coisas não são tão simples como Modigliani sugere, mas é uma perspectiva sem dúvida interessante: a idéia é que as pessoas poupam — por meio de previdência complementar, previdência social ou outros ativos financeiros ou físicos — para suavizar essa queda de renda que aconteceria mais tarde.

Fluxos

O suposto inicial da teoria é que a renda do trabalho cairia nas idades mais avançadas. A Figura 10.1 apresenta a trajetória da renda do trabalho e da ocupação de pessoas do mesmo sexo, raça e escolaridade ao longo dos diferentes anos de vida ativa.[1] O objetivo deste exercício é simular a trajetória temporal de um mesmo indivíduo.

[1] As séries foram construídas a partir de *dummies* para cada ano de idade de uma equação de salários minceriana e de uma regressão logística, respectivamente, tomando a idade de 16 anos como referência.

Figura 10.1 Trajetória da renda do trabalho e da ocupação de pessoas do mesmo sexo, raça e escolaridade ao longo dos diferentes anos de vida ativa (razão relativa*)

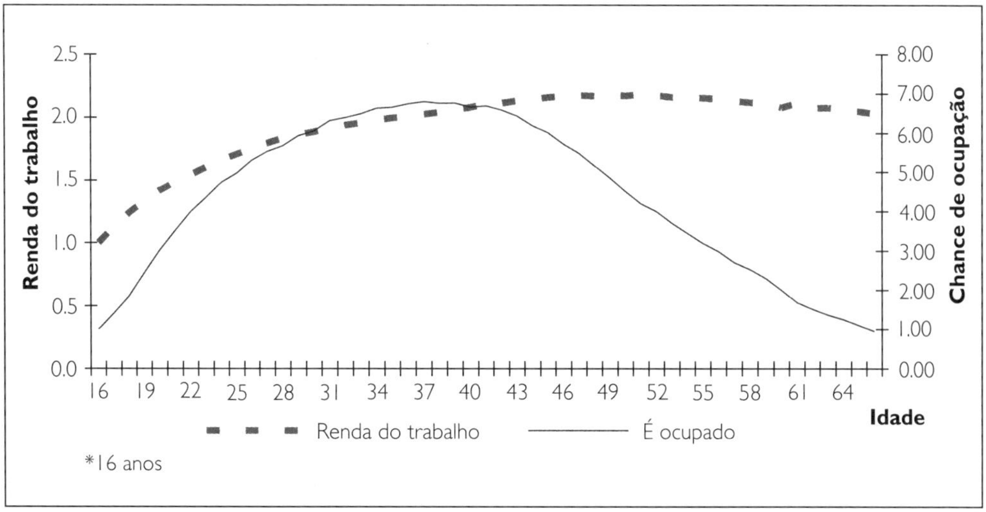

Fonte: CPS/IBRE/FGV a partir dos microdados do Censo 2000.

A curva de salários sobe a taxas decrescentes com a idade, apresentando alguma queda nas fases mais adiantadas do ciclo de vida ativa. O auge da renda é atingido aos 51 anos, quando a renda controlada é 118,4 por cento superior àquela observada aos 16 anos, e 15 por cento maior que a observada aos 65 anos.[2] A taxa de ocupação controlada apresenta um formato de sino, atingindo o pico aos 41 anos de idade, sendo a chance de ocupação cerca de sete vezes maior que aquelas observadas aos 16 e aos 66 anos de idade. Em suma, a chance de ocupação sobe muito rápido e cai muito rápido, respectivamente antes e depois dos 41 anos, que, como vimos, é o pico da ocupação. O pico de renda do trabalho de quem está ocupado acontece aos 51 anos, mas de uma maneira menos pronunciada que o pico da probabilidade de estar exercendo um trabalho. A queda de rendimentos nas fases finais do ciclo da vida reflete mais a redução da taxa de ocupação do que os salários entre os ocupados.

Passamos agora à análise da renda familiar *per capita* do trabalho que incorpora simultaneamente os efeitos da ocupação e dos salários de todos os membros da família. Na prática, a família seria percebida como a unidade relevante nas decisões de consumo e poupança. A perspectiva de queda da renda do trabalho nas fases finais do ciclo da vida torna necessária a poupança, se o objetivo for sustentar um mesmo patamar de consumo na terceira idade. O paulatino aumento dos fluxos de renda alternativos aos do trabalho gera uma perfeita suavização da renda de todas as fontes — e do consumo — nas idades mais avançadas, tal como sugeriu Modigliani.

Vejamos alguns fundamentos básicos da teoria em termos de renda *per capita*. A Figura 10.2 apresenta as trajetórias do ciclo de vida da renda *per capita* do trabalho, de outras fontes e da soma das duas fontes.

[2] Este fenômeno decorre do fato frisado na Teoria de Capital Humano, desenvolvida por Gary Becker, segundo a qual os mais jovens tendem a investir mais em novos conhecimentos pelo horizonte mais longo para recuperar o investimento.

Figura 10.2 Renda *per capita* (R$)

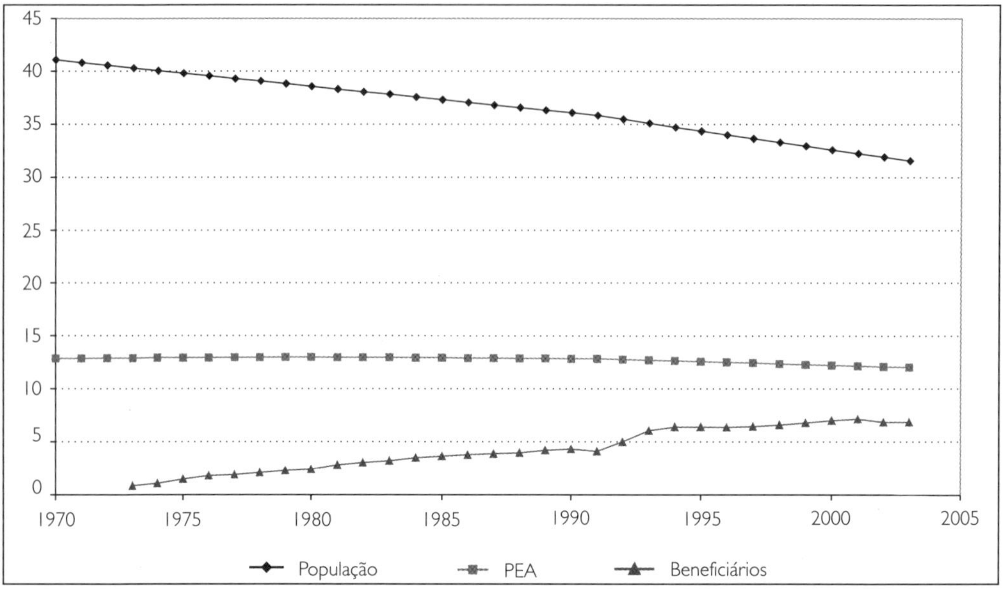

Fonte: CPS/IBRE/FGV a partir dos microdados do Censo Demográfico de 2000.

A renda do trabalho apresenta um perfil etário sob a forma de sino, atingindo o pico absoluto de R$ 327 em torno dos 45 a 49 anos de idade, e caindo daí para a frente, até atingir um valor absoluto de 125 reais para aqueles com mais de 80 anos de idade. Os gráficos mostram que, quando a renda do trabalho cai, a renda de outras fontes alternativas sobe. A partir de determinado momento da vida, por volta dos 50, 55 anos, onde temos o pico da renda familiar *per capita*, a renda das pessoas se mantém, pois a queda da renda do trabalho é complementada por um aumento de renda de outras fontes, de maneira que a soma total das rendas apresenta uma suavidade bastante surpreendente. Ou seja, a geração de idosos atuais está conseguindo suavizar a renda de uma maneira impressionante. O problema são as próximas gerações de idosos. Neste caso, não sei se o déficit da Previdência permitirá essa característica de suavização temporal para as próximas gerações.[3]

O aumento das rendas alternativas ao trabalho ao longo da vida pode ser interpretado como evidência do acúmulo prévio de recursos financeiros com o objetivo de manter o nível de consumo nas etapas finais do ciclo da vida, quando a renda do trabalho é reduzida. Abrindo os fluxos de renda *per capita* dos idosos, observamos as seguintes participações relativas das rendas: trabalho (39 por cento), previdência (49 por cento), aluguéis (7 por cento) e outras rendas (6 por cento), incluindo a renda financeira. Em função disto, olharemos para o perfil etário da acumulação de fundos previdenciários, ativos financeiros e imóveis para avaliar o ciclo de vida financeiro das pessoas.

[3] Uma coisa a ser incorporada no modelo é o período de crescimento de renda, na fase jovem de ascensão profissional. Durante a juventude, as pessoas descrevem uma curva ascendente em seus padrões de vida, estão conquistando espaço, inclusive profissional e financeiramente, e, nesse período, querem realizar essas conquistas, preferencialmente, sem contrair empréstimos.

PREVIDÊNCIA

A taxa de contribuição para a previdência social é quase dez vezes maior do que a para fundos de previdência privada: 2,68 por cento e 20,31 por cento, respectivamente. Os picos etários das duas taxas de contribuição estão situados em fases distintas, conforme ilustra a Figura 10.3.

A contribuição para a previdência pública é mais uniformemente distribuída nas faixas ente 25 e 50 anos, atingindo o máximo na faixa de 35-40 anos (41,57 por cento). Já o pico da taxa de contribuição para previdência privada está na faixa 45-49 anos (4,36 por cento). A Pesquisa de Orçamentos Familiares (POF) nos permite ir além e conhecer o volume monetário gasto na contribuição para a previdência no caso da população metropolitana ocupada no setor privado. A Figura 10.4 indica a ascensão do valor médio da contribuição até o grupo de 40-45 anos, seguida de queda.

Figura 10.3 Porcentagem dos que contribuem para a previdência

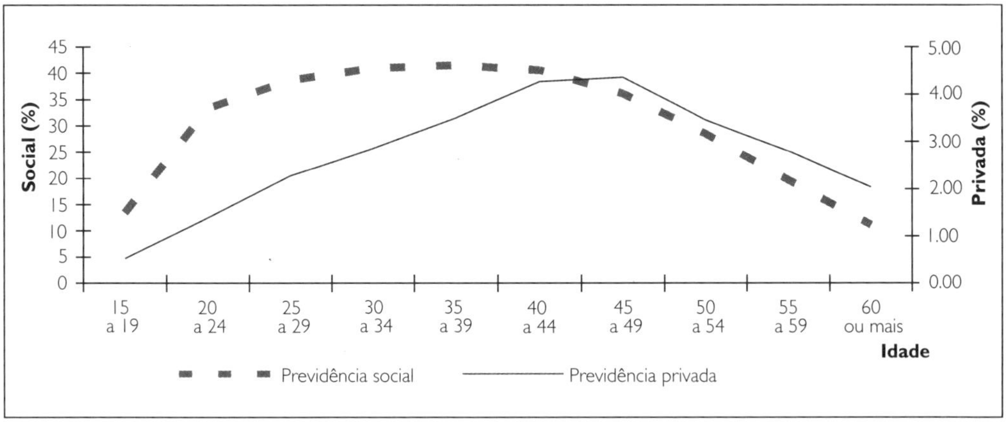

Fonte: CPS/IBRE/FGV a partir dos microdados da POF 1996/IBGE.

Figura 10.4 Contribuição previdenciária média (R$)

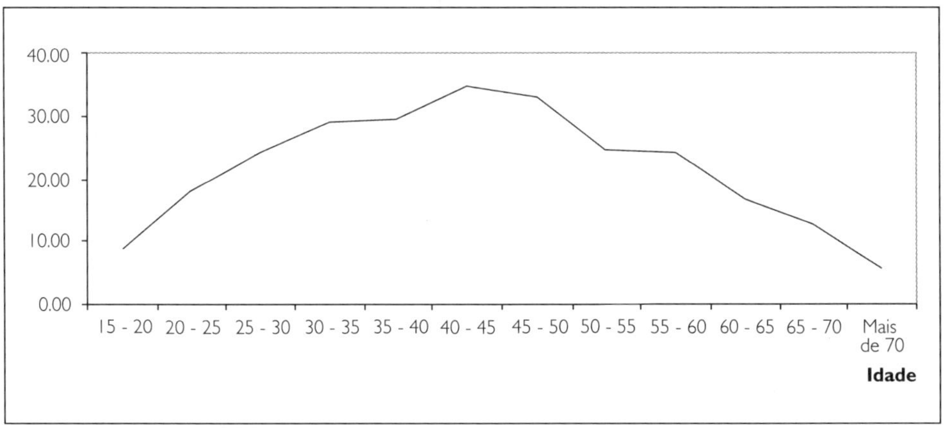

Fonte: CPS/IBRE/FGV a partir dos microdados da POF 1996/IBGE.

Poupança

O ativo financeiro privado mais popular no Brasil é a caderneta de poupança. Os mais velhos são os que mais utilizam a caderneta de poupança, e também os que possuem o maior número de contas e o maior saldo. Ainda de forma consistente com a teoria de Modigliani, a intenção de retirar o dinheiro da poupança tem uma trajetória crescente com a idade (7 por cento do grupo mais jovem comparado com 17 por cento do grupo mais velho). Esses resultados sugerem que os mais velhos utilizam em maior proporção poupança acumulada para compensar perdas de renda. De fato, a principal motivação apresentada para retirar dinheiro da caderneta de poupança no futuro pelos poupadores mais velhos é completar o orçamento (74 por cento). No caso dos mais jovens, essa proporção atinge 24 por cento dos poupadores.

Imóveis

Os dados relativos à terceira idade estão alinhados com o que se esperaria na versão simplificada do ciclo da vida explorada na *Nobel Lecture* de Modigliani, mas estão em desacordo durante a juventude. A incorporação da possibilidade de endividamento no período inicial da vida ativa nos fornece uma visão complementar àquela proposta por Modigliani. No período inicial da jornada profissional, o desejo de consumo é geralmente maior do que a renda, seja pela baixa experiência de quem está empregado, seja pelo alto desemprego ou pela necessidade de tempo e recursos financeiros para investir em educação, o que induziria a uma demanda por empréstimos. Agora, a demanda por crédito — e por emprego — é muitas vezes frustrada em função da informação assimétrica derivada da menor história de crédito — e da menor experiência profissional — dos jovens.

Dependendo da intensidade da escassez do crédito, aqueles que buscam a aquisição de ativos como imóveis serão forçados a acumular capital por antecipação. Uma evidência do racionamento de crédito imobiliário é que os jovens possuem taxas de acesso a domicílios próprios já pagos inferiores as dos mais idosos. Por exemplo, 63 por cento dos brasileiros entre 25 e 29 anos de idade possuem casa própria paga contra 83 por cento daqueles entre 60 e 65 anos de idade, conforme ilustra a Figura 10.5.

Hernando de Soto, em seu livro *Mistério do capital*, vincula acesso a crédito e informalidade. A alta informalidade da propriedade implica maiores dificuldades de obtenção de crédito, ocasionando redução do valor de mercado dos ativos, uma espécie de capital morto, na acepção de Soto. Ele argumenta que o problema do pobre não é só pouca quantidade, mas a baixa qualidade do capital. Nesse sentido, o conhecido 'jeitinho' informal brasileiro geraria perdas (e mortes) de capital. Os idosos têm acesso a imóveis mais regularizados e caros do que os jovens: 14 por cento dos brasileiros entre 25 e 29 anos de idade possuem propriedades com valores superiores a R$ 50 mil, contra 23 por cento daqueles entre 60 e 65 anos de idade, conforme mostra a Figura 10.6.

Figura 10.5 Acesso a domicílio próprio pago (%)

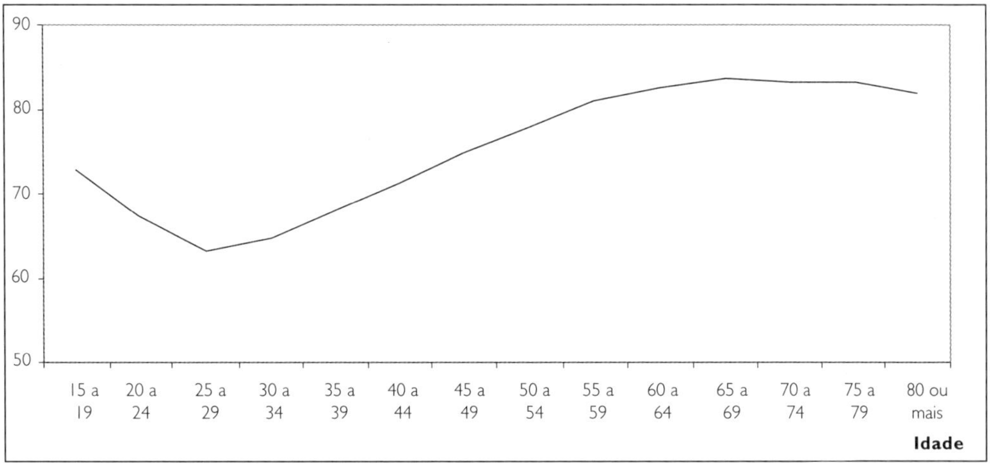

Figura 10.6 Valor do domicílio (em mil R$)

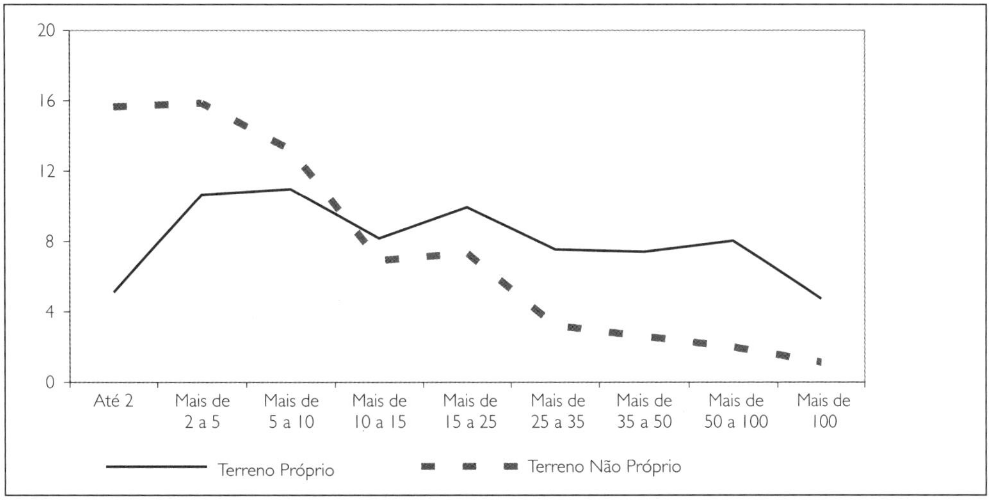

Fonte: CPS/IBRE/FGV a partir dos microdados do Censo Demográfico de 2000.

A melhor definição dos direitos fundiários de propriedade dos idosos potencializa o acesso a crédito e valoriza suas propriedades. O processo de consignação das aposentadorias e pensões ora em evolução no Brasil aponta na mesma direção.[4] Isto é, usando a terminologia de Hernando de Soto, o capital dos idosos está mais vivo do que o dos demais.

[4] Seguindo a linha de revitalizar a relação entre fluxos e estoques, o Governo Federal permitiu recentemente aos aposentados tomarem empréstimos com desconto direto na folha do INSS — até o limite de 30 por cento dos benefícios. O artigo "Efeito colateral" publicado na revista *Conjuntura Econômica*, edição de maio de 2002, da Fundação Getulio Vargas, propõe este tipo de expediente para os benefícios da política social.

ANÁLISE GERACIONAL

A análise temporal de uma dada variável pode ser feita de várias maneiras comparando aqueles com 40 a 49 anos em 2000 e em 1970. A comparação pode ser feita até mesmo a partir de um único corte transversal dos dados. Tipicamente, simulamos estaticamente a trajetória de uma dada variável ao longo do ciclo da vida. Exploramos uma visão alternativa sobre os mesmos dados, que é a de refazer a trajetória de uma mesma geração ao longo dos diferentes anos. Mal comparando, na análise do perfil etário tiramos retratos de diferentes gerações em anos diferentes, e na análise de coorte combinamos esses mesmos retratos de modo a traçar o filme da vida de cada geração.

Apresentamos na Figura 10.7 e na Tabela 10.1, uma visão da distribuição etária da taxa de contribuição previdenciária no Estado do Rio de Janeiro em três pontos no tempo: 1980, 1991 e 2000.

Tabela 10.1 Contribuição previdenciária no Estado do Rio de Janeiro

Contribuição previdenciária			
Idade	Taxa	1980/1990	2000
0 a 9			
10 a 19	48,39	37,42	34,52
20 a 29	82,27	68,99	63,74
30 a 39	82,54	74,14	67,25
40 a 49	82,54	74,84	68,60
50 a 59	81,27	73,97	65,24
60 a 69	70,96	63,65	51,96
70 a 79	50,37	48,44	35,78
80 ou mais	43,73	43,38	41,64

Fonte: CPS/IBRE/FGV a partir dos microdados dos Censo 1980, 1991 e 2000.

O tipo de gráfico que vem sendo utilizado nos permite avaliar a taxa de contribuição previdenciária entre diferentes gerações em um mesmo ano. Neste caso, observamos que a taxa de contribuição previdenciária, que em 1970 variava entre cerca de 50 por cento para os grupos mais jovens ou mais velhos e 80 por cento para aqueles na meia-idade, cai, tornando-se mais homogênea e variando entre 35 por cento e 70 por cento em 2000. Ou seja, a taxa de urbanização cai 15 pontos percentuais entre os mais jovens e 10 pontos entre aqueles na faixa etária intermediária. A Figura 10.7 demonstra dominância da taxa de contribuição em 1980 em todas as faixas etárias em relação ao ano 1991 e deste em relação ao ano 2000.

A taxa média de contribuição previdenciária da sociedade brasileira cai no período, influenciada não só pelo crescimento nos diversos grupos etários supracitados, como também pelo crescimento da participação dos grupos mais velhos na população.

Figura 10.7 Evolução da taxa de contribuição previdenciária entre os ocupados (%)

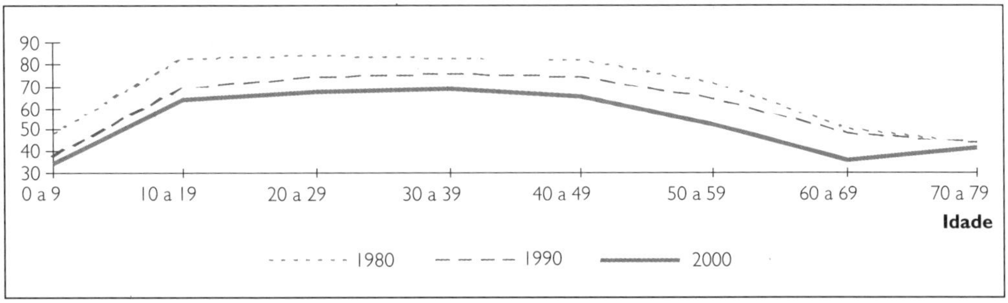

Fonte: CPS/IBRE/FGV a partir dos microdados dos Censos 1980, 1991 e 2000.

Os dados de coorte são substitutos de dados longitudinais, que acompanham os mesmos indivíduos ao longo do tempo. Na verdade, as coortes se referem à média de um conjunto de indivíduos com um conjunto idêntico de características. Isto é, explicitamos a trajetória da vida de um dado grupo conectando os dados de um grupo com a mesma década de nascimento, buscando ao longo dos anos sua respectiva faixa etária. Mal comparando, na análise do perfil etário tiramos retratos de diferentes gerações em anos diferentes, já na na análise de coorte combinamos esses mesmos retratos de maneira a traçar o filme da vida de cada geração.

O gráfico da Figura 10.8 demonstra como a taxa de contribuição previdenciária, entre os ocupados no Rio de Janeiro, tem se comportado de 1980 para cá — tem caído, em todas as faixas etárias. A trajetória do ciclo da vida da contribuição previdenciária é altamente decrescente. No caso da geração que nasceu nos anos 1940, em 1980 tinha 30 a 39 anos de idade e que, portanto, chegou em 2000 como 'cinqüentão', terceira linha da esquerda para direita. O mesmo gráfico apresenta a trajetória das gerações nascidas nas décadas seguintes representadas pela segunda e terceira linhas, e assim por diante. A pessoa com idade entre 50-59 no ano 2000, portanto, ainda não entra naquela fase de aposentadoria; isso caiu para 70 por cento, ou seja, perdeu 20 pontos de porcentagem em 20 anos. Esse fenômeno evidencia uma evasão previdenciária, uma fuga da Previdência, mas vemos que o ciclo de vida dos fluminenses caiu de 90 por cento, entre aqueles com idade entre 30-39 anos em 1980, para 70 por cento.

Figura 10.8 Taxa de contribuição previdenciária entre os ocupados

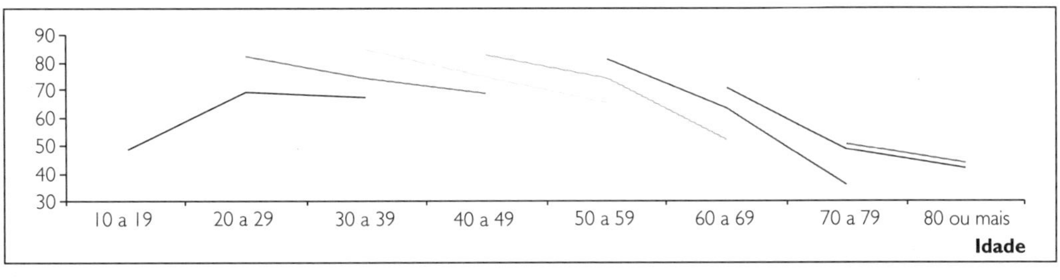

Fonte: CPS/IBRE/FGV a partir dos microdados dos Censo 1980, 1991 e 2000.

ANÁLISE DE COORTE — METODOLOGIA

Os dados de coorte são substitutos imperfeitos de dados longitudinais, uma vez que não fornecem informações sobre os mesmos indivíduos ao longo do tempo. Na verdade, as informações são de diferentes indivíduos com determinado conjunto de características idênticas, como data e local de nascimento, gênero, raça etc.

Esses dados apresentam algumas vantagens sobre os dados de painel. A primeira é que não há problema de atrito na amostra, ou seja, em geral consegue-se observar indivíduos de uma mesma coorte em anos distintos, o que é mais simples do que observar o mesmo indivíduo ao longo do tempo.[5] Como a informação de coorte se refere à média, ou outro momento da distribuição, diminui-se o erro da medida oriundo das informações de um mesmo indivíduo acompanhado em momentos distintos.

SIMULADOR

Reportamos os resultados de um modelo logístico sobre o que determina a contribuição previdenciária, feito a partir dos censos de 1980, 1991 e 2000 empilhados. Este modelo estatístico incorpora, além da constante e variáveis de controle para 'sexo', 'educação', 'posição no domicilio' (por exemplo, 'chefe', 'cônjuge' etc.), 'religião', 'estado civil', 'tamanho de cidade' e 'macroregião', três outras variáveis ligadas à dimensão temporal: 'idade', 'data de nascimento' e 'escolaridade média da população do Estado'. Ele representa a decomposição da mudança da cobertura previdenciária em 'efeito-geração', 'efeito-idade' (ou 'efeito-ciclo da vida'); não podemos colocar a variável 'ano' pura, pois ela guarda relação de dependência linear perfeita com as outras duas. Isto é, se somarmos a 'idade' a 'data de nascimento' sabemos qual é o 'ano'. Escolhemos por captar a variável 'ano' pela 'escolaridade média do Estado' que cresce aproximadamente à taxa de um ano por década, sendo facilitada a interpretação dos coeficientes. O exercício demonstra que a cada geração a taxa de contribuição cai, pois os coeficientes tornam-se mais negativos (ou a razão de chances fica cada vez menor que a unidade) à medida que nos distanciamos da base (gerações nascidas antes de 1940). Similarmente, de maneira consistente com o modelo de Modigliani, a taxa previdenciária cai à medida que as pessoas ficam mais velhas.

Alguns resultados deste modelo estatístico estão apresentados de maneira simples a partir da análise do perfil de contribuição previdenciária de um personagem conhecido de nossa história recente: homem, nasceu entre 1941 e 1950, estava na faixa de 30-39 anos em 1980, possuía cinco anos de estudo, morava na época no Sudeste, e em uma área urbana, era chefe de família, era casado, seguia a religião católica e já tinha migrado. Na verdade, reproduzimos como base o perfil do presidente Luis Inácio Lula da Silva em 1980. Qual seria a probabilidade de uma pessoa com o perfil sócio-demográfico de Lula, em 1980, contribuir para a Previdência

[5] O equivalente do problema de atrito amostral no campo das coortes são diferenciais de mortalidade entre as características analisadas, como homens e mulheres, brancos e negros, pobres e ricos. Observamos que as mulheres vivem mais do que os homens, que a proporção de negros e pardos diminui com o passar da idade e que o nível de pobreza entre os idosos também é menor do que no restante da população.

Social? Seria esta: 83 por cento. E o que é interessante nesse modelo é mudar os parâmetros um a um, de maneira a isolar o efeito de cada atributo na decisão de contribuição previdenciária. Vamos supor que o mesmo agente representativo estivesse ainda em uma área rural do Nordeste e que não tivesse migrado, mas mantivesse as mesmas características iniciais; a taxa cairia de 83 para 18 por cento, só por conta dos efeitos geográficos. Os habitantes rurais nativos do Nordeste contribuem menos de 25 por cento do que os migrantes urbanos do Sudeste, mesmo mantendo constante a educação, o sexo, a idade etc., isolando apenas a questão geográfica. Na área rural há menos postos de previdência, que não dependem da estrutura etária. Lula nasceu exatamente em agosto de 1945, sendo um *baby boomer* de primeira hora, nascendo logo depois da Segunda Guerra Mundial. Se ele tivesse nascido entre 1951 e 1960, a taxa de contribuição previdenciária cairia de 83 para 70, ou seja, a cada geração as pessoas estão contribuindo menos para previdência. Então, há um grau de desproteção social cada vez maior. Por exemplo, se analisamos uma pessoa no Nordeste e outra no no Sudeste, com as mesmas características, mantendo inclusive religião, estado civil (estado civil é uma variável importante), vemos que há uma diferença de 20 pontos de porcentagem. Experimentemos comparar uma pessoa casada com uma pessoa solteira. Solteiros contribuem muito menos do que os casados, talvez porque sejam menos previdentes, por não ter família constituída, ou algo assim.

Antes de terminar, cabe um agradecimento à eficiente assistente de pesquisa de Luisa Carvalhaes, Samanta Reis, e a Hugo Simas. Possíveis erros são de minha inteira responsabilidade.

Breve currículo

Marcelo Néri Pesquisador do CPS (Centro de Políticas Sociais) vinculado ao Ibre/FGV e professor da EPGE/FGV; PhD. em Economia pela Universidade de Princeton; mestre em Economia pela PUC-Rio. Suas principais áreas de trabalho são bem-estar social, trabalho e microeconometria.

Luisa Carvalhaes Pesquisadora do CPS (Centro de Políticas Sociais), vinculado ao Ibre/FGV.

De olho na descontinuidade

Ricardo Karam e Fátima Bayma de Oliveira

Cidadania corporativa, responsabilidade social, marketing institucional, ética nos negócios, transparência. Muitas são as expressões que passaram a fazer parte do vocabulário dos administradores contemporâneos para designar uma tendência internacional que a cada dia se mostra mais consolidada no discurso empresarial brasileiro. A despeito da gama de sentidos que se pode atribuir a tais conceitos, parece certo que nada mais é como antes na rotina de nossas organizações, sejam elas públicas ou privadas. Sob o paradoxo de rebentar em um contexto histórico de (re)valorização do individualismo e do egoísmo mais exacerbados pela onda neoliberal que já dura quase trinta anos, o novo *ethos* confronta tradições e paradigmas historicamente construídos sobre a atuação empresarial, abarcando princípios, estratégias e até mesmo missões.

Da filosofia do lucro como finalidade última, na qual as organizações reconhecem-se e são reconhecidas sob a estrita ótica utilitarista, observamos a passagem ao anunciado novo patamar ético, que lhes cobra o papel de instituições responsáveis e conscientes de seu próprio entorno social. Sob uma perspectiva otimista, significaria que testemunhamos o crescimento das preocupações ecológicas. Ou, ainda, a definitiva conscientização, nos termos de Erick Fromm, de que "ser ético não é apenas bom, mas necessário e vital, por se tratar de uma questão de sobrevivência" (apud Bjur & Caravantes, 1995). Concisamente, os novos padrões de atuação empresarial refletiriam um movimento maior, da própria humanidade, na direção de um novo modelo de desenvolvimento, fundado já não apenas na crença da marcha inexorável do progresso, mas antes na solidariedade e no fortalecimento dos laços sociais rumo a um projeto de sociedade inclusiva. Estudioso do tema e crítico da 'ética do trabalho', Veiga (2005) aponta a necessidade de superação da crença no sucesso como algo plenamente acessível a quem o persegue. De fato, não é preciso muito esforço para perceber que o preconizado pela fé meritocrática é frontalmente desmentido pela desigualdade crescente das sociedades contemporâneas, com contornos particularmente trágicos no caso brasileiro. É justamente a partir da percepção que o modelo nos legou vencedores e vencidos, com conseqüências sociais profundas, que ocorre a revisão de posturas seculares e a responsabilidade social ganha espaço. Parece difícil levar a vida enquanto a vizinhança 'pega fogo' (por vezes, literalmente).

Simultaneamente, tal como o outro lado da mesma moeda, uma nova mentalidade de ética no consumo vem fortalecer a cobrança sobre os novos princípios que não mais podem ser negligenciados. Esse novo consumidor apresenta-se cada vez mais atento ao comportamento das organizações que os suprem com seus produtos e serviços. Matéria de capa da *Revista O Globo*, a reportagem "Ética no consumo" traz dados do Instituto Akatu, segundo o qual cerca de 17 por cento da população brasileira pode ser classificada como "consumidores conscientes". O Instituto apresenta ainda doze passos que se traduziriam em hábitos a serem adotados pelos consumidores conscientes, englobando desde o combate à pirataria até a rejeição de empresas cuja atuação tem impactos ambientais danosos.

A necessidade de melhor dimensionar este fenômeno em nosso país, investigando mais retidamente sua gênese, seus contornos e resultados (ainda que preliminares), tem propiciado uma crescente produção acadêmica sobre o tema. O desafio que se coloca é identificar e explorar a diversidade presente nas experiências observadas, procurando diferenciar iniciativas autênticas, oriundas de um real comprometimento com os pressupostos deste novo modelo de gestão, de outras marcadamente oportunistas que apenas 'surfam a onda'.

Abordando o debate sobre o dilema empresarial no atendimento dos interesses de *stakeholders e shareholders*,[6] Marcelo Medalha Mollicone (2003: 3) lembra que:

Apesar de existir uma demanda da sociedade em agregar ao papel da empresa a responsabilidade social, é o empresariado que estabelece seu próprio papel e determina os objetivos de sua empresa de acordo com suas próprias percepções. Isso ocorre, muitas vezes, sem a observação das demandas sociais, levando em conta apenas a estrutura de mercado em que a empresa está inserida e, até bem pouco tempo, apenas os interesses dos acionistas majoritários.

Mollicone ressalta ainda que a miopia de certas organizações, incapazes de perceber a importância de seus *stakeholders*, cobra muitas vezes o preço de sua sobrevivência.

Esta discussão torna-se particularmente complexa se recordarmos que a dinâmica econômica mundial é ainda fortemente alicerçada sobre a doutrina do Consenso de Washington, que estimulou medidas voltadas ao livre fluxo de recursos e à desregulamentação dos mercados de capitais. Nesse cenário, ampliaram-se as pressões sobre os administradores no sentido de maximizar a rentabilidade do patrimônio dos acionistas, tendo, inclusive, suas remunerações vinculadas a esses resultados. Segundo Plihon (2005), os objetivos empresariais passaram a ser prioritariamente orientados para essa maximização. O autor aponta que nos últimos anos as empresas vêm pagando mais do que recebem de seus acionistas, fato identificável tanto nos Estados Unidos quanto na Europa, e que constitui uma clara inversão da função de capitalização que deveria ser exercida pelo mercado acionário. O artigo assinado por Plihon atende pelo sugestivo título "As grandes empresas fragilizadas pela finança".

Uma possível resposta para este dilema pode ser encontrada no debate fictício que Mariotto (2005) criativamente nos apresenta, entre Michael Jensen e Jean Tirole. Contrapondo-se a Jensen, defensor da criação de valor ao acionista como mola-mestra da estratégia empresarial, Tirole argumentaria sobre a necessidade da realização de pesquisas voltadas ao desenvolvimento de mecanismos contratuais e/ou incentivos

[6] *Stakeholders:* indivíduos e/ou grupos interessados na atuação da empresa, sendo por ela afetados diretamente, positiva ou negativamente.
Shareholders: acionistas.

capazes de tornar a visão dos *stakeholders* mais eficiente. Segundo Mariotto, em última instância trata-se de um debate sobre a modalidade de capitalismo que se deseja adotar.

Em recente entrevista, Grajew (2005) confirma que a realidade da responsabilidade social no Brasil apresenta-se multifacetada e diversificada. A despeito de iniciativas como a do Instituto Ethos, que criou uma metodologia para avaliação de programas de ação empresarial social composta de indicadores específicos, e do avançado estágio de assimilação do conceito pelo empresariado brasileiro, ele alerta que a lacuna existente refere-se à incorporação da responsabilidade social como visão estratégica de negócio.

Considerando-se a enorme desigualdade que marca o processo de desenvolvimento brasileiro, e sem jamais minimizar a responsabilidade do Estado no enfrentamento dessa realidade, a conciliação dos objetivos econômicos empresariais com as carências de nosso tecido social apontaria para um elogiável amadurecimento de nossa sociedade, que se mostra mais consciente e responsável.

Responsabilidade social nas empresas estatais

O poder público, no processo de desenvolvimento brasileiro, conferiu grande importância às empresas estatais, notadamente nas áreas ligadas à infra-estrutura. Historicamente, essas empresas constituíram-se alicerces da conexão do Estado com a estrutura produtiva da nação, sendo determinantes nos principais ciclos de desenvolvimento do país. O tema da responsabilidade social não lhes representa uma novidade, já que possuem uma longa tradição em investimentos voltados, principalmente, às comunidades das localidades em que atuam. Ao longo das últimas décadas, essas comunidades foram beneficiadas por empresas como Banco do Brasil, Vale do Rio Doce e Petrobras, com a oferta de um expressivo portfólio de programas que não raro representaram as únicas iniciativas de políticas sociais disponíveis na área social e de preservação do meio-ambiente.

A grande novidade dos últimos anos é o esforço governamental em melhor coordenar esse leque de ações dispersas por empresas com missões tão diversas, desde atividades bancárias até a pesquisa de recursos minerais. O estímulo à sinergia passa pela articulação entre as ações por elas desenvolvidas e o Plano Plurianual 2004-2007 do Governo Federal, concentrando-se em metas prioritárias. Trata-se de uma iniciativa voltada à sistematização e integração de ações que as empresas estatais já desenvolvem, voluntariamente, na forma de contrapartida sócio-ambiental nas suas áreas de atuação ou como políticas de promoção social. Verificou-se que os recursos investidos neste tipo de ação por um pequeno grupo delas alcançavam centenas de milhões de reais. Este primeiro ensaio de colaboração resultou no Fórum Cooperativo das Empresas Estatais Federais e nas Metas Prioritárias do Governo, cujas reuniões iniciais realizaram-se em fins de 2004 sob coordenação da Casa Civil da Presidência da República, em parceria com o Departamento de Coordenação e Controle das Empresas Estatais (Dest), vinculado ao Ministério do Planejamento (MP). Posteriormente, foi criado o Fórum das Estatais pela Educação, espaço de interlocução entre Governo Federal, empresas estatais e sociedade civil. O Fórum pela Educação surgiu com a proposta de desenvolver ações que busquem potencializar as políticas públicas na educação promovidas pelo Governo Federal, pelo Ministério da Educação e pelas empresas estatais brasileiras. O objetivo é que o Fórum das Estatais pela Educação se constitua como espaço de diálogo e articulação para a busca de consenso em relação aos desafios, gargalos, oportunidades e articulação de ações conjuntas. O desafio subseqüente — e permanente — é a criação de uma metodologia de acompanhamento e avaliação capaz de captar os efeitos oriundos dessa articulação.

Banco do Brasil e Petrobras

De longa tradição e reconhecida excelência em suas áreas de atuação, a Petrobras e o Banco do Brasil são organizações que vêm mostrando crescente comprometimento com a adoção e disseminação de novos padrões de gestão socialmente responsável. São grandes investidores em ações socioeconômicas e sócio-ambientais, mantendo um amplo leque de iniciativas de incentivo à educação, cultura, preservação ambiental, geração de renda etc. A seguir é apresentada uma breve descrição do estágio em que se encontram quanto ao tema, bem como algumas de suas principais realizações.

Responsabilidade social no Banco do Brasil

Uma Carta de Princípios composta por 14 itens fundamenta as relações do Banco do Brasil (BB) com seus acionistas, funcionários, colaboradores, fornecedores, parceiros, clientes, mercado, credores, concorrentes, comunidade, governos e meio ambiente. Desde 2001 o BB utiliza os indicadores Ethos como instrumento de diagnóstico organizacional no que se refere à responsabilidade sócio-ambiental, sendo que a partir de 2003 essa avaliação passou a ser realizada por um grupo interdisciplinar envolvendo representantes de todas as áreas do Banco. Os resultados dessa auto-avaliação não ambicionam qualquer tipo de certificação, mas têm sido utilizados como referencial para a definição de ações e de projetos voltados ao aprimoramento da postura de responsabilidade sócio-ambiental.

O BB publica anualmente um balanço social com o selo do Instituto Brasileiro de Análises Sociais e Econômicas (Ibase), que traz indicadores ambientais e sociais (internos e externos), além de informações relativas ao exercício da cidadania empresarial. O Banco assinou o protocolo para a disseminação da Agenda 21, bem como o compromisso de desenvolvimento de uma Agenda 21 Empresarial.

Presente em 2.984 municípios brasileiros, o Banco do Brasil tem ampliado sua atuação empresarial no que diz respeito a programas de acesso a crédito e geração de renda, dentre os quais destaca-se o apoio à estratégia de DRS (desenvolvimento regional sustentável). Executado por meio de parcerias com outros agentes de fomento e poderes locais, o DRS visa a gerar trabalho e renda de forma inclusiva e participativa, seguindo uma lógica econômica que considere as potencialidades, conhecimentos tradicionais e características locais das comunidades.

O Banco é um dos principais parceiros do Governo Federal no programa Fome Zero, desenvolvendo ações de educação, inclusão digital, arrecadação de alimentos e mobilização de voluntariado. O principal canal de atuação comunitária do BB é a Fundação Banco do Brasil, presente em mais de 800 municípios e que promove ações de investimento social por meio de parcerias voltadas a soluções sustentáveis que contribuam para a transformação social de comunidades. Em 2004 foram atendidas 3,8 milhões de pessoas, com recursos da ordem de R$ 59,6 milhões.[7]

A Petrobras e a Rede de Tecnologia Social

No ano de 2003 a Petrobras aderiu a uma das mais importantes iniciativas de responsabilidade social corporativa do mundo, o Global Compact. Estratégia mobilizadora desenvolvida pela ONU (Organização das Nações Unidas), o Global Compact é voltado à comunidade empresarial internacional, na busca da promoção de valores fundamentais nas áreas de direitos humanos, trabalho e meio ambiente, com o apoio de agências da ONU, empresas, sindicatos, organizações não-governamentais e outros parceiros. Na raiz de sua criação está a preocupação com os aspectos excludentes do processo de globalização, razão pela qual é pactuado o compromisso de redefinir as estratégias e ações empresariais, a fim de que todas as pessoas possam compartilhar dos benefícios da eliminação de fronteiras, evitando que esses sejam aproveitados por poucos. A adesão da Petrobras significou o compromisso definitivo de que o planejamento de suas atividades empresariais deverá incorporar interesses não exclusivamente lucrativos, levando em consideração demandas de outros segmentos sociais e não apenas de seus acionistas ou proprietários.

Foi com este espírito que a companhia lançou, em setembro de 2003, o Programa Petrobras Fome Zero. O compromisso assumido envolve investimentos de R$ 303 milhões até o final de 2006, com ações em todo o país e participação direta das comunidades beneficiadas. Através de um processo de seleção pública, a empresa selecionou projetos adequados às linhas de atuação do Programa, com prioridade para a educação e qualificação profissional, geração de emprego e renda, garantia dos direitos da criança e do adolescente, empreendimentos sociais e voluntariado. Para 2005 foram aprovados investimentos da ordem de R$ 18 milhões, com um limite por projeto de R$ 600 mil reais. Em 2004, a seleção pública de projetos sociais do Programa Petrobras Fome Zero recebeu 5.884 inscrições, com um investimento de R$ 15 milhões de reais.[8]

Tal como o Banco do Brasil, a Petrobras elegeu o protagonismo local e o desenvolvimento sustentável como estratégias preferenciais na busca de um novo modelo de desenvolvimento, mais inclusivo e socialmente responsável. A empresa é integrante e uma das mantenedoras da Rede de Tecnologia Social, um conjunto de instituições públicas e privadas que se organizaram para promover o desenvolvimento sustentável mediante a identificação, difusão, reaplicação em escala de tecnologias sociais. Entende-se por tecnologia social produtos, técnicas ou

[7] "Sustentabilidade: relacionamento com partes interessadas." Disponível em: <http://www.bb.com.br/appbb/portal/ri/ra04/Comunidade.jsp>. Acesso em: maio 2006.

[8] Programa Petrobras Fome Zero. "Seleção pública de projetos 2006 — Apresentação." Disponível em: <http://www2.petrobras.com.br/ResponsabilidadeSocial/portugues/FomeZeroSelecao_2006/apresentacao.asp?pagina=apresentacao>. Acesso em: maio 2006.

metodologias reaplicáveis, desenvolvidas em interação com a comunidade e que representam efetivas soluções de transformação social. A Rede também tem o compromisso de estimular a adoção das tecnologias sociais como políticas públicas, a apropriação das tecnologias sociais pelas comunidades onde forem reaplicadas, e o desenvolvimento de novas tecnologias sociais que solucionem demandas e necessidades não atendidas. Durante a seleção pública do Programa Petrobras Fome Zero, desde o processo de escolha dos projetos contemplados até a avaliação dos resultados, são priorizados projetos que reapliquem tecnologias já mapeadas ou que desenvolvam novas, sempre sob a perspectiva de futura inclusão na Rede de Tecnologias Sociais.

Referências Bibliográficas

BJUR, Wesley. & CARAVANTES, Geraldo R. "Readministração em ação." Porto Alegre: Factec/Age, 1995.

CEZIMBRA, Marcia. "A ética no consumo." *Revista O Globo*. Rio de Janeiro, 26 mar. 2005, pp. 20-25.

GRAJEW, Oded. Entrevista. São Paulo: GV Executivo, FGV-EAESP, v. 4, nº 1, 2005.

MARIOTTO, Fábio Luiz. "Controvérsias da estratégia." São Paulo: GV Executivo, FGV-EAESP, v. 4, nº 4, 2005.

MOLLICONE, Marcelo Medalha. "Responsabilidade social empresarial: modismo, civismo ou demanda de mercado?" Dissertação de mestrado. Salvador: UFBA, 2003.

PLIHON, Dominique. "As grandes empresas fragilizadas pelas finanças." In: CHESNAY, François (org.). *A finança mundializada*. São Paulo: Boitempo Editorial, 2005.

VEIGA, José Eli da. *Desenvolvimento sustentável*: o desafio do século XXI. Rio de Janeiro: Garamond, 2005.

Breve currículo

Ricardo Karam Mestre em Administração Pública pela Ebape (Escola Brasileira de Administração Pública e de Empresas) e gestor público.

Fátima Bayma de Oliveira Doutora em Educação. Mestre em Administração (Estados Unidos). Possui especialização na França e na Bélgica. Professora de doutorado e mestrado em Administração da FGV. Autora de diversos livros e artigos. Criou e coordenou vários cursos de pós-graduação e seminários nas áreas de gestão, saúde e negócios.

Uma revisão histórica da responsabilidade social empresarial

Fernanda Filgueiras Sauerbronn e Fátima Bayma de Oliveira

O interesse da academia de administração pelo tema 'responsabilidade social empresarial' (RSE), ou 'responsabilidade social corporativa' (RSC) é crescente. O estudo desta temática teve um início muito tímido nos países mais desenvolvidos no princípio do século XX, principalmente nos últimos 40 anos. No Brasil, a responsabilidade social é tema de crescente importância. Ao final do ano 2005, por exemplo, o número de empresas filiadas ao Instituto Ethos de Responsabilidade Social aproximava-se de mil. Ademais, cabe destacar que nos últimos cinco anos cresceram de forma exponencial o número de publicações, seminários e pesquisas acadêmicas sobre o tema. Um exemplo do crescente destaque na área foi a constituição de uma área específica de 'gestão social e ambiental' no Encontro Anual da Anpad.

Alguns autores discutem o fato do tema RSE ganhar intensa visibilidade nos últimos anos devido ao avanço da globalização. Mas é importante destacar que diferentes abordagens para o tema se constituíram ao longo dos últimos 40 anos devido aos diferentes contextos sócio-históricos (ver Carroll, 1999; Kreitlon, 2004; Waddock, 2004). Essas análises mostram que as diferentes abordagens de RSE são fortemente relacionadas a transformações sociais históricas importantes e a transformação na composição de poderes entre influentes agentes ou instituições. Conflitos relativos à questão ambiental, ao abuso de consumidores, à interferência no âmbito das políticas públicas, além das reivindicações sociais e trabalhistas que remontam aos anos 1960 (Carroll, 1999; Waddock, 2004), passaram a ser considerados 'normais' em diversos países ao longo dos últimos 15 anos e, correspondentemente, tratados como 'estratégicos' pelas grandes corporações (Carroll, 2003; Jones, 1996).

No contexto contemporâneo, a literatura relacionada à RSE está em franca ascensão e passou a ser de interesse de muitos agentes e instituições. Muito desse interesse é explicado pelo cenário de desafios e contradições trazidos pela globalização, os quais, segundo diferentes autores (Sklair, 2002), não devem ser resolvidos tão e somente pela ética corporativa. A globalização transformou a grande corporação em um ator tão ou mais importante do que estados ou governos (Carroll & Buchholtz, 2000), trazendo à tona a necessidade de incorporar ao tema da RSE questões de economia política e sociologia econômica (Epstein, 1987 e 2004).

Muito se fala sobre RSE nos dias atuais. Entretanto, devido à proliferação de abordagens, teorias e terminologias, não há uma definição única ou precisa. Certos pressupostos básicos distinguem cada uma das abordagens — abordagem ética, abordagem contratual, abordagem estratégica (Kreitlon, 2004), entretanto, o quadro não é muito claro. Diferentes abordagens costumam se misturar e usar a mesma terminologia, às vezes com significados distintos (Carroll, 1999; Garriga & Melé, 2004; Waddock, 2004). Uma revisão histórica do tema revela que a abordagem ética foi seguida pelas abordagens contratual e estratégica a partir dos anos 1980. Revela, adicionalmente, que o recente fortalecimento da abordagem estratégica está quase diretamente associado à incorporação de elementos da abordagem contratual, como o conceito de 'responsividade' (Epstein, 2004, Waddock, 2004).

Dessa forma, o objetivo deste capítulo é revisar as três principais abordagens teóricas de RSE, procurando compreender como a abordagem estratégica se constituiu no âmbito da grande empresa para atender a finalidade de obtenção de legitimidade em um cenário marcado pela globalização.

O surgimento da RSE (1900 a 1960) e a abordagem ética

O surgimento das ciências administrativas e a rápida profissionalização dessa atividade, no início do século XX nos Estados Unidos, provocaram debates acerca da dimensão social das empresas (Carroll, 1999). Havia naquela época uma grande desilusão frente às promessas do liberalismo econômico como resultado do crescimento das grandes corporações em detrimento de pequenas empresas e negócios familiares; e dos grandes lucros obtidos por essas grandes corporações na operação de mercados não regulamentados, tendo em vista o não atendimento das necessidades das comunidades locais (Chandler, 1979). Entram no debate questões relacionadas ao bem-estar da população, à justa distribuição de riquezas e ao papel do Estado, em paralelo ao movimento de ascensão do socialismo na Europa.

O conceito de responsabilidade social é construído nessa época, apoiando-se nos princípios básicos da filantropia e da governança, como manifestações paternalistas do poder corporativo (Carroll, 1999). As empresas são estimuladas a serem generosas para com os 'desfavorecidos' e garantir a adequada operação dos negócios. O conceito de responsabilidade social era, então, associado à obrigação de produzir bens e serviços úteis, gerar lucros, criar empregos e garantir a segurança no ambiente de trabalho.

Por causa dos dilemas morais enfrentados por executivos, surgem também neste período preocupações com uma ética de ordem pessoal na condução dos negócios. Os princípios morais tradicionais da honestidade, integridade, justiça e confiança (Kreitlon, 2004) foram incorporados ao mundo dos negócios, o que denota a restrição da RSE ao âmbito da responsabilidade individual. Segundo Carroll (1999), os textos desenvolvidos nessa época centram no indivíduo o foco da responsabilidade (ou consciência) social, caracterizando a inexistência da idéia de ética empresarial. Bowen (1953) define a responsabilidade social como as obrigações dos homens de negócios em perseguir políticas, tomar decisões, ou seguir linhas de ação que são desejáveis em termos dos objetivos e dos valores da sociedade.

A abordagem ética, característica da escola da ética nos negócios (*Business Ethics*), se baseia no argumento de que as atividades empresariais estão sujeitas ao julgamento moral. A ética empresarial se constitui de um campo interdisciplinar protagonizado pela filosofia e pela administração (De George, 1987) e, como conseqüência, a responsabilidade social da empresa está associada diretamente à sua responsabilidade moral. Mais especificamente, segundo French (1995), a estrutura decisória interna da empresa (sujeita a regras, fluxos, procedimentos e sistemas de controle) manifesta a consciência ou a intenção dos homens de negócios que dirigem a organização. Victor e Stephens (1994) indicam a ética nos negócios como descritiva e normativa, explorando no contexto do negócio os antecedentes e as conseqüências do comportamento moral. Para os autores, ignorar os aspectos descritivos e normativos deste processo seria como criar um viés na força sinérgica da ética nos negócios.

Os pesquisadores de ética nos negócios abordam aspectos relacionados ao desenvolvimento moral cognitivo, dilemas éticos, modelos de gerência ética, dentre outros. As questões são analisadas nos níveis sistêmico, organizacional e individual. No nível sistêmico, são discutidos o sistema econômico e as relações entre ética e negócios por meio de aspectos institucionais, culturais e ideológicos. No nível organizacional, são analisados as políticas, os valores e as práticas de empresas. E, finalmente, no individual, são estudados os comportamentos e valores dos indivíduos (Victor & Stephens, 1994; Wood, 1991).

A SEGUNDA FASE DA RSE (1960 A 1980) E A ABORDAGEM CONTRATUAL

A década de 1960 foi marcada pelas tentativas de diversos autores em definir e tratar da RSE de maneira mais precisa (Carroll, 1999). Isto se deveu em grande parte ao cenário de contestações e de turbulência social dessa década, quando grandes empresas tornaram-se alvos freqüentes de diversas reivindicações, motivadas pelo fortalecimento de princípios revolucionários e pela mobilização da sociedade civil. Segundo Baron (1996), a década de 1960 é reconhecida como um período de rebelião cultural nos Estados Unidos, onde floresceu o pluralismo. Foram desafiados abertamente os pressupostos básicos dos estilos de vida, o complexo militar-industrial, a intervenção militar no estrangeiro, a exploração do meio-ambiente, os direitos e os papéis da mulher, os direitos civis, a eqüidade e a pobreza. A mobilização ocorrida nesse período possibilitou o surgimento de movimentos sociais que passaram a exercer pressão sobre as empresas, discutindo sua responsabilidade sobre diversas questões — como poluição, consumo, emprego, discriminação racial e de gênero (Baron, 2001; Korten, 1996).

No início da década de 1970, surgiram debates centrados na responsabilidade social das empresas, na economia política e nos limites do crescimento (Epstein, 1973, 2004). As corporações foram pressionadas a responder por obrigações mais amplas que a mera rentabilidade e, segundo Carroll (2000), a transcender suas responsabilidades econômicas e jurídicas. Ou seja, além de cumprir suas responsabilidades econômicas e legais, era esperado que as organizações atendessem a responsabilidades, práticas ou comportamentos éticos, esperados por membros da sociedade, uma vez que não estavam determinados por lei.

A literatura desta década faz referência ao fato de as corporações serem percebidas como entidade moral, cujas decisões transcendem o nível individual. As decisões empresariais relativas às questões sociais são conduzidas pela estrutura decisória interna, fruto do planejamento organizacional da alta gerência. Surge a idéia de responsabilidade corporativa, significando a substituição da perspectiva individual pela organizacional (French, 1995).

Com a consolidação das discussões acerca da ética empresarial, o vocabulário da filosofia (bem, mal, dever, justiça) começa a ser gradualmente substituído por uma terminologia mais sociológica (poder, legitimidade, racionalidade). Assim, a idéia de responsabilidade dissocia-se progressivamente da noção discricionária de filantropia, e passa a referir-se às conseqüências das próprias atividades usuais da empresa (Kreitlon, 2004; Wood, 1991).

A Abordagem Contratual se caracteriza por um enfoque sócio-político. Embasada na vertente de estudos chamada de 'Empresa & Sociedade' (*Business & Society*), essa abordagem privilegia os interesses dos diferentes grupos de atores sociais com os quais a empresa interage e os conflitos e disputas de poder correspondentes. Essa abordagem traz a sociedade para o primeiro plano e desafia a abordagem ética, a qual tem a sociedade apenas como beneficiária de grandes princípios morais, como a justiça ou a igualdade.

Segundo essa mesma abordagem, a RSE baseia-se na interdependência entre empresas e sociedade. Por conseguinte, é esperado que a sociedade construa expectativas quanto ao comportamento e aos resultados das corporações. Esta interdependência é definida por Kreitlon (2004/5) em termos da semelhança com o contrato social hobbesiano que pensa a constituição do Estado moderno e fundamenta a organização produtiva em termos da concessão do direito ou autoridade para utilizar os recursos naturais, empregar pessoas e comercializar produtos.

O desenvolvimento teórico de autores, como Preston & Post (1981), aponta para a substituição da noção de responsabilidade 'social' pela de responsabilidade 'pública'. Essa proposta destaca a importância de processos políticos e institucionais, em vez de julgamentos ou consciência no nível pessoal, para o estabelecimento de objetivos e estratégias organizacionais. No âmbito desta discussão é desenvolvido o conceito de *responsiveness*, que está diretamente ligado a ações explícitas e proativas por parte das corporações com o intuito de lidar com públicos externos que possuem interesses diversos em relação às atividades usuais da empresa (Wartick & Cochran, 1985; Wood, 1991).

A teoria dos *stakeholders* reconhece atores sociais ou partes interessadas que interagem com a empresa, considerando que esses diferentes *stakeholders* interferem nas decisões da empresa na qual possuem algum interesse. O foco da teoria são as relações entre sociedade e empresas, em substituição ao foco tradicional na capacidade de a empresa atender aos interesses exclusivo dos acionistas (Charan & Freeman, 1979; Freeman, 1984).

O fortalecimento da teoria dos *stakeholders* ao longo da década de 1980 viria a abrir as portas para o desenvolvimento e o fortalecimento da abordagem estratégica da responsabilidade social (abordada na próxima seção). Isto significaria uma limitação no desenvolvimento da abordagem contratual que deixaria de incorporar ao tema da RSE questões de economia política e sociologia econômica (Epstein, 1987 e 2004) que foram originalmente revelados pelos movimentos sociais da década de 1960.

A TERCEIRA FASE DA RSE (A PARTIR DE 1980) E A ABORDAGEM ESTRATÉGICA

As preocupações com ajuste fiscal, diminuição do tamanho Estado (redução de despesas sociais, privatizações e desregulamentações), liberalização do comércio internacional, e renegociação das relações trabalhistas são a tônica do início da década de 1980. É nessa época que se estabelece o domínio de governos de direita em diversos países, sendo os Estados Unidos e a Grã-Bretanha os protagonistas. A análise desse período realizada por Hobsbawn (1995) indica a ascensão de uma 'nova direita' que consideraria o capitalismo assistencialista, patrocinado pelo Estado nas décadas de 1950 e 1960, uma 'sub-variedade do socialismo'. Desta forma, a guerra fria conduzida por Reagan e Thatcher não seria dirigida contra o 'império do mal' no exterior, mas contra a lembrança do Estado de bem-estar social e qualquer forma de Estado interventor.

Diversas transformações ocorridas neste período serviram como motor propulsor e demonstração de resultados da ampliação dessa ideologia. Novas tecnologias de informação impulsionam a globalização por meio de transformações profundas e controversas no sistema financeiro. Grandes empresas de origem local dão lugar a redes corporativas transnacionais de ramificações complexas, cujo desempenho passa a ser medido por indicadores e critérios financeiros estabelecidos pelas matrizes. Graças às novas tecnologias de produção, distribuição, comunicação e informação, a produção se descentraliza drasticamente. Em paralelo, a mão-de-obra passa a ser sub-contratada e a operar a partir de qualquer país ou região (Kreitlon, 2004).

Como reflexo desse contexto em transformação, a década de 1980 pode ser caracterizada também pela diversificação das correntes teóricas dedicadas ao questionamento ético e social das empresas e por uma crescente institucionalização do fenômeno (Carroll, 1999). Surge, quase que simultaneamente à abordagem contratual, a abordagem estratégica representada pela escola de Gestão de Temas Sociais (*Social Issues Management*). O foco principal desta abordagem é a produção de ferramentas de gestão que sejam capazes de melhorar o desempenho social e ético das empresas. A ênfase está, quase sempre, no desenvolvimento do conceito de 'responsividade'. Ou seja, no aproveitamento de oportunidades e na minimização de riscos, por meio da identificação e resposta a questões de cunho ético e social levantadas pelos *stakeholders* que podem causar impacto à empresa.

Esta perspectiva utilitária (ou instrumental) reproduz o discurso de que o que é bom para a sociedade é bom para a empresa. Ao fazê-lo, reproduz a argumentação fundamental da área de estratégia nos Estados Unidos, a qual é desafiada por pesquisadores europeus (Whittington, 2004; Whipp, 1996). Os focos desta abordagem são as vantagens que as empresas podem tirar de oportunidades de mercado decorrentes de transformações nos valores sociais, ao se anteciparem a estes; as vantagens competitivas decorrentes de um comportamento socialmente responsável; e as vantagens resultantes da antecipação a novas legislações permitida por uma postura proativa (Jones, 1996).

Em outras palavras, esta abordagem se concentra na gestão de temas sociais que permitam o atendimento dos objetivos estratégicos da organização (Logsdon & Palmer, 1988). O foco de grande parte dos estudos é a performance social corporativa (*CSP — corporate social performance*), sendo a principal preocupação explicar por que a responsabilidade social leva a maiores ganhos (Orlitzky *et al.* 2003; Blackburn *et al.*, 1994).

Não surpreende, portanto, a emergência de uma abordagem de RSE baseada nas estratégias das grandes corporações na era da globalização. Enquanto proliferam os discursos e iniciativas empresariais de natureza simbólica, são criados incentivos e programas governamentais específicos focados no tema. Normas e certificações de responsabilidade social foram criadas em diversos países sob o patrocínio das próprias corporações e de grandes empresas de consultoria e auditoria, dando ênfase ao 'espetáculo global' (Boje, 2002).

Conseqüentemente, é possível prever que pesquisadores no Brasil continuarão a seguir a abordagem estratégica mais veiculada atualmente nos Estados Unidos devido: à influência da academia dos Estados Unidos sobre a local (Bertero *et al.* 2003) e à fragilidade da literatura focada no tema no Brasil. Conforme aponta Jaime (2005), a literatura disponível caracteriza-se mais pelos textos de difusão de novas práticas empresariais e manuais, do que por reflexões analíticas e críticas.

O fortalecimento de uma abordagem estratégica na academia e a não neutralidade da área de estratégia como campo organizacional põem em questionamento a recente transformação do tema RSE em elemento 'estratégico' para as organizações. A abordagem estratégica reproduz os principais modelos em estratégia desenvolvidos nos Estados Unidos sem questionar a neutralidade ou os antecedentes históricos da área de estratégia e sua forte conexão com os interesses das grandes corporações.

Referências bibliográficas

BARON, D. Private Politics, "Corporate social responsibility, and integrated strategy." *Journal of Economics & Management Strategy*, v. 10, n. 1, 2001, pp. 7-45.

BERTERO, C.; VASCONCELOS, F. e BINDER, M. "Estratégia empresarial: a produção científica brasileira entre 1991 e 2002." *Revista de Administração de Empresas*, v. 43, n. 4, 2003, pp. 48-62.

BLACKBURN, V.L., DORAN, M. & SHADER, C.B. "Investigating the dimensions of social responsibility and the consequences for corporate financial performance." *Journal of Management Issues*, v. 6, 1994, pp. 195-212.

BOJE, D. "Resistência carnavalesca ao espetáculo global." *Revista de Administração de Empresas*, v. 42, n. 4, 2002, pp. 11-28.

BOWEN, H. R. *Social responsibilities of the businessman*. Nova York: Harper & Row, 1953.

CARROLL, A. "Corporate social responsibility: evolution of a definitional construct." *Business and Society*, v. 38, 1999, pp. 268-295.

CARROLL, A; BUCHHOLTZ, A. *Business and society: ethics and stakeholder management*. 4 ed. Cincinnati: South-Western College, 2000.

CHARAN, R.; FREEMAN, R. E. "Stakeholder negotiations: building bridges with corporate constituents". *Management Review*, v. 68, n. 11, 1979, pp. 8-14.

DE GEORGE, R. T. "The status of business ethics: past and future." *Journal of Business Ethics*, v. 6, 1987, pp. 201-212.

EPSTEIN, E. M. "Dimensions of corporate Power", pt. 1. *California Management Review*, v. 16, n. 2, 1973, pp. 9-23.

EPSTEIN, E. M. "The corporate social policy process." *California Management Review*, v. 29, n. 3, 1987, pp. 99-114.

EPSTEIN, E. M. "Business & society: tradition and change." *Journal of General Management*, v. 30, n. 2, 2004, pp. 7-13.

FREEMAN, R. *Strategic management: a stakeholder approach*. Boston: Pitman, 1984.

FRENCH, P. "Corporate moral agency." In: HOFFMAN, W.; FREDERICK, R. *Business ethics: readings and cases in corporate morality*. New York: McGraw-Hill, 1995.

GARRIGA, E.; MELÉ, D. "Corporate social responsibility theories: mapping the territory." *Journal of Business Ethics*, v. 53, 2004, pp. 51-71.

HEALD, M. "Management's responsibility to society: the growth of an idea." *Business History Review*, v. 31, n. 4 (winter, 1957), pp. 375-384.

HOBSBAWN, E. *A era dos extremos: o breve século XX (1914-1991)*. São Paulo: Companhia das Letras, 1995.

JAIME, P. "O empresariado e a questão social: apontamentos para a interpretação de um novo associativismo empresarial no Brasil". *Revista de Administração Pública*, v. 39, n. 4, 2005, pp. 939-78.

JONES, M. "Missing the forest for the trees: a critique of the corporate social responsibility discourse". *Business and Society*, v. 35, 1996, pp. 7-41.

KORTEN, D. *Quando as corporações regem o mundo: consequências da globalização da economia*. São Paulo: Futura, 1996.

KREITLON, M. "A ética nas relações entre empresas e sociedade: fundamentos teóricos da responsabilidade social empresarial". In: Encontro da Associação Nacional de Pós-Graduação e Pesquisa em Administração — ANPAD, *Anais...* Curitiba, 2004, pp.1-15

LOGSDON, J. M., PALMER, D. R. "Issues management and ethics". *Journal of Business Ethics*, v. 7, 1988, pp. 191-198.

ORLITZKY, M.; SCHIMIDT, F.; RYNES, S. "Corporate social and financial performance: a meta-analysis". *Organization Studies*, v. 24, n. 3, 2003, pp. 403-441.

PRESTON, L. E.; POST, J. E. "Private management and public policy". *California Management Review*, v. 23, n. 3, 1981, pp. 56-62.

SKLAIR, L. *Globalization, capitalism and its alternatives*. Oxford: Oxford University, 3 ed., 2002.

VICTOR, B.; STEPHENS, C. "Business ethics: a synthesis of normative philosophy and empirical social science." *Business Ethics Quarterly*, v. 4, n. 2, 1994, pp. 145-155.

WADDOCK, S. "Companies, academics and the progress of corporate citizenship." *Parallel Universes*. In: *Business and Society Review*, v. 109, n. 1, 2004, pp. 5-42.

WARTICK, S. L; COCHRAN, P. L. "The evolution of the corporate social performance model." *Academy of Management Review*, v. 10, n. 4, 1985, pp. 758-769.

WHIPP, R. "Creative deconstruction: strategy and organization." In: Clegg, S.; Hardy, C.; Nord, W. (orgs) *Handbook of Organization Studies*. London: Sage, 1996.

WHITTINGTON, R. "Estratégia após o modernismo: recuperando a prática." *Revista de Administração de Empresas*, v. 44, n. 4, 2004, pp. 44-53.

WOOD, D. "Corporate social performance revisited." *Academy of Management Review*, v. 16, 1991, pp. 691-718.

Breve currículo

Fernanda Filgueiras Sauerbronn Doutoranda em Administração e mestre em Administração Pública pela FGV/Ebape. Formada em Economia pela UFRJ. Professora de cursos de graduação e pós-graduação *lato sensu* da FGV, Faculdades São Camilo e Universidade Cândido Mendes.

Fátima Bayma de Oliveira Doutora em Educação. Mestre em Administração (Estados Unidos). Possui especialização na França e na Bélgica. Professora de mestrado e doutorado em Administração da FGV. Autora de diversos livros e artigos. Criou e coordenou vários cursos de pós-graduação e seminários na área de gestão, saúde e negócios.

DOBRE AQUI E COLE

ISR - 40 - 1248/89
UP - AC - ITAIM BIBI
DR/São Paulo

CARTA-RESPOSTA

NÃO É NECESSÁRIO SELAR

O selo será pago por

Pearson Education do Brasil Ltda.

04533-970 - São Paulo - SP

DOBRE AQUI